Schriftenreihe des Behinderten-Sportverbandes NW
Behinderte machen Sport
Band 7

Köster/Clarenbach
Morbus Parkinson

Zum gleichen Thema ist auch ein Video erschienen:

Morbus Parkinson – Ein Leben in Bewegung (Film 1)
ISBN 978-3-89124-521-7

Schriftenreihe des Behinderten-Sportverbandes NW
Behinderte machen Sport
Band 7

Köster/Clarenbach

Morbus Parkinson

Ein Leben mit Bewegung

Meyer & Meyer Verlag

Schriftleitung: Prof. Dr. Volker Scheid, Universität Kassel

Morbus Parkinson - Ein Leben mit Bewegung
Bibliografische Information der Deutschen Nationalbibliothek
Die Deutsche Nationalbibliothek verzeichnet diese Publikation in der Deutschen Nationalbibliografie; detaillierte bibliografische Daten sind im Internet über http://dnb.d-nb.de abrufbar.

2. überarbeitete Auflage 2002
3. Auflage 2010
Auckland, Beirut, Budapest, Cairo, Cape Town, Dubai, Graz, Indianapolis, Maidenhead, Melbourne, Olten, Singapore, Tehran, Toronto
Member of the World
Sport Publishers' Association (WSPA)
Druck: FINIDR, s. r. o., Český Těšín
ISBN 978-3-89124-681-8
www.dersportverlag.de
www.wissenschaftundsport.de
E-Mail: verlag@m-m-sports.com

INHALTSVERZEICHNIS

Vorwort: Behindertensportverband Nordrhein-Westfalen

Die Autoren Prof. Dr. Clarenbach und Arnd Köster, beide erfahren in der Rehabilitation und im Rehabilitationssport von Personen, die an Morbus Parkinson erkrankt sind, haben in der Reihe „Behinderte machen Sport" ein Buch herausgegeben, dass in seiner Art als einmalig für den Rehabilitationssport gelten kann. Bereits der Titel Morbus Parkinson - Ein Leben mit Bewegung - verspricht Einblick und Anweisung ebenso wie Ideenreichtum zu einem zunehmend wichtiger werdenden Bereich der Rehabilitation der Parkinsonerkrankung.

Insbesondere die enge Zusammenarbeit zwischen dem Behindertensportverband Nordrhein-Westfalen e. V. (BSNW) und der Deutschen Parkinson Vereinigung e. V. (dPV) haben dazu geführt, dass sich in den letzten Jahren in Nordrhein-Westfalen Bewegung, Spiel und Sport bei Parkinsonerkrankung als wichtiger Bestandteil der Rehabilitationskette etabliert hat. Dies kommt dadurch zum Ausdruck, dass zunehmend mehr Selbsthilfeorganisationen über die Ausbildung qualifizierter Üungsleiter und unter Ausnutzung der Fachkompetenz berufener Ärzte ihr Angebot um den Bereich Sport ergänzt haben. Diese Entwicklung wollen wir mit Band 7 der Schriftenreihe fördern. Wir wollen Üungsleiter, Ärzte und Betroffene durch eine ausführliche Auseinandersetzung mit der Thematik dazu ermutigen, vermehrt den Weg zum selbstbestimmten freien Sportangebot zu finden.
Damit wird dieser Band eine Hilfestellung dazu geben, die verbliebene körperliche Leistungsfähigkeit zu erhalten und möglichst zu steigern, eigene Initiative zu fördern, sowie Hilfsbedürftigkeit abzubauen und Selbständigkeit zu stärken.

...und wenn dann aus Patienten Sportler werden, so ist dies Selbsthilfe im wahrsten Sinne des Wortes.

Theo Zühlsdorf
Vorsitzender
Behindertensportverband Nordrhein-Westfalen

Vorwort: Deutsche Parkinson Vereinigung

Körperliche Betätigung im Kreise gleich betroffener Patienten verbindet und vermittelt „gemeinsames Erleben". Soziale Verbindungen aufrechterhalten, neue Kontakte aufbauen mit Menschen, die das gleiche Lebensschicksal tragen, trägt dazu bei, über das gemeinsame Los die Lebensplanung besser fortführen zu können.

Dieses Buch soll informieren:

Es richtet sich hierbei nicht nur an Patienten, sondern und gerade auch an Angehörige, Ärzte, Therapeuten und Übungsleiter. Es soll in zusammenfassender Weise einerseits über die Krankheit, aber auch auf die besonderen Nöte und Probleme der Parkinsonpatienten hinweisen. Es möchte den Patienten Mut vermitteln und anhand von ausgewählten Beispielen zeigen, dass mit der persönlichen Betroffenheit das Leben nicht zu Ende ist. Parkinson ist kein Grund zur Resignation. Auch als Patient kann und sollte man sich aktiv in eine Gemeinschaft einbringen, sich körperlich regelmäßig bewegen und aus dem Miteinander Lebensmut und Lebenskraft schöpfen.

Dieses Buch soll aber auch anhand der dargestellten Beispiele den Ärzten verdeutlichen, dass neben der Ausrichtung auf die medikamentöse Therapie die begleitenden Maßnahmen nicht zu vernachlässigen sind. Dieser Impuls ist gerade zu einer Zeit wichtig, die geprägt ist von zunehmender finanzieller Belastung chronisch kranker Menschen. Längerfristig sind unter ökonomischen Gründen speziell solche Begleittherapien sinnvoll, die sich wechselseitig positiv auf die medikamentöse Versorgung auswirken. Daher unsere Bitte an Sie, als behandelnde Ärzte, sich diesen Maßnahmen nicht aus finanziellen Gründen zu verschließen. Animieren Sie Ihre Patienten, sich örtlichen Parkinsonsportgruppen, wie wir sie in enger Kooperation mit dem Behinderten-Sportverband NW organisiert haben, anzuschließen. Patienten wie Angehörige werden es Ihnen danken.

Aber auch Übungsleiter werden sicherlich eine Reihe von konstruktiven Anregungen diesem Buch entnehmen können, um einerseits neue Übungselemente zu übernehmen oder Alternativen zu entwickeln. Auch von daher wird dieses Buch eine wertvolle Hilfe mit vielen neuen Anregungen darstellen, denn ein attraktives und abwechslungsreiches Programm steigert die Bereitschaft zur Teilnahme und hilft damit dem Patienten, mit seiner Erkrankung besser umzugehen.

Wir möchten dem Behinderten-Sportverband Nordrhein-Westfalen, Herrn Prof. Dr. Clarenbach und Herrn Köster für die Umsetzung ihrer Ideen in diesem Buch danken. Ohne sie wäre es sicherlich nicht möglich gewesen, dieses Projekt zu verwirklichen, das vielen Personen eine Hilfe und Stütze sein soll.

DEUTSCHE PARKINSON VEREINIGUNG Neuss, im Dezember 1997

Vorwort der Desitin Arzneimittel GmbH

Über 30 Jahre beschäftigt sich unser Unternehmen mit der Erforschung und Herstellung von Arzneimitteln zur Behandlung von Erkrankungen des Zentralnervensystems. Seit einigen Jahren gehört dazu auch eine breite Palette von Parkinsonpräparaten (wie zum Beispiel Almirid® und isicom®).

Es ist unser besonderes Anliegen, neben hochwertigen Medikamenten auch zusätzlich Hilfen für Ärzte, Apotheker und besonders für den Patienten anzubieten. Aus diesem Grunde haben wir den „Desitin-Parkinson-Care"-Service ins Leben gerufen. Im Rahmen dieses Service-Angebotes unterstützen und fördern wir in Zusammenarbeit mit der Deutschen Parkinson Vereinigung und dem Behinderten-Sportverband Nordrhein/Westfalen als Partner den Sport für Parkinsonbetroffene.

Bewegung in jeder Form, sei es als Krankengymnastik oder Sport in Patientengruppen, trägt wesentlich zum Therapierfolg - auch einer medikamentösen Therapie - bei und sichert damit den Erhalt der Lebensqualität.

Wir hoffen, mit der Unterstützung dieses Buches einen Beitrag zur Förderung des Sports mit Parkinson-Betroffenen geleistet zu haben, und wünschen Ihnen alles Gute für Ihre Gesundheit.

Ihre Desitin Arzneimittel GmbH

DESITIN
PARKINSON CARE

Einleitung

Das vorliegende Buch richtet sich an Morbus Parkinsonbetroffene, ihre Angehörigen, an Ärzte, Sportlehrer und Krankengymnasten sowie alle, die an der Krankheit interessiert sind.
Den Patienten soll es helfen, die Krankheit und ihre Folgen besser zu bewältigen. Es soll ihnen vor allem Mut machen, sich der Krankheit zu stellen und ihren Folgen zu trotzen.

Häufig ist die erste Diagnose der Erkrankung ein gravierender Einschnitt in das Leben der Betroffenen. Da dieser Einschnitt überwiegend im letzten Lebensabschnitt auftritt, werden die Begleiterscheinungen des Morbus Parkinson, wie zum Beispiel Akinese oder Rigor, als auch alterstypisch hingenommen. Ein älterer Mensch darf, gesellschaftlich gesehen, unbeweglich, ungeschickt oder vergesslich sein. Von ihm wird keine Leistung erwartet. Er wird zunehmend entmündigt. Seine eigenen Interessen und Wünsche finden keine Berücksichtigung, seine Persönlichkeit und sein Lebenswille finden häufig ein abruptes Ende. Der jetzt einsetzende Kreislauf aus zunehmender Abhängigkeit bis zur völligen Pflegebedürftigkeit und bis zur relativen Teilnahmslosigkeit an der näheren sozialen Umwelt muss nicht eintreten. Die Parkinsonsportgruppen, seien sie über die DEUTSCHE PARKINSON VEREINIGUNG oder die BEHINDERTEN-SPORTVERBÄNDE organisiert, sind oft der Beginn eines neuen Lebensabschnitts. Nicht selten begleiten sie lebenslang die Betroffenen. Die Gruppe der Gleichbetroffenen bietet die Möglichkeit, sich mit seinen Problemen auszutauschen und gegenseitig zu helfen. Gleichzeitig erfüllt die Gruppe eine wichtige soziale Funktion und übernimmt oft die Rolle einer Ersatzfamilie. Ehepartner verstorbener Patienten bleiben noch lange nach dem Tod des Angehörigen in der Gruppe. Häufig übernehmen sie Funktionen, wie Gruppensprecher oder lassen sich zum Übungsleiter ausbilden. Dieser Gruppengedanke geht weit über den funktionsorientierten physischen Bereich der Therapie hinaus. Diese Philosophie des sich gegenseitig Helfens ist es, die den Behindertensport auszeichnet und einzigartig macht.

Das Buch will versuchen, möglichst viele Elemente des Behindertensports mit Morbus Parkinsonbetroffenen vorzustellen. So ist der **theoretische, sportmotorische Teil** für die Berufsgruppen gedacht, die sich bereits mit dem Krankheitsbild befassen. Die Kenntnis der theoretischen Hintergründe soll ihnen eine weiter gehende konstruktive Auseinandersetzung ermöglichen. So erhoffen wir uns insbesondere unter der Ärzteschaft eine noch höhere Akzeptanz und Zuweisung von Patienten zu den Gruppen. Vielleicht lässt sich durch Information an dieser Stelle der Schock der Diagnose etwas abmildern. Nicht selten steht der Arzt nach der Diagnose ratlos der psychischen Situation des Patienten gegenüber. Wir wollen versuchen, hier Alternativen aufzuzeigen.

Der **medizinische Teil** richtet sich an die Patienten und ihre Angehörigen. Sie sollen auch durch die **Spielesammlung** ermutigt werden, sich Sportgruppen anzuschließen und die Auseinandersetzung mit der Krankheit aufzunehmen. Gleichzeitig sollen die Spiele als Anregung für Übungsleiter dienen, die Sportstunden möglichst abwechslungsreich und interessant zu gestalten. Wir hoffen, etwas von dem Spaß und der Vielfalt, die der Behindertensport vermittelt, wiedergegeben zu haben. Dies gilt auch für die Beispiele aus der BIELEFELDER PARKINSONSPORTGRUPPE. Gerade diese authentischen Beispiele können besser als jede Theorie erzählen, welche Effekte sich mit Sportgruppen erzielen lassen. Sie geben den eigentlichen Beweis der Effektivität der vorgestellten Konzeption. Die Beispiele sollen Betroffenen Mut machen und ihnen Anreize vermitteln, den ersten Schritt zu tun. Gleichzeitig möchten wir Vereine und Gruppierungen ansprechen, Parkinsonsportgruppen zu gründen. Letztlich möchten wir durch das Buch Aufklärung betreiben und das doch relativ unbekannte Krankheitsbild des Morbus Parkinson breiten Teilen der Bevölkerung näher bringen und so mehr Verständnis für die Betroffenen erzeugen.

Die vorliegende zweite Auflage des Buches wurde um ein Kapitel über das 1. bundesoffene Sportfest für Parkinsonbetroffene am 5. Mai 2001 in Bad Salzuflen erweitert. Angeregt dazu hat uns besonders Frau Eva Schmoeger, Vorsitzende des U Club 40 – Junge Parkinsonbetroffene –, mit ihrer vorbehaltlosen Begeisterung und Offenheit.
Die Veranstaltung hat noch einmal nachhaltig einem breiten Publikum auch Nichtbetroffener die Bedeutung des Rehabilitationssports gezeigt. Die vielen positiven Erlebnisse lassen sich nur unvollkommen in Textform wiedergeben. Wir hoffen, dass die zahlreichen Abbildungen einen Einblick in die Freude und Begeisterung der Teilnehmer geben können und dass wir viele Nachahmer finden werden.

An dieser Stelle möchten wir uns bei allen Beteiligten bedanken, die direkt oder indirekt an der Erstellung des Buches mitgewirkt haben. Es sind die vielen Übungsleiter, die wir auf Lehrgängen des BEHINDERTENSPORTVERBANDES NORDRHEIN-WESTFALEN ausgebildet haben und die mit ihrer Kreativität zur Gestaltung des praktischen Teils beigetragen haben. Dies gilt auch für die vielen Praktikantinnen der WEBERSCHULE, Schule für Gymnastiklehrer in Bielefeld, die im musischen Bereich viele Ideen einbrachten. Der DEUTSCHEN PARKINSON VEREINIGUNG und besonders ihrem Geschäftsführer Friedrich Mehrhoff danken wir, dass er sich unsere Ideen angehört hat, um sich anschließend vorbehaltlos überzeugen zu lassen. Zahlreiche gemeinsame Projekte zeugen von dieser guten Zusammenarbeit. Viele weitere Projekte werden noch folgen.

Unser besonderer Dank gilt aber den Mitgliedern, den Betroffenen und Angehörigen der Bielefelder PARKINSONSPORTGRUPPE in der BEHINDERTEN-SPORTGEMEINSCHAFT BIELEFELD, die alle Übungen ausgeführt, bewertet und auch häufig eigene Spiele erdacht haben. Ohne sie, ihre Fröhlichkeit, der konstruktiven Auseinandersetzung mit der Erkrankung und der offenen Kritik wäre dieses Buch nie entstanden.

Wenn im folgenden Text die männliche Sprachform (z.B. Übungsleiter) verwendet wird, so geschieht dies geschlechtsneutral und schließt stets die weibliche Sprachform mit ein.

Arnd F. Köster *Prof. Dr. med. P. Clarenbach*

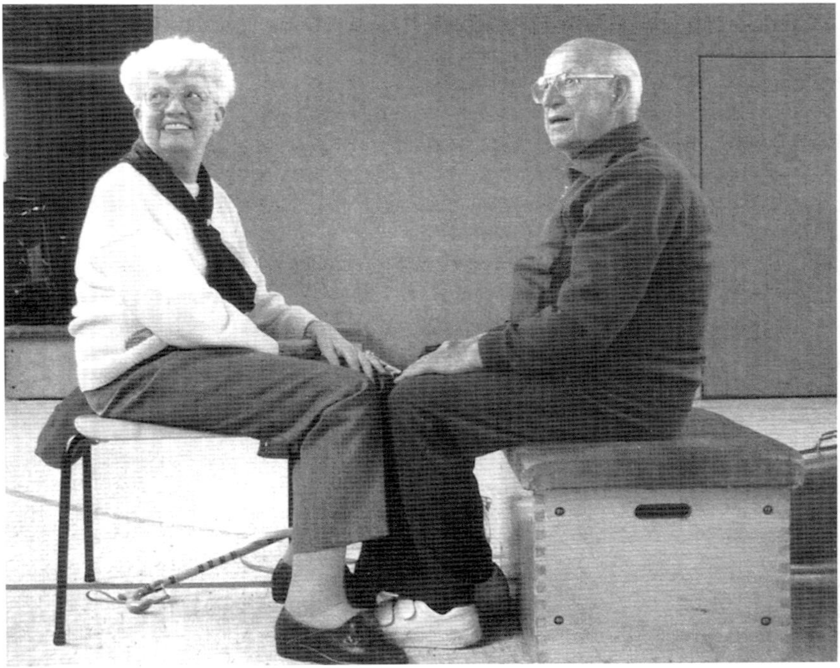

Abb. 1: Gruppensprecherin und Stellvertreter

1 Medizinische Grundlagen

1.1 Historische Anmerkungen

Der Londoner Arzt JAMES PARKINSON hat 1817 in seinem *Essay on the Shaking Palsy* zum ersten Mal die *Schüttellähmung* beschrieben, die heute mit seinem Namen verbunden ist. Als Definition führt er an:
„Unwillkürlich zitternde Bewegung mit verminderter muskulärer Kraft, von Extremitäten, die in Ruhe sind oder sogar gestützt werden; mit einer Neigung, den Rumpf nach vorne zu beugen und aus dem Gehen ins Laufen zu verfallen: Sinne und Intellekt sind davon unbeeinträchtigt" (PARKINSON 1817).
Im Folgenden wird gezeigt, dass es sich bei PARKINSONS Krankheitsbild nicht um eine Lähmung handelt, und dass der Intellekt nur die ersten Jahre unbeeinträchtigt bleibt.

50 Jahre später wird an der Salpétrière in Paris Atropa Belladonna, ein anticholinerges Nachtschattengewächs, als die erste medikamentöse Therapie verabreicht.

TRETRIAKOFF bestätigte 1919 ebenfalls in Paris die Substantia nigra als Ort der primären Degeneration, nachdem 1894 BLOCQ und MARINESCO einen Parkinsonpatienten mit Tumor in der Substantia nigra beschrieben hatten.

1912 beschrieb der Berliner LEWY intrazelluläre Einschlusskörperchen im Hirnstamm von Parkinsonpatienten, die heute als *Lewy-bodies* bekannt sind, jedoch nicht mehr als ausschliesslich beim Parkinson vorkommend gelten. Die Degeneration der Substantia Nigra, die mit dem Verlauf der Parkinsonkrankheit zunimmt, wird in Abbildung 2 dargestellt.

Die Enzephalitis lethargica der Jahre 1917 bis 1923 und die ihr folgenden Fälle von postenzephalitischem Parkinson-Syndrom wurden 1929 durch VON ECONOMO beschrieben.

Das pflanzliche Belladonna wurde 1946 von SIGWALD durch ein synthetisches Anticholinergicum ersetzt.

Eine erste operative Therapie, nämlich die stereotaktische Läsion des Thalamus, wurde 1958 durch T. RIECHERT in Freiburg i. Br. eingeführt.

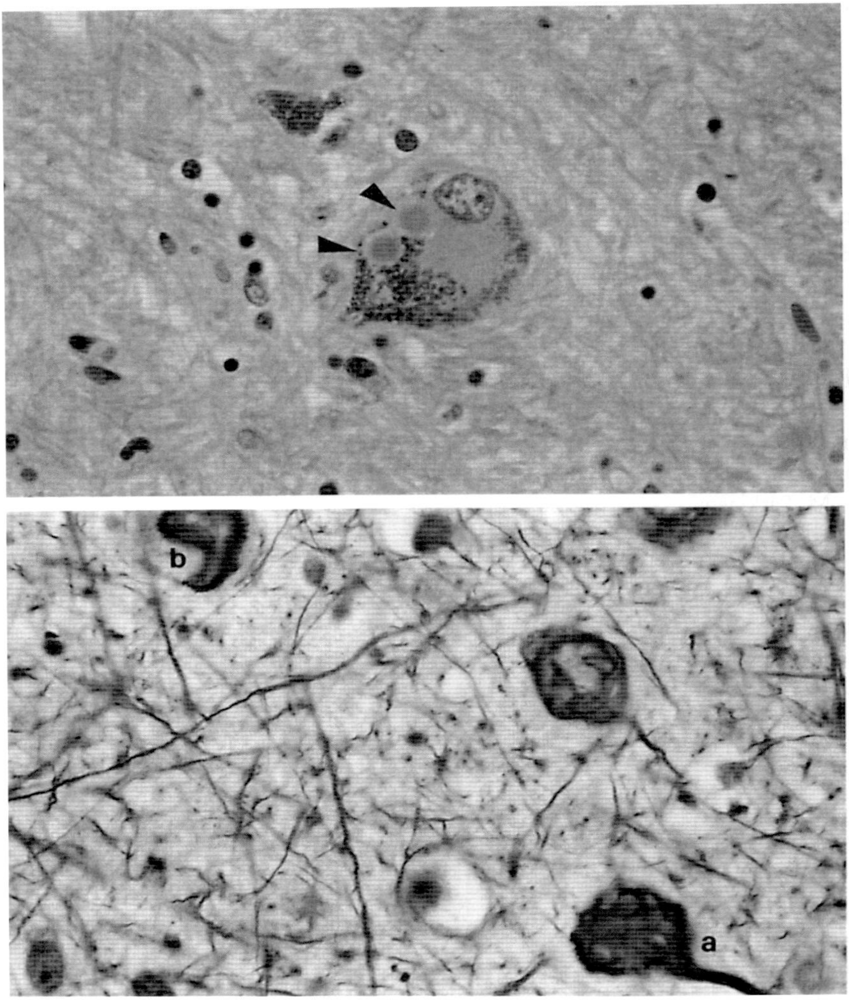

Abb. 2 aus: SANDOZ 1982:
Histologische Aspekte der Degeneration der Substantia nigra im Verlauf der Parkinsonkrankheit:
A. Auftreten von Lewy-Körperchen in den nigrostriären Neuronen, entsprechend einer neuronalen Melaninagglomeration mit Verdrängung des Kerns in die Peripherie.
B. Neurofibrilläre Degeneration durch Verdickung der intraneuronalen Neurofibrillen, die den Zellen die Form einer Kugel (a) oder einer Flamme (b) verleiht.

Der therapeutische Durchbruch kam 1961 gleichzeitig aus Wien und Montreal: BIRKMAYER und HORNYKIEWICZ gaben in Wien L-Dopa intravenös, BARBEAU und SOURKES gaben es oral.

1966 wurde die Kombination von L-Dopa mit einem peripheren Decarboxylase-hemmer vorgeschlagen.

Erstmals 1974 wurde durch CALNE ein Dopaminagonist eingesetzt: Bromocriptin.

1.2 Terminologie

In den Praxen, in den Kliniken und in den Zeitschriften und Büchern ist zu hören und zu lesen von:

M. Parkinson,
Parkinson-Syndrom,
Parkinsonkrankheit,
oder einfach vom **Parkinson**,

und nicht immer ist mit demselben Begriff dasselbe gemeint. Deshalb hier zunächst eine Begriffsdefinition.
Unter dem Morbus Parkinson und der Parkinsonkrankheit oder der parkinsonschen Krankheit verstehen wir die idiopathische, d.h. ohne richtungsweisende Grunderkrankung auftretende Erkrankung, die durch die Trias *Akinese*, *Rigor* und *Tremor* und durch vegetative und psychische Ausfälle gekennzeichnet ist (vgl. CLARENBACH 1997).
Diese Erkrankung betrifft in der Altergruppe 45 bis 59 Jahre ca. 70 bis 80 von 100 000 Menschen; die deutliche Zunahme im Alter zeigt sich an den folgenden Zahlen in der Abbildung 3.
Die DEUTSCHE PARKINSON VEREINIGUNG beschreibt für die letzten Jahre eine deutliche Zunahme der Erkrankung auch bei Patienten, die jünger als 40 Jahre sind. So wurde 1988 ein Club U 4o gegründet, der sich der besonderen Probleme dieser Patientengruppe annimmt. Es gibt dort zahlreiche Kontakte zu Patienten in England, Frankreich, den USA und anderen Staaten, die dieser Altersgruppe angehören. Eine Erklärung für die Zunahme in diesem ungewöhnlich jungen Alter gibt die dPV nicht (vgl. DEUTSCHE PARKINSON VEREINIGUNG 1996, 218-219).

60 - 64	Jahre	239.8 pro 100.000 Einwohner
65 - 69	Jahre:	268.5
77 - 74	Jahre:	707.4
75 - 79	Jahre:	1019.6
80 - 84	Jahre:	1792.1
> 85	Jahre:	2205.3

Abb. 3: CLARENBACH/KÖSTER (nach MUTCH et al. 1986)

Dieselben Autoren (MUTCH et al. 1986) geben als Durchschnittsalter bei Beginn der Erkrankung 65,3 Jahre an.

Hauptsymptome der Parkinson-Krankheit

1. Hauptsymptom: Verlangsamung der Bewegungsabläufe (Akinese)

2. Hauptsymptom: Muskelsteifigkeit (Rigor)

3. Hauptsymptom: Zittern (Tremor).

Abb. 4: Symptomatik des Parkinson Syndroms, (nach: CLARENBACH 1997)

Unter einem Parkinson-Syndrom verstehen wir eine sekundäre oder symptomatische Hirnkrankheit, die sich durch dieselben Symptome auszeichnet, aber eben im Rahmen einer Grunderkrankung zu sehen ist, z.B. einer Hirndurchblutungsstörung, genauer einer SAE.

Der Begriff **Parkinson** alleine lässt die Zuordnung zu einem der beiden Bilder offen.

Die verschiedenen Parkinsonerkrankungen werden zum besseren Verständnis in Abbildung 5 klassifiziert.

1. Morbus Parkinson
2. Symptomatisches Parkinson-Syndrom
   - metabolisch: M. Wilson
M. Fahr
Schilddrüsenunterfunktion
   - medikamentös:
-Dopaminantagonisten, vor allem Neuroleptika
-präsynaptische Antagonisten, z.B. Reserpin
-Kalziumantagonisten, z.B. Flunarizin
   - infektiös, z.B. bei Lues, Borreliose, HIV- Enzephalopathie
   - postenzephalitisch, z.B. nach Enzephalitis lethargica
   - toxisch, z.B. Mangan, CO, Blei, MPTP, Methanol
   - vaskulär bei subkortikaler arteriosklerotischer Enzephalopathie (SAE) oder Stammganglieninfarkt/-blutung
   - posttraumatisch bei Boxern (Muhamed Ali)
   - Hirntumor
   - Normaldruckhydrozephalus (Hydrozephalus internus alresorptivus)
3. Im Rahmen von Multisystemdegenerationen
   - Shy-Drager-Syndrom
   - Olivo-ponto-zerebellare Atrophie (OPCA)
   - Progressive supranukläre Blickparese (Steele-Richardson-Olzcewski)
   - Striatonigrale Degeneration
   - Parkinson-Demenz-Komplex

Abb. 5: Klassifikation der verschiedenen Parkinsonerkrankungen (nach: JÖRG 1997)

Ergänzend zu den Abbildungen 6 und 7 muss gesagt werden, dass in den vergangenen Jahren zunehmend Fälle junger Parkinsonpatienten beobachtet wurden, die jünger als 50 Jahre alt sind (Quelle: DEUTSCHE PARKINSONVEREINIGUNG). Ob dies auf verbesserte diagnostische Möglichkeiten zurückzuführen ist oder ob eine tatsächliche Verschiebung der Altersgrenze stattfindet, kann zum augenblicklichen Zeitpunkt noch nicht mit Sicherheit gesagt werden.

Häufigkeit

- 0,1% bis 0,5% der Bevölkerung
- 1% über dem 65. Lebensjahr
- 20% der über 65-jährigen in der BRD

Krankheit des 5. Dezenniums

- 75% beginnen zwischen dem 50. bis 65. Lebensjahr

Leichte Prävalenz des männlichen Geschlechts

- 5 Männer/4 Frauen

Wichtige sozioökonomische Faktoren

- zweithäufigste neurologische Invaliditätsursache
- invalidisierender und
- progredienter Verlauf

Abb. 6: Morbus Parkinson (aus: KÖSTER/CLARENBACH 1997)

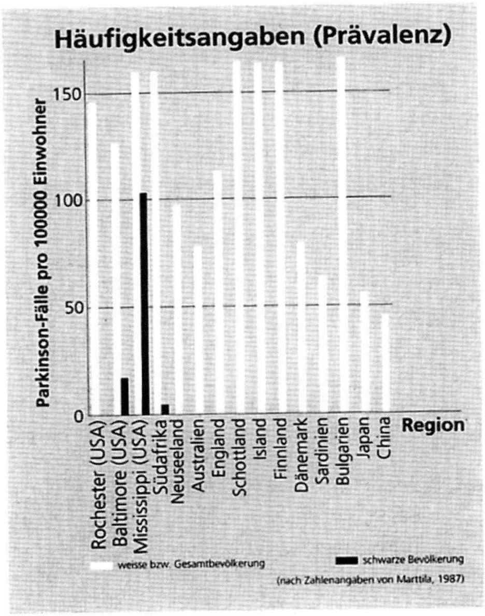

Abb. 7: Häufigkeit des Auftretens des Morbus Parkinson (nach: LORINCZ 1972)

1.3 Klinik

Die in Abbildung 4 genannten Symptome der Parkinsonkrankheit werden im Folgenden im Einzelnen erklärt:

Akinese:
Gebundenheit der Bewegungen, initial meist einseitig, das Hauptsymptom des Parkinson; die Mimik des Gesichtes verarmt an Lebhaftigkeit, der Lidschlag wird seltener, die Gestik wird sparsamer, die Schritte werden kleiner und schlurfend, die Schrift wird im Laufe einer Zeile kleiner, die Mitbewegung der Arme beim Gehen lässt nach.

Bei mehr als der Hälfte der Parkinson-Patienten beginnt die Akinese einseitig; am auffallendsten ist dies beim Schwimmen, wo das Geradeausschwimmen in ein Kreisschwimmen übergehen kann, weil auf einer Seite kräftiger durchgezogen wird als auf der anderen.
Dennoch sei festgehalten: die Akinese ist keine Parese, d.h. keine Schwäche oder Lähmung, ***sondern das Unvermögen, Teilbewegungen parallel nebeneinander oder sequentiell nacheinander rasch zu planen.***
Eine besondere Form der Akinese ist das Freezing, eine Starthemmung, die zum Teil emotional gebahnt ist (z.B. bei Angst vor Straßenüberquerung) und stundenlang anhalten kann.

Rigor:
Eine Erhöhung des Tonus der quer gestreiften Muskulatur; keine Spastik, wie z.B. beim Schlaganfall oder bei der Multiplen Sklerose oder beim traumatischen Querschnitt, sondern eine Art wächserner Widerstand.
Für die Spastik gilt das Schlagwort vom Taschenmesserphänomen, d.h. zu Beginn einer passiven Bewegung hat der Untersucher einen hohen Widerstand zu überwinden, der dann rasch nachlässt. Für den Rigor spricht man von einem Zahnradphänomen, d.h. in jeder Stellung des Gelenkes ist der Widerstand etwa gleich, die passive Bewegung verläuft in kleinen Rucken.
Diese Muskeltonuserhöhung wird von vielen Patienten anfangs als Ausdruck eines schmerzhaften Wirbelsäulensyndroms gedeutet und führt sie zum Orthopäden.

Tremor:
Ein Zittern von Armen, Beinen oder Kopf, das in der Regel bei Ruhe, also nicht beim Halten oder bei einer Bewegungsaktion und auch nicht bei Bewegungen auf ein Ziel hin auftritt. Die Frequenz des Tremors liegt bei 4 bis 6 / Sekunden und ist

damit sehr langsam im Unterschied z.B. zum essentiellen Tremor, der bei Aktion auftritt und eine Frequenz von 8-12/Sekunden hat.

Wie die Akinese kann auch der Tremor einseitig beginnen.
Typischerweise ist er affektgebahnt, d.h. fühlt sich der Patient beobachtet und/ oder unter Druck, oder ist er erregt, nimmt der Tremor an Intensität zu; unter ruhigen Bedingungen ist derselbe Patient möglicherweise ohne jeden Tremor. Mit dem Einschlafen sistiert der Tremor, kann vor/während/nach den REM-Phasen, wenn auch in kleinerer Amplitude, jedoch wieder auftreten.

Verlust der posturalen Reflexe:
Der kleinschrittige schlurfende Gang des Parkinsonpatienten ist gefährdet durch die Gangbeschleunigung (Festination), d.h. durch den Mangel an inhibitorischen Impulsen beim Gehen oder durch das Unvermögen, propriozeptive und vestibuläre Signale zu nutzen; das Ergebnis sind Propulsion und Retropulsion, die zu Stürzen führen können; darüber hinaus gelingt dem Parkinsonpatienten beim Stolpern nicht der reflektorische Korrekturschritt, so dass er stürzt und gleichzeitig Angst vor weiteren Stürzen hat.

Vegetative Ausfälle:
Degenerative Veränderungen finden sich nicht nur in den Basalganglien, sondern auch in allen Steuerungsarealen des Vegetativums:
- Hypothalamus/Hypophyse
- Raphe Kerne / Locus caeruleus /
- Formatio reticularis
- Edinger-Westphal-Kerngebiet
- Nucleus ambiguus / Nucleus basalis Meynert
- Dorsales Vaguskerngebiet
- Sympathische Ganglien,
- Parasympathische Kerne, prä- und postganglionär
- Nebennieren
- Gastrointestinale, urogenitale und kardiovaskuläre Plexus
- Columna intermediolateralis

Kardiovaskuläre Störungen treten auf in Form von *orthostatischer Hypotonie mit Benommenheit, Sehstörungen, Übelkeit, Schwindel. Der Blutdruck ist bereits in Ruhe, aber mehr noch post-prandial erniedrigt.*
Andererseits werden auch Vestibularisstörungen als Ursache der Schwindelattacken diskutiert.

Gastrointestinale Störungen:
Degenerative Veränderungen mit Lewy-bodies finden sich vom oberen Ösophagus bis zum Rektum im Plexus Auerbach und Meissner.
Schluckstörungen: Die Speichelproduktion ist eher erniedrigt, das Kauen oft unzureichend, die Peristaltik vermindert, der Ösophagussphinkter mangelnd erschlafft; Verschlimmerung durch Anticholinergika.
Magenentleerung: Dyskoordination zwischen Ösophagus- und Magenmotilität und unterem Ösophagussphinkter, verminderte Magensekretion, verminderte Parasympathikusaktivität.
Obstipation: fokale Dystonie mit paradoxer Kontraktion der willkürlichen Sphinkteren bei der Defäkation, reduzierter Defäkationsreflex, verzögerter Transit durch das gesamte Kolon.

Urogenitale Störungen:
Beobachtet werden Dranginkontinenz, Pollakisurie, Nykturie, unvollständige Blasenentleerung sowie rezidivierende Harnwegsinfekte.
Unter physiologischen Bedingungen hemmt die Substantia nigra die Basalganglien, die wiederum die Blasenentleerung hemmen; es kommt beim Parkinson somit zu einer Blockierung der Blasenentleerung.
Im Einzelnen führt die Degeneration der Substantia nigra zu folgenden Symptomen:

- Detrusorhyperreflexie/Hyperaktivität mit Fehlreguation des äußeren Blasensphinkters
- z.T. nur Zeichen einer rein zentralen Störung,
- peripher neurogene Läsion im quer gestreiften Blasensphinkter bei Multisystematrophien
- verzögerte Sphinkterrelaxation (Sphinktertremor),
- Detrusor - Sphinkter Dyssynergie
  (zentrale infrapontine Läsion).

Störung der Oculo- und Pupillomotorik:
Die raschen Augenbewegungen im REM-Schlaf (Traumschlaf) sind beschleunigt, die Lichtreaktion der Pupille ist verlangsamt.

Störungen der Hormonsynthese und -freisetzung:
Die Freisetzung von Prolaktin und Wachtumshormon ist reduziert, ebenso die des Melanozyten-stimulierenden-Hormons und von ACTH/Cortisol; pathologische Glukosetoleranz.

Störung der Talgproduktion führt zu Seborrhoe und Salbengesicht.

Störung der Temperaturregulation:
Das Schwitzen wird zwar über sympathische Bahnen, aber durch cholinerge Transmission gesteuert. Tpischerweise kommt es zu nächtlichen Schwitzattacken und Flush - Symptomen.
Auch das thermoregulatorische Schwitzen ist vermindert. Es handelt sich um eine Denervationshypersensitivität bei zentraler Läsion mit gestörter Vasomotorik und verminderter reflektorischer Gefäßdilatation der peripheren Gefäße bei Wärmebelastung.

Die *Tränensekretion* ist vermindert.

Die *Atmung* zeigt eine erhöhte Ruheatemfrequenz und ein reduziertes Atemvolumen.

Psychische Ausfälle:
Im affektiven Bereich können sich Rückzugstendenzen bis hin zu milden Depressionen einstellen. In diesem Rahmen ist dann auch die häufig geklagte Schlaflosigkeit zu sehen.
Im kognitiven Bereich darf die Verlangsamung von Denken und Reden nicht mit einer Demenz verwechselt werden; nach ca. zehn Jahren Kranksein ist jedoch bei den meisten Parkinsonpatienten ein meist milder dementieller Verlauf zu erkennen.

1.4 Ätiologie

Idiopathische Form:
In der Pars compacta der mesenzephalen Substantia nigra kommt es zu einer Degeneration von melanin-pigmentierten Nervenzellen, die Ausgangspunkt des sog. dopaminergen nigro-striatalen Systems sind, d.h. die Substantia nigra mit dem Striatum verbinden und dort Dopamin freisetzen.
Warum diese Neurone untergehen, bzw. früher und/oder schneller untergehen als beim Nicht-Parkinson-Kranken, ist nicht bekannt.

Entzündliche Hypothese: entsprechend den Beobachtungen der entzündlichen und postenzephalitischen Parkinsonsyndrome.

Vaskuläre Hypothese: entsprechend den Beobachtungen bei SAE.
Metabolische Hypothese:entsprechend den Beobachtungen bei Hypothyreose etc.

Toxische Hypothese: entsprechend den Beobachtungen bei Intoxikation mit MPTP, das dem Insektizid Paraquat und technischen Lösungsmitteln verwandt ist.

Was auch immer den Untergang der dopaminergen Neurone der Substantia nigra anstößt: Erst wenn 70-80% der Zellen verloren gegangen sind, treten die typischen klinischen Symptome auf. Mit anderen Worten: Wahrscheinlich jahrelang geht dieser Degenerationsprozess vor sich, ohne dass Patient, Angehörige oder Ärzte etwas davon merken.
Umgekehrt gilt, sind die Symptome erst einmal unübersehbar, ist nach unserem derzeitigen Wissen der Verlust der restlichen 20-30% Dopaminzellen unaufhaltbar und je nach Dynamik des Prozesses auch mehr oder weniger rasch zu erwarten.

1.5 Pathogenese

Die dopaminergen Neurone der Substantia nigra inhibieren cholinerge Zwischenneuronen des Putamen, des Caudatum und des Globus pallidus; diese Inhibition verändert einen Regelkreis der Willkürmotorik, der von den motorischen Assoziationsfeldern (area xy) über die Basalganglien und den Thalamus zurück zur area 4 des motorischen Cortex und von dort über die Pyramidenbahn zur spinalen Vorderhornzelle führt. Das eigentliche Symptom des Ausfalles der dopaminergen Inhibition ist die Akinese; Rigor und Tremor dagegen sind Ausdruck eines Überwiegens desinhibierter cholinerger Bahnen. Dasselbe gilt für die vegetativen Ausfälle.
Die psychischen Ausfälle dagegen erklären sich durch eine parallele Degeneration serotonerger und/oder nor-adrenerger Neurone der Raphe Kerne bzw. des Locus caeruleus; insofern ist der Parkinson, zumindest nach einigen Jahren, keine Uno-, sondern eine Multisystemdegeneration.

1.6 Diagnostik

In Praxen und Kliniken ist die Diagnostik des Parkinson eine rein klinische, d.h. Anamnese, neurologischer Status und der Ausschluss verwandter Erkrankungen sichern die Diagnose. Es gibt keinen Laborwert, der das Vorliegen eines

Parkinson belegt, es gibt jedoch die Möglichkeit, nuklearmedizinisch etwas über die Funktion zentraler dopaminerger Neurone auszusagen.

IBZM - SPECT: beim unbehandelten M. Parkinson zeigt sich ein normales Bindungsverhalten an striatale postsynaptische D2 Rezeptoren; z.B. bei der Multisystematrophie oder der progressiven supranukleären Parese ist die Bindung dagegen reduziert.

PET (^{18}F-Dopa): praesynaptische Verarmung an Dopamin.

Bei Unsicherheit, ob ein Dopasensibler Morbus Parkinson oder ein wenig oder überhaupt nicht dopasensibles z.B. vaskuläres Parkinsonsyndrom vorliegt, kann der Apomorphintest (D1 + D2-Rezeptor-Agonist) durchgeführt werden: Nach intravenöser Gabe von initial 2 mg, steigerbar bis auf 5 mg, ist im Fall des M. Parkinson eine Besserung des zuvor definierten Zielsymptoms zu erwarten, z.B. des kleinschrittigen pronierten Ganges. Zur Vermeidung des typischen star- ken Erbrechens werden bereits ab dem Tag zuvor 40-60 mg Domperidon p.o. täglich gegeben.

1.6.1 Differentialdiagnose

Es gilt, entsprechend der Abb. 4, primäre von sekundären Formen des Parkinsonismus und diese von Multisystemdegenerationen abzugrenzen; zu denken ist auch an frontale Raumforderungen, depressive und/oder dementielle Syndrome. Die oft beklagten Schmerzen sind von vertebragenen oder rheumatischen zu unterscheiden, der typische Ruhetremor vom schnelleren Aktionstremor bei Essentiellem Tremor.

	Parkinson-Tremor	Essentieller Tremor
Frequenz	4-6 / Sek.	8-12 / Sek.
Seitigkeit	oft einseitig	meist symmetrisch
Situation	Ruhe	Aktion/Halte
Alkoholwirkung	ohne Effekt	Besserung
Medikamentöse Therapie	Anticholinergika	Propranolol Primidon

Abb. 8: Gegenüberstellung Parkinson-Tremor und Essentieller Tremor (CLARENBACH/KÖSTER 1997)

1.7 Das Spätsyndrom

Nach dem so genannten honey-moon, einer Phase von ca. fünf Jahren, in denen Patient, Angehörige und betreuender Arzt glücklich sind, weil sich der Krankheitsverlauf überwiegend stabilisiert hat, machen sich die ersten Symptome des Parkinsonspätsyndroms bemerkbar. Die Mobilität des Patienten ist nicht mehr gleichmäßig über den Tag verbessert, sondern zeigt bei sinkenden DOPA-Serum-Spiegeln erste Minderungen im Sinne von *waxing* und *waning*, oder *early morning akinesias*, Fluktuationen also, die in Beziehung zum DOPA-Spiegel stehen. Schließlich werden diese Mobilitätsminderungen so ausgeprägt, dass man von richtigen Einbrüchen der Beweglichkeit sprechen kann.

End-of-dose Akinese: typische vom Serumspiegel abhängige Fluktuation (wearing-off).

Die schlimmste Variante ist jedoch die des DOPA-Spiegel unabhängigen „on-off“ oder „yo-yoing", d.h. eine Form der Fluktuation, die abrupt und unvorhersehbar einsetzt und im Falle des „off" den Patienten völlig unbeweglich sein lässt.

Außerdem kann es zu einer Reihe von Dyskinesen kommen:

Peak-dose-Akinesie: Scheinbar paradoxe Akinesie bei maximalem Dopa-Serumspiegel.

Peak-dose-Dyskinesie: bei maximalem Dopa-Spiegel, d.h. ca. eine Stunde nach Einnahme, zu beobachtende Dyskinesie.

Early-morning-Dyskinesie: schmerzhafte Verkrampfungen von Waden, Füßen und Zehen mehr als vier Stunden nach Einnahme von L-Dopa, meist am frühen Morgen; auch off-period Dystonien genannt.

2 Stadieneinteilung

2.1 WEBSTER-Score

In den Kliniken stehen eine Reihe von Skalen zur Verfügung, mit deren Hilfe das Ausmaß der Behinderung von Parkinsonpatienten auch in kürzeren Abständen z.B. während einer therapeutischen Einstellung graduiert und quantifiziert werden kann. Eine allgemein gültige Skalierung für die Sporttherapie mit Parkinsonpatienten gibt es jedoch noch nicht. Die betreuenden Sportlehrer sind hier vielmehr noch auf Beobachtung und Abwägung zu Normverhalten angewiesen. Dennoch können die genannten Skalierungen eine Hilfe bei der Beurteilung der Erkrankung des Morbus Parkinson auch hinsichtlich einer Einschätzung der motorischen Leistungsfähigkeit der Patienten sein. Eine dieser Skalen, der WEBSTER - Score sei hier wiedergegeben (vgl. MASUR 1995).

WEBSTER - SCORE

Bradykinesie der Hände:

0 Liegt nicht vor.

1 Erkennbare Verlangsamung der Diadochokinese, bemerkt im Umgang mit Werkzeugen, beim Zuknöpfen und beim Schreiben.

2 Mäßige Verlangsamung der Diadochokinese, einseitig oder beidseits, bemerkt durch mäßige Funktionseinbuße der Hand. Die Handschrift ist deutlich verschlechtert, erstmals Mikrographie.

3 Schwere Verlangsamung der Diadochokinese. Schreiben und Zuknöpfen nicht mehr möglich. Ausgeprägte Schwierigkeiten im Umgang mit allerlei Utensilien.

Rigor:

0 Erkennbar

1 Erkennbarer Rigor in Nacken und Schultern. Positives Aktivierungszeichen Ein Arm oder beide Arme zeigen milden negativen Ruherigor.

2 Mäßiger Rigor in Nacken und Schultern. Ruherigor ist vorhanden, wenn Patient ohne Medikation.

3 Schwerer Rigor in Nacken und Schultern. Ruherigor durch Medikation nicht aufzuheben.

Haltung:

0 Normale Haltung. Kopf weniger als 4 inches nach vorne gebeugt.

1 Beginnende Beugehaltung. Kopf bis zu 5 inches nach vorne gebeugt.

2 Beginnende Armbeugung. Kopf um mehr als 6 inches nach vorne gebeugt. Ein Arm oder beide Arme angehoben, aber noch unterhalb Gürtellinie.

3 Beginn der „simian"-Haltung. Kopf um mehr als 6 inches nach vorne gebeugt. Eine oder beide Hände über die Gürtellinie angehoben. Deutliche Beugung der Hand, beginnende interphalangeale Streckung. Beginnende Beugung der Knie.

Mitbewegung der Arme:

0 Mitschwingen/Mitbewegung beidseits normal.
1 Ein Arm im Mitschwingen deutlich reduziert.
2 Ein Arm ohne Mitbewegung.
3 Beide Arme ohne Mitbewegung.

Gang:

0 Kräftige Schritte von 18-30 inch Länge. Umdrehung ohne Anstrengung.
1 Schrittlänge auf 12-18 inch verkürzt. Ein Absatz streift den Boden. Zeit zum Umdrehen verlängert; mehrere Schritte erforderlich.
2 Schrittlänge auf 6-12 inches verkürzt. Beide Absätze streifen den Boden.
3 Schlurfender Gang, Schrittlänge kleiner als 3 inches.Gelegentlich stockender oder blockierender Gang. Geht auf den Zehen, dreht sich sehr langsam um.

Tremor:

0 Kein Tremor.
1 Tremor von weniger als 1 inch Amplitude in Armen, Beinen oder Kopf in Ruhe oder der Hände beim Gehen oder beim Finger-Nase-Versuch.
2 Maximale Tremoramplitude nicht grösser als 4 inches. Tremor ist schwer, aber nicht konstant, und der Patient behält die Kontrolle über seine Hände.
3 Tremoramplitude größer als 4 Inches.Tremor ist konstant und schwer. Patient wird im Wachzustand nicht tremorfrei, es sei denn der Tremor ist rein zerebellar. Schreiben und selber essen sind unmöglich.

Facies:

0 Normal, volle Mimik, kein starrer Blick.
1 Erkennbare Hypomimie. Der Mund bleibt geschlossen. Beginnender Ausdruck von Angst oder Depression.
2 Mäßige Hypomimie. Gefühle nur bei erhöhten Schwellenwerten erkennbar. Die Lippen sind zeitweise geöffnet. Mäßiger Ausdruck von Angst oder Depression. Speichelfluss möglich.
Maskengesicht. Mund 1/4 inch oder weiter geöffnet. Speichelfluss kann schwer sein.

Seborrhoe:
0 Keine
1 Vermehrtes Schwitzen, dünnflüssiges Sekret.
2 Beginnende Seborrhoe, Sekret viel dicker.
3 Ausgeprägte Seborrhoe, das ganze Gesicht und der ganze Kopf sind von dickem Sekret bedeckt.

Sprache:
0 Klar, laut, resonant, leicht verständlich.
1 Beginnende Heiserkeit mit Verlust der Modulation und der Resonanz. Gutes Stimmvolumen und noch gute Verständlichkeit.
2 Mäßige Heiserkeit und Stimmschwäche; konstant monotone und nicht modulierte Tonlage. Beginnende Dysarthrie, Verzögerungen, Stottern, schwer zu verstehen.
3 Erhebliche Rauigkeit und Stimmschwäche. Sehr schwer zu verstehen.

Selbständigkeit:
0 Keine Einbuße.
1 Immer noch selbständig, aber verlangsamtes Anziehen. Kann alleine leben und oft auch noch arbeiten.
2 Braucht Hilfe in kritische Situationen, z.B. beim Umdrehen im Bett, vom Stuhl aufstehen etc. Sehr langsam bei den meisten Aktivitäten, aber erfolgreich, indem er sich Zeit lässt.
3 Ständig behindert. Kann sich nicht mehr anziehen, nicht mehr essen, nicht mehr alleine gehen.

Abb. 9: Der WEBSTER-Score (aus: MASUR 1995, 281ff.)

2.2 Stadieneinteilung nach HOEHN und YAHR

Eine grobere Einteilung nach Stadien wurde von HOEHN und YAHR (1967) vorgeschlagen und weltweit als gemeinsame Beurteilung akzeptiert. Sie weist gegenüber dem sehr differenzierten WEBSTER-Score den Vorteil auf, dass die Beurteilungskriterien unmittelbar und ohne große Hilfsmittel zu beobachten sind.

Klinische Stadieneinteilung nach HOEHN und YAHR (1967)

Stadium 1:	Unilaterale Erkrankung; keine oder nur minimale Beeinträchtigung.
Stadium 2:	Bilaterale Erkrankung oder Einbeziehung von Kopf und Rumpf: keine Störung der Standfestigkeit oder des Gleichgewichts.
Stadium 3:	Beginnende Gleichgewichtsstörungen z.B. beim Umdrehen, beim Gehen mit geschlossenen Augen; Pro- oder Retropulsionstest pathologisch. Mäßige funktionelle Störungen bei noch völliger Unabhängigkeit und bedingter Arbeitsfähigkeit. Die Behinderung ist leicht bis mäßig.
Stadium 4:	Voll ausgebildetes Syndrom mit starken Funktionsstörungen, in Alltagsverrichtungen beginnende Hilfsbedürftigkeit, das Gehen ist noch gerade ohne Unterstützung möglich. Insgesamt jedoch starke Behinderung.
Stadium 5:	Der Patient ist ohne fremde Hilfe auf den Rollstuhl oder das Bett angewiesen.

Abb. 10: Stadieneinteilung nach HOEHN und YAHR (1967)

3 Therapieformen

3.1 Medikamentöse Therapie

L-DOPA:

Das fehlende Dopamin lässt sich nicht durch exogenes Dopamin ersetzen, weil dieses nicht die Bluthirnschranke durchdringen würde; stattdessen bedient man sich des Dopaminvorläufers L-DOPA, der jedoch auch an periphere Dopaminrezeptoren bindet und erhebliche, vor allem gastrointestinale Nebenwirkungen induziert: Wenn allein die periphere Dopadecarboxylase jedoch gehemmt würde, würde das gesamte L-DOPA die Bluthirnschranke penetrieren und in cerebrales Dopamin umgewandelt werden. Dies lässt sich in der Tat durch einen Dopadecarboxylasehemmer erreichen, der seinerseits die Bluthirnschranke nicht durchdringen kann.

Die beiden gebräuchlichsten Enzymhemmer Benserazid und Carbidopa unterscheiden sich allein in ihrer Pharmakokinetik: Benserazid bewirkt einen rascheren Dopaminanstieg und einen ebenso rascheren Abfall als Carbidopa.

Die anfängliche Begeisterung über die gute Wirkung der Dopapräparate wurde trotz eines allgemeinen Lernprozesses im Hinblick auf die Dosierung durch zwei Beobachtungen relativiert:

- die Fluktuationen der Beweglichkeit, die initial dem Dopa-Serumspiegel folgen, sich nach ca. zehn Jahren jedoch von ihm lösen bzw. völlig unvorhersehbar auftreten;
- die Beschleunigung des Abbaus dopaminerger Neurone durch toxische Endprodukte des Dopa-Metabolismus wie H_2O_2.

Ziel einer medikamentösen Therapie des M. Parkinson ist daher, mit möglichst wenig L-Dopa dem Patienten unter Zuhilfenahme von Dopaminagonisten, Amantadinen und Anticholinergika ein Optimum an Beweglichkeit zu geben.

Dopaminagonisten:
Anders als die beiden Dopapräparate wirken die DA-Agonisten auch noch dann, wenn die praesynaptischen Vesikel zur Dopaminspeicherung und -freiset- zung im Rahmen der Degeneration bereits untergegangen sind.
Die verfügbaren DA-Agonisten unterscheiden sich in ihrem Rezeptorprofil und in ihrer Pharmakokinetik:

Substanzen	Rezeptoraffinität D1	Rezeptoraffinität D2	Halbwertszeit
Apomorphin	+	+	wenige Minuten
Bromocriptin		+	6 Stunden
Lisurid	partial	+	2- 6 Stunden
Pergolid	+	+	7-16 Stunden
Dihydroergocriptin	partial	+	9-16 Stunden
Ropinirol		+	3-10 Stunden
Cabergolin		+	> 24 Stunden

Abb.11: Dopaminagonisten (modifiziert nach CLARENBACH 1997)

Die Nebenwirkungen:
Übelkeit und Erbrechen können durch parallele Gabe von Domperidon verhindert bzw. therapiert werden. Bei Verwirrtheit ist die Dosis zu reduzieren, ebenso bei orthostatischen Kreislaufregulationsstörungen mit Blutdruckabfall. Vor allem bei Bromocriptin wurden Pleurofibrosen und retropulmonale Fibrosen beschrieben.

Anticholinergika:
Das älteste Prinzip der Parkinsontherapie, das schon CHARCOT 1892 an der Salpetrière in Paris einsetzte; wirksam vor allem gegen Tremor und Rigor. Die Präparate: Biperiden, Metixen, Trihexyphenidyl, Bornaprin.

Die Nebenwirkungen:
Verwirrtheit, vor allem bei älteren Patienten und bei bereits erkennbaren dementiellen Symptomen; Verschlimmerung von Engwinkelglaukom und Blasenentleerungsstörungen bei Prostatahypertrophie.

Amantadine:
Antagonisten am glutaminergen NMDA-Rezeptor; verhindern die zelltoxische Wirkung von übermäßig freigesetztem Glutamat, erleichtern die Freisetzung von endogenem Dopamin und hemmen die praesynaptische Wiederaufnahme.
Die Präparate: Amatadinsulfat und Amantadinhydrochlorid.

Nebenwirkungen: periphere Ödeme, Livedo reticularis, Unruhe bis zu Verwirrtheit.

MAO-B Inhibitoren:
Anlässlich der Intoxikation kalifornischer Studenten mit einem selbst hergestellten Heroin-Ersatz, bei dem sie ein schweres und irreversibles Parkinsonsyndrom erlitten, wurde als Agens MPTP entdeckt, was erst nach Umwandlung durch MAO-B zum toxischen MPP wurde, das die praesynaptischen Nervenendigungen der Dopaminneurone zerstörte.
Unter der Vorstellung körpereigener oder bislang unklarer exogener Toxine, die durch MAO-B aktiviert werden könnten, wurde die Therapie mit MAO-B Inhibitoren vom Typ des Deprenyls/Selegelins eingeführt.
In der DATATOP-Studie wurde diesem Prinzip zwar keine eindeutig protektive Wirkung attestiert, sie wurde jedoch diskutiert und ist seitdem eines der magischen Worte in der Parkinsontherapie.

COMT-Hemmer:
Die Catechol-O-Methyl-Transferase (COMT) inaktiviert Dopamin, ihre Hemmung verlängert somit Plasmahalbwertszeit und Wirkdauer von L-Dopa; reduziert off-Zeiten bei Patienten mit Fluktuationen; die L-Dopa-Dosis kann um bis zu 20% reduziert werden.

3. 2 Operative Verfahren

Die irreversible Ausschaltung subthalamischer Kerne, die zur Therapie des Parkinson-Tremors in den 60er Jahren durch T. RIECHERT in Deutschland ein- geführt wurde, ist inzwischen obsolet; an ihre Stelle ist die reversible subthalamische Stimulation durch implantierte Elektroden getreten, die sich per Magnet von außen steuern, d.h. ein- und ausschalten läßt. Bei therapieresistenter Akinese und Rigor wird zunehmend eine Pallidotomie vorgenommen.

Transplantationen:
Die Implantation von fetalem mesenzephalen Gewebe in die Substantia nigra des Empfängers ist zwar effizient, stößt jedoch an ethische Grenzen des Machbaren. Der Verwirklichung näher scheint die wiederholte intrazerebrale Verabreichung von Tyrosinhydroxylase, die in Zellkulturen gewonnen wurde.

Für eine weitere Diskussion operativer Verfahren sei auf die entsprechende Fachliteratur verwiesen. Für die Durchführung von Sporttherapie bzw. Rehabilitationssportes mit Morbus Parkinsonpatienten sind diese Verfahren ohne Belang.

3.3 Physiotherapie

JÖRG (1997) beschreibt die Bedeutung und Entwicklung der Physiotherapie wie folgt. Im Unterschied zur Spastik des Schlaganfallpatienten sind Akinese und Rigor des Parkinsonpatienten bisher nicht Gegenstand einer erfolgreichen Auseinandersetzung physiotherapeutischer Kompetenz mit diesem Krankheitsbild geworden, d.h. es gibt kein etabliertes Konzept, wie z.B. das Bobath-Konzept bei der Spastik.

Einzelne Techniken haben sich jedoch bewährt:

- Gangtraining mit Mitschwingen der Arme, raschen Richtungsänderungen, Laufen und Stehenbleiben
- Ballspiele
- Bodenturnen
- Video-Biofeedback
- Gehen auf schraffiertem Laufband
- Gehen mit Marschmusik im Walkman
- Bewegungsübungen im Bad bei ca. 140 cm Wasserstand
- Atemtraining, Blasentraining.

Wichtig ist, eine Erschöpfung des Patienten und damit auch eine Erschöpfung seiner Dopaminvorräte zu vermeiden; häufige, aber kurze Übungen sind daher sinnvoller als lange Sitzungen.

Bei dem sog. freezing-Phänomen, das den Patienten sozusagen am Boden festfrieren lässt, sind folgende Strategien möglich:

- motorisch:
    - Beugesynergien der unteren Extremitäten
    - Gehen auf der Stelle, vermeintliches Übersteigen von Hindernissen, Benutzung des Antifreezing-Stocks
    - Schlag auf den Oberschenkel
    - Kommando durch Begleitperson
    - initiales Seitwärtsgehen.

- kognitiv:
    - innere Verbalisierung durch Zählen oder innere Kommandos
    - akustische Taktgeber, z.B. Marschmusik über Walkman

- Entspannungstraining

- Ergotherapie
    - feinmotorisches Training der Hände
    - mimische Übungen
    - optimale Ausstattung mit Hilfsmitteln im Alltag
    - Reaktionsschulung.

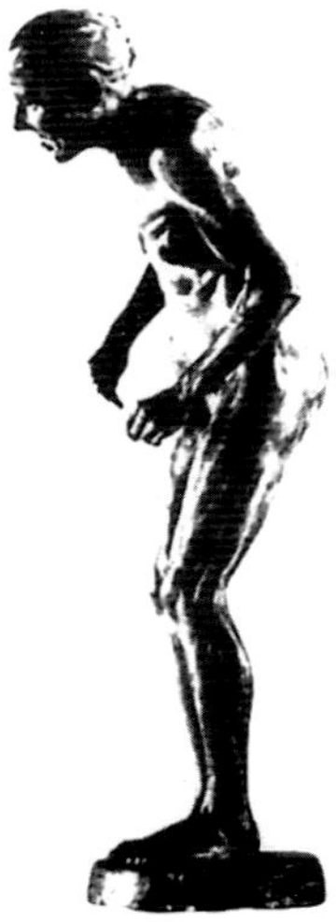

Abb. 12: Statuette von P. RICHER (1885). Darstellung eines Parkinsonkranken, (aus: SANDOZ 1982, 70)

3.4 Ausschlusskriterien für die Teilnahme am Rehabilitationssport

Als Ausschlusskriterien bzw. Kontraindikationen des in diesem Buch abgehandelten Spiel- und Sportkonzeptes in der Therapie des Parkinson gelten vor allem internistische Erkrankungen, die bei Überanstrengung dekompensieren können. Dies sind z.B.:

- schwere Herzinsuffizienzen mit Ruhedyspnoe (schwere und beschleunigte Atmung schon in Ruhe)
- Zustand nach Herzinfarkt ohne Placet des Kardiologen
- primäre Lungenerkrankung wie Asthma oder chronisch pulmonale Bronchitis
- unbehandelter schwerer Bluthochdruck.

Es muss demnach vor Aufnahme des Rehabilitationssportes eine Bescheinigung des behandelnden Internisten oder Hausarztes vorliegen, in der die Befähigung des Patienten zum Rehabilitationssport attestiert wird.

Seitens der klinische Ausprägung der Parkinson-Krankheit selbst ist Teilnahme am Rehabilitationssport bis zum Stadium IV nach HOEHN und YAHR (1967) einschließlich möglich.

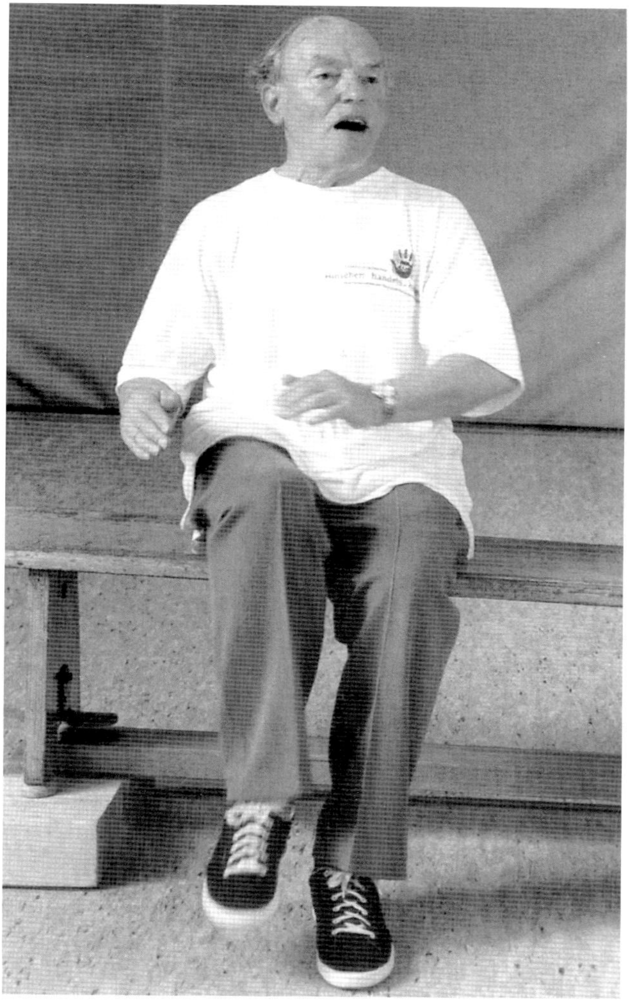

Abb. 13: Trotz der Krankheit noch in Schwung

4 Sporttherapie und Behindertensport mit M. Parkinson-betroffenen

4.1 Motorisches Lernen

Motorisches Lernen ist die Fähigkeit des Menschen, neue Bewegungsmuster aufzunehmen und bei Bedarf zu reproduzieren. Motorisches Lernen ist ein lebenslanger Prozess der Informationsaufnahme und -verarbeitung, der im Kleinkindalter am höchsten ist und mit steigendem Lebensalters abnimmt. Er dient sowohl der Bewältigung alltäglicher Aufgaben, wie z.B. Gehen lernen, Zähne putzen oder Knöpfe knöpfen als auch dem Durchführen komplexer sportlicher Tätigkeiten, wie z. B. einem Gingersalto am Hochreck. Dem motorischen Lernen als solches sind keine altersbedingten Grenzen gesetzt, lediglich die altersbedingte Abnahme der motorischen Eigenschaften Kraft, Ausdauer, Schnelligkeit und Beweglichkeit wirkt limitierend.

Die Motorik ist das Mittel des Menschen, sich in seiner Umwelt zurechtzufinden, sich mit ihr auseinander zu setzen und sich und seine Gefühle zum Ausdruck zu bringen. Abhängig von der Persönlichkeit des Menschen und dem Ausprägungsgrad seiner körperlichen Ausbildung ist diese Fähigkeit mehr oder weniger stark entwickelt. Ein Schauspieler wird über ein größeres Bewegungsrepertoire verfügen als ein normaler Bürger. Ein Turner verfügt über ein anderes Bewegungs- und sportliches Handlungsrepertoire als z.B. ein Fußballspieler.

Ein Grundlagenrepertoire, man spricht auch von einer motorischen Grundausbildung, ist bei allen Menschen ähnlich. Die Motorik oder *Bewegung* (vgl. WILLIMCZIK/ROTH 1983, S. 11ff.) lässt sich durch Training zu jedem Zeitpunkt beeinflussen. Von ausschlaggebender Bedeutung sind dabei die Umgebungseinflüsse und Bewegungsbedingungen. Die Art der Ausführung einer Bewegung ist auch häufig von der Umgebung, in der sie stattfindet, abhängig. Die Raumtemperatur, Windstille oder hohe Windgeschwindigkeit, ebener oder unebener Untergrund und interne psychische Faktoren beeinflussen sowohl das Erlernen einer Bewegung wie auch die Ausführung einer bereits beherrschten. Die äußeren Bedingungen des motorischen Lernens sind meistens unmittelbar zu erkennen. Die internen Lernprozesse sind bis heute noch wenig erforscht. Es gibt eine Reihe von Erklärungsversuchen aus der Motorikforschung, wie motorische Lernprozesse im Körper ablaufen und welche Parameter sie beeinflussen.

Dies ist insofern von großer Bedeutung, als dass das Wissen um diese internen Vorgänge die äußere Gestaltung der Lernsituationen beeinflussen muss. Wenn die Motorik, wie dies bei Morbus Parkinsonerkrankten der Fall ist, gestört ist, kommt dem Lernen eine erhebliche Bedeutung zu, umso mehr als diese Lernprozesse als solche nicht direkt durch die Krankheit gestört sind.

Die internen Steuerungs- und Funktionsprozesse lassen sich nicht unmittelbar beobachten. Die aufgeführten Theorien zum motorischen Lernen sind als wissenschaftliche Erklärungsversuche zu verstehen. Für eine optimale Trainingssteuerung ist dieses Wissen unerlässlich. Ziel ist es, dem Trainer alle erforderlichen Informationen zur Anleitung und Korrektur von Bewegungsausführungen zu liefern. Motorik wird im Folgenden als *ganzheitliches* Handeln, das zusätzlich Wahrnehmen und Erleben beinhaltet, verstanden.

4.1.1 Lerntheorien

Die vorgestellten Lerntheorien stehen exemplarisch für die zur Zeit aktuelle Diskussion und können nur einen groben Überblick vermitteln. Das Gegenüberstellen der älteren Ansätze zur Schematheorie dient der besseren Veranschaulichung. Diese internen Prozesse von Informationsaufnahme, -verarbeitung und -speicherung lassen sich leider nicht visualisieren. Rückschlüsse auf die Aussagekraft der jeweiligen Theorien ergeben sich aus den Ergebnissen motorischer Tests. Anders als in der Biologie oder Medizin lässt sich keine konkrete Aussage über interne Mechanismen und ihr Zusammenwirken machen. Es ist deshalb auch nicht möglich, z.B. operativ in diese Prozesse einzugreifen, wenngleich die medikamentöse Therapie unterstützend wirkt. Die Medizin kann den Ablauf bestimmter Prozesse im Körper wissenschaftlich exakt erklären. Sei es die Funktion der Bauchspeicheldrüse oder das Reizleitungssystem zu einer bestimmten Muskelkontraktion. Die Prozesse können mechanisch oder biochemisch analysiert werden und sind in gewissem Rahmen reproduzierbar. Die Schwierigkeit des Parkinsonpatienten liegt aber nicht in der Unfähigkeit, Bewegungen auszuführen, weil z.B. primär die Muskulatur nicht ausreichend ausgeprägt ist, sondern vielmehr in der Unfähigkeit gespeicherte Prozesse, insbesondere der Alltagsmotorik, abzurufen und den internen Ablauf der Bewegungsteuerung fehlerlos durchzuführen. Dies führt dann zu einer äußeren Bewegungsstörung. Die primäre Ursache liegt aber in der gestörten *Informationsabfrage* und *-verarbeitung* im Körper selbst.

Bewegung darf nicht als ein Produkt verstanden werden, das als solches vollständig reproduziert bzw. erlernt wird. Bewegung ist auch in der Alltagsmotorik eine Verknüpfung vieler verschiedener aufeinander aufbauender Bausteine, die in der richtigen Reihenfolge zusammengesetzt werden müssen, um das Endprodukt z.B. Salto rückwärts, zu ergeben. Wird nur einer dieser Bausteine falsch oder unvollständig eingebaut, entsteht eine fehlerhafte Bewegung. Der Saltospringer fällt z.B. auf den Bauch. Dennoch ist es möglich, abhängig von der Bewegungsgeschwindigkeit, einen Bewegungsablauf zu korrigieren und das gewünschte Ergebnis herzustellen. Je erfahrener ein Sportler ist, desto mehr dieser Korrekturmöglichkeiten hat er zur Verfügung.

4.1.1.1 Open Loop-Theorien

Open Loop-Theorien sind in gewissem Sinne physikalische Erklärungsmuster. Eine Exekutive, man kann sie auch als Befehlszentrale bezeichnen, gibt Befehle an einen Effektor, der die Befehle ausführt. Vergleichbar ist dies mit dem Einschalten des Lichts. Wird der Schalter gedrückt, wird die „Bewegung“ ausgeführt und das Licht geht an.

EXEKUTIVE ----------- EFFEKTOR

Abb. 14: Open Loop-Theorie

Vertreter dieser Theorien gehen davon aus, dass jede jemals durchgeführte Bewegung und sei sie noch so klein, gespeichert wird. Sie wird bei Bedarf, wenn die Umgebungssituation (Windstille) und die Handlungssituation (2. Aufschlag beim Tennis) dies erfordern, abgerufen. Zum Beispiel hat ein Tennisspieler seinen ersten Aufschlag zu weit geschlagen. Seinen zweiten Aufschlag will er nun sehr gezielt, aber mit geringerer Kraft und somit geringerem Risiko schlagen. Diese Bewegung hat er schon häufig zuvor ausgeführt und kann sie, wie beschrieben, abrufen. Die Open Loop-Theorien setzen eine enorme Speicherkapazität voraus. Das menschliche Gehirn mit der angenommenen Speicherkapazität von 1.000.000.000.000 Neuronen mit 100.000.000.000.000 Verknüpfungen wäre damit überfordert. Man braucht sich nur vorzustellen, wie viele verschiedene Möglichkeiten es gibt, zum Beispiel einen Ball zu werfen. Ohne Bewegung sind wir nicht lebensfähig. Selbst im Schlaf bewegen wir uns. Ohne Bewegung können die Atmung oder unsere Organe, wie z.B. das Herz, nicht funktionieren. Die

Frage ist, wo soll diese unglaubliche Menge an Informationen gespeichert werden?
Ein weiteres Problem dieser Theorien ist, dass es keine Erklärung dafür gibt, wie Bewegungen, wenn sie einmal begonnen wurden, noch korrigiert oder abgebrochen werden können. Betrachtet man gute Tennisspieler, sieht man, dass sie während der Ausholphase oder Schlagphase beim Aufschlag noch in der Lage sind, die Winkelstellung des Schlägers zu verändern oder die Härte des Schlages zu mindern. Sie können so auf sich ändernde Umgebungsbedingungen, wie z.B. Wind, reagieren oder Fehler z.B. beim Hochwerfen des Balles korrigieren. Ermöglicht wird dies durch Propriorezeptoren, eine Art Fühler in den Gelenken, die unter anderem eine ständige Rückmeldung über die Winkelstellung an das Gehirn weitergeben. Auch die Muskulatur und die übrigen Sinnesorgane liefern noch während der Bewegung Rückmeldungen über Erfolg oder Misserfolg an das Gehirn.
Die Open Loop-Theorien hatten in der Sportpraxis zur Folge, dass ständiges monotones Wiederholen von Bewegungsabläufen trainiert wurde. Komplexe Bewegungen wurden zum Teil in ihre Einzelbewegungen zerlegt und diese ebenfalls ständig eingeübt, bis sie automatisiert waren. Die Fähigkeit, auf sich ändernde Bedingungen adäquat zu reagieren, wurde nicht trainiert und führte zu einem erheblich limitierten Bewegungsrepertoire dieser Spieler, die glänzend spielten, wenn alles stimmte, aber versagten, wenn etwas nicht nach Plan lief. Zusätzlich war das Training sehr monoton und langweilig, viele Sportler, besonders Kinder, verloren die Lust. Die Open Loop-Theoretiker negieren nicht grundsätzlich die Bedeutung des Feedback (Rückkoppelung über Erfolg oder Misserfolg noch während der Bewegung), weisen dem Feedback aber nicht die entsprechende Bedeutung für die Sportpraxis zu.

4.1.1.2 Closed loop-Theorien

Die Closed Loop-Theorien beschreiben einen physikalischen Regelkreis. Dieser ist vergleichbar mit einer Toilettenspülung mit Schwimmerkasten. Die Spülung wird durch Herunterdrücken des Hebels ausgelöst, das Wasser läuft aus. Gleichzeitig mit dem Wasserstand sinkt der Schwimmer. Erreicht er eine bestimmte Position, löst er den Befehl zum neuen Wassereinlauf aus. Der Schwimmer steigt mit dem Wasserpegel und löst bei einem bestimmten Wasserstand den Befehl aus, den Wasserzulauf zu unterbrechen. Dieser Vorgang lässt sich beliebig wiederholen. Der Schwimmer liefert die für die neue Aktion notwendige Feedback-Information. Versagt der Regelkreis, ist entweder kein Wasser im Spülkasten oder er läuft über. Auf Bewegung bezogen bedeutet dies, dass jede Bewegung feedbackunterstützt abläuft. Nach Ablauf der Bewegung wird das Ergebnis einer Kontrolle unterzogen. Der Ist-Wert und der Sollwert werden verglichen. Gibt es Abweichungen, werden Bewegungskorrekturen vorgenommen. Man geht von zwei verschiedenen Speichern aus. Der *Wiedergabespeicher* ist für die Ausführung und Steuerung der Bewegung verantwortlich. In einem *Wiedererkennspeicher* sind die Sollwerte gespeichert. Sie sind das gewünschte vorweggenommene Ergebnis, so wie es sein soll.

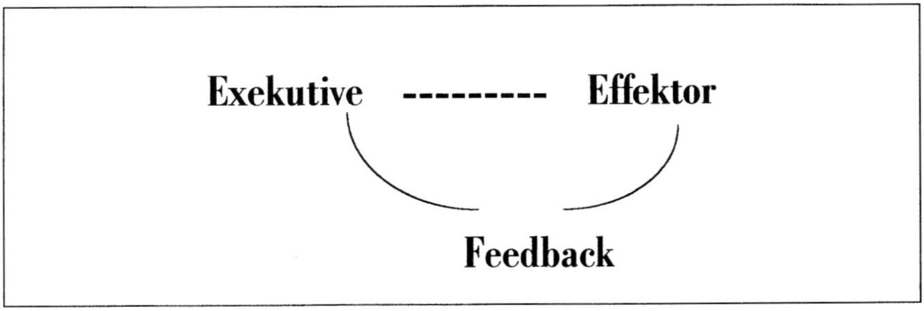

Abb. 15: Regelkreis

Die Kontrolle erfolgt auch während der Bewegung. Hier liegt allerdings, neben dem Problem der Speicherkapazität, die Schwachstelle der Closed Loop-Theorien. Soll ständig, während der Ausführung der Bewegungsablauf kontrolliert werden, so darf es sich nicht um eine schnelle Bewegung handeln, da Vergleich und Feedback Zeit benötigen. Die Korrektur eines Tennisaufschlages wäre somit während der Ausführung nicht mehr möglich, ist in der Praxis bei allen Topspielern aber häufig zu beobachten. Weiterhin liegen zu Beginn eines Lernprozesses nur wenige Bewegungserfahrungen vor, die als Sollwerte zum Vergleich herangezogen werden können. Erst im fortgeschrittenen Lernprozess verfügt der Spieler über ein ausreichendes Repertoire, so dass in einer Endphase die Bewegungsausführung fast ausschließlich durch die Sollwerte bestimmt wird, da sie fast mit den Istwerten identisch sind. Bewegungserfahrung wird ähnlich wie bei den Open Loop-Theorien mit dem Einschleifen bestimmter Bewegungsmuster bis zu einem gewünschten Fertigkeitsgrad gleichgesetzt. Die Bedeutung eines adäquaten Reagierens auf Störungen wird unbeachtet gelassen.
In der Sportpraxis wurden Bewegungsabläufe in einzelne funktionelle Teileinheiten zerlegt, die isoliert vom Gesamtablauf trainiert wurden, um am Ende zu einem Ganzen zusammengesetzt zu werden. So wurde zum Beispiel beim Weitsprung nur der Anlauf, anschließend der Absprung und die Flugphase trainiert. Auf die

Spitze getrieben versuchte man, serielle Verknüpfungen einzelner Bewegungselemente zu neuen Teileinheiten vorzunehmen. Die Gesamtbewegung wurde in viele kleine Einzelteile zerlegt und zu kleinen Sinnabschnitten wieder zusammengefügt (Sequenzen). Diese wurden trainiert. Dann folgte das Einüben der nächsten Sequenz usw. Die Gesamtbewegung wurde häufig völlig vernachlässigt. Erst wenn eine Sequenz beherrscht wurde, konnte die nächste Sequenz bzw. eine weitere Verknüpfung eingeübt werden. Der Trainierende hatte eine nur ungenügende Vorstellung von der Gesamtbewegung und häufig ergaben sich daraus Schwierigkeiten mit der Zunahme der zu verknüpfenden Teilelemente.
An den Closed Loop-Theorien wird ebenfalls kritisiert, dass das Training sehr monoton ist. Außerdem können einmal durch die Ganzheitlichkeit der Bewegungsausführung eingeschliffene Fehler, nur sehr schwer wieder korrigiert werden. Galten die Open Loop-Theorien als Erklärung für schnelle kurze Bewegungen, so wurden die Closed Loop-Theorien als Erklärung für langsamere komplexe Bewegungen herangezogen.

4.1.1.3 Die Schema Theorie nach SCHMIDT

In vielen Sportarten und auch bei alltäglichen motorischen Bewegungssituationen ist es wichtig, in bestimmten nicht vorhersehbaren Situationen angemessen zu reagieren. Der Tennisspieler wird den hoch geworfenen Ball wieder fangen und seinen Aufschlag neu beginnen, wenn er durch starken Seitenwind gestört wird. Der Fußgänger wird seine Schrittlänge, Schrittgeschwindigkeit und Bewegungsrichtung ändern, wenn er unerwartet auf einen Radfahrer trifft. Dies alles setzt ein großes Handlungsrepertoire und Bewegungserfahrung voraus. Die Ausweichbewegung wird umso flüssiger und besser gelingen, je öfter man sich bereits in einer ähnlichen oder der gleichen Situation befunden hat. Sollen alle Einzelbewegungen dieser Gesamtmotorik gespeichert werden, wäre dies dem größten derzeit existierenden Computer (NASA in Houston/Texas) nicht möglich. Das menschliche Gehirn ist restlos überfordert. SCHMIDT (1975 und 1987) formulierte daraufhin die GMP (generalisierten motorischen Programme). Der Antizipation oder Vorausahnung von Bewegungen oder Situationen kommt dabei eine bedeutende Funktion zu. Vereinfacht dargestellt, ist der Mensch eine Art Computer. Wir haben für jede größere komplexe Bewegung eine Bewegungs*vorstellung* gespeichert, die nach Abruf in ein abstraktes motorisches Programm übertragen wird. Dies wird durch den Hirnstamm in neuromuskuläre Impulse umgewandelt. Die Skelettmuskulatur führt das motorische Programm aus, das äußerlich sichtbar wird, zum Beispiel in Form des Tennisaufschlags. Die Theorie der *Generalisier-*

ten Motorischen Programme wurde von verschiedenen Autoren aufgegriffen und sehr unterschiedlich interpretiert. Eine so detaillierte Diskussion würde aber nicht den Zielen dieses Buches entsprechen. Die hier vorgestellte Schema Theorie bezieht sich überwiegend auf die Ausführungen von MUNZERT, HEUER oder VOGT. Für eine vertiefte Auseinandersetzung mit der Thematik verweisen wir auf WOLLNY (1993 52ff.).
Die Schema Theorie soll an einem Beispiel vereinfacht erläutert werden. Ein Fußballspieler soll einen Freistoß ausführen. Er greift auf das Programm Freistoß zurück. Dies enthällt die wesentlichen Elemente des Torschusses aus größerer Entfernung, stellt also nur ein *Schema* der Zielbewegung dar. Der Spieler greift nun auf die die Bewegung bestimmenden Parameter zurück. Dies können Schusshärte, Winkel zum Tor, Effet usw. sein. Auch bisher gemachte Erfahrungen aus ähnlichen Situationen werden mit eingeplant. Der Fußballspieler antizipiert (schätzt) im Vorhinein die Bewegung, ohne diese konkret komplex abzurufen. Auch während der Bewegungsausführung, zum Beispiel kommt er beim Anlauf ins Stolpern, kann er aus diesen Parameterspeichern und Erfahrungsspeichern auf vergangene konkrete Ereignisse zurückgreifen und die begonnene Bewegung korrigieren. Die allgemeine schematische Vorstellung einer auszuführenden Bewegung wird solange durch zusätzliche Parameter ergänzt und näher definiert, bis sie der Zielvorstellung entspricht. Natürlich ist das nie eine 100%ige Garantie auf Erfolg. Unter anderem bestimmen die Konzentration und psychische Verfassung des Spielers sowie seine körperliche Konstitution den Erfolg der Aktion.
In vielen Sportarten kommt der Fähigkeit zur Variation motorischen Handelns eine große Bedeutung zu. Diese Handlungsfähigkeit wird häufig mit taktischem Spielvermögen gleichgesetzt. Man sagt auch, ein Spieler kann auf vielen Positionen eingesetzt werden. Er ist eine Spielerpersönlichkeit. Dies bedeutet nichts anderes, als dass er über ein ausreichendes Bewegungs- oder Erfahrungsrepertoire verfügt, aus dem er je nach Situation auswählen kann. Im Profisport sind dies oft die am besten bezahlten Spieler, die häufig älter als 30 Jahre alt sind und schon viele Jahre diesen Sport betreiben.
Auf den Alltag übertragen bedeutet dies, je älter wir werden, desto mehr Bewegungserfahrungen haben wir gesammelt. Wichtig ist nicht, zum Beispiel die Motorik des Gehens zu perfektionieren, sondern unter möglichst vielen verschiedenen Bewegungssituationen ein entsprechendes Gehmuster auswählen zu können. Ein junger Mensch kann Fehler durch Kraft oder Beweglichkeit ausgleichen, ein älterer Mensch muss dies durch Erfahrung tun. Ein Kleinkind fällt sehr oft, bis es laufen gelernt hat. Es wird sich aber nur selten ernsthaft verletzen, weil es über die notwendigen körperlichen Merkmale, wie geringes Gewicht und hohe Beweglichkeit verfügt. Für einen älteren Menschen ist das Verletzungsrisiko un-

gleich höher. Er wird aus Erfahrung Situationen vermeiden, die zu erhöhter Sturzgefahr führen.

Für die Sportpraxis bedeutet dies, dass ganzheitlich und situationsgerecht geübt und trainiert werden muss. Nicht mehr die Einzelbewegung steht im Vordergrund, sondern die Spiel- oder Handlungssituation. Der Sportler übt im Training unter ständig wechselnden realistischen Situationen. Der Tennisspieler zum Beispiel wird den Ballcomputer so programmieren, dass die Bälle mit möglichst großer Variation zugespielt werden, ohne das vorher erkennbar ist, wohin oder wie der Ball gespielt wird. Der Fußballspieler wird aus verschiedenen Distanzen und Positionen mit wechselnden Anspielstationen den Freistoß üben, bis er auf jede Situation vorbereitet ist. Das Kleinkind übt alleine oder mit Mutter, Vater oder Großeltern usw. laufen auf den verschiedensten Untergründen, mit den verschiedensten Hilfsmitteln. *Der Parkinsonpatient lernt, immer wieder neu zu laufen, indem er alltägliche Situationen und auch Gefahrenmomente nachspielt und so ein breites Parameterspektrum schafft, auf das er im Notfall zurückgreifen kann.*

Für die Sportpraxis entstand so unter anderem das spielgemäße Konzept nach SCHALLER/DÜRRWÄCHTER (z.B. DÜRRWÄCHTER 1967). Wenn man Tennisspielen lernen möchte, geschieht dies durch Tennis spielen. Nur die äußeren Umgebungssituationen oder Lernsituationen werden verändert. Das Spielfeld wird verkleinert oder vergrößert. Der Untergrund wird verändert. Der Schläger wird verändert. Es werden Sichtbarrieren aufgestellt. Es spielen mehrere oder nur ein Spieler je Feld, es wird mit unterschiedlichen Bällen gespielt, es wird mit mehreren Bällen gespielt usw. Das Training wird abwechslungsreich und damit interessanter. Durch die Einbindung in Spielsituationen ergeben sich schon sehr früh Erfolgserlebnisse, was besonders für Kinder und Jugendliche wichtig ist. Training wird nicht mehr als Pflicht, sondern als Spiel wahrgenommen.
Offensichtlich muss auch bei der Gedächtnisleistung ein Unterschied zwischen Strukurmerkmalen (Schemata der Bewegung) und den Parametern angenommen werden. Einmal erlernte Bewegungsmuster bleiben oft lebenslang erhalten, auch wenn sie nicht angewendet werden. Die Parameter allerdings gehen in relativ kurzer Zeit verloren. Wenn man einmal gelernt hat, Fahrrad zu fahren oder zu schwimmen, so ist ein Grundmuster oder Schema noch nach vielen Jahren vorhanden. Die Sicherheit und Fähigkeit, situationsgerecht zu reagieren, muss aber immer wieder neu erworben werden. Dies ist für Parkinsonpatienten von entscheidender Bedeutung. Das Grundmuster Gehen ist noch vorhanden, aber die bestimmenden Parameter sind gestört oder verloren gegangen und müssen erneut eingeübt werden.

Für die Sporttherapie bedeutete dies, dass alltägliche Situationen nachgestellt werden müssen. Es müssen Situationen geschaffen werden, die in möglichst vielen Variationen Bewegungsmuster beinhalten. Der Patient muss die notwendigen Parameter erlernen und anwenden lernen. Der Körper unterscheidet hier die Bewegungsmuster bzw. Parameter nicht danach, ob sie in der Turnhalle oder im konkreten Alltag erworben werden. Das unterstützte und beschützte Lernen in der Therapie schließt konkrete Unfallgefahren aus und ermöglicht darüber hinaus, ein kalkulierbares Risiko einzugehen, das ohne ernsthafte Konsequenzen bleibt. Der Lernerfolg lässt sich leicht auf den Alltag übertragen.

Wichtig ist, dass Sportler und Trainer, Patient und Therapeut die gleiche Sprache sprechen. Was bedeutet konkret z.B. „das Knie höher anheben"? Visuelle, taktile und auditive Hilfen oder Anweisungen müssen so beschaffen sein, dass sie für alle Beteiligten die gleiche Bedeutung haben.

Abbildung 16 zeigt die wesentlichen Elemente der Schema Theorie von SCHMIDT (1975).
Im Recall-Schema-Speicher befindet sich dabei die Summe der bereits gemachten Erfahrungen als schematische nicht konkrete Vorstellungen. Der Speicher früherer Bewegungsparameter ergänzt die Schemata bei Bedarf zu konkreten Bewegungsvorstellungen. Ähnliches gilt für den Recognition-Schema-Speicher, der die Schemata zuvor gemachter Konsequenzen und Ergebnisse der Bewegungen enthält. Im Zentrum der Bewegungsplanung steht die Vorstellung des gewünschten Ergebnisses, die mit früheren tatsächlichen Ergebnissen und deren Ausführung usw. verglichen wird. Erst dann kommt es zur konkreten Planung und Bewegungsausführung. Je nachhaltiger die früher gemachten Bewegungserfahrungen sind, desto genauer wird das Ergebnis der auszuführenden Bewegung sein. Je mehr Erfahrungwerte dem Ausführenden zur Verfügung stehen, desto genauer wird das Ergebnis der Bewegungsausführung ausfallen, vorausgesetzt die externen Bewegungsbedingungen behindern die Ausführung nicht zu sehr.

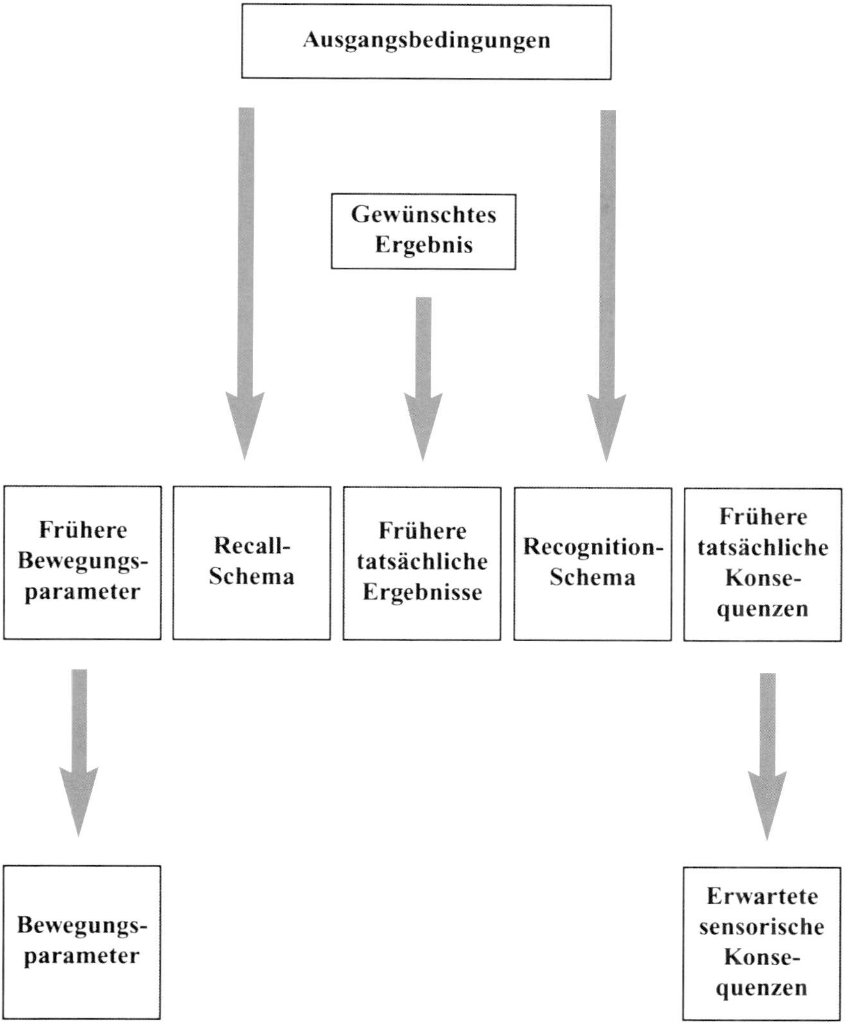

Abb. 16: Die Schema-Theorie nach SCHMIDT (aus: SCHMIDT 1975)

4.2 Sportmotorische Bewegungsanalyse

Eine sportmotorische Bewegungsanalyse soll dazu beitragen, die körperliche Leistungsfähigkeit der Patienten richtig einzuschätzen und ihre motorischen Defizite, sofern sie von außen zu beobachten sind, zu erfassen und gezielt rehabilitativ angehen zu können.

In der Sportwissenschaft werden hierzu verschiedene Messverfahren angewendet. So können durch Filmaufnahmen einzelne Segmente der Bewegung analysiert und ihre Verknüpfung mit nachfolgenden Teilen beurteilt werden. Der Patient kann in bestimmten motorischen Aufgabenstellungen einem nicht erkrankten Probanden gegenübergestellt werden. Aus dem Vergleich kann eine Beurteilung der Normabweichung zur Unterstützung der Rehabilitation herangezogen werden. Der Patient kann motorischen Tests unterzogen werden, wie dies zum Beispiel bei der Durchführung von Sportförderunterricht angewendet wird. Diese Tests können sich gezielt auf sportmotorische Bereiche oder auf alltagsmotorische Bewegungen beziehen. Zur Beurteilung können standardisierte Verfahren, wie zum Beispiel der Körper- Koordinationstest nach KIPHARDT oder rein subjektive Verfahren wie die Beobachtung des Probanden in bestimmten Schlüsselsituationen ohne Zielvorgabe und Vorgabe qualitativer Merkmale eingesetzt werden.

Die Schwierigkeit aller Testverfahren liegt darin, dass die Motorik des Menschen nicht gleich ausgeprägt ist. Beeinflussende Größen, neben einer Erkrankung, sind das Alter, persönliche Neigungen, der Beruf, die Umwelt und Lebensbedingungen der jeweiligen Person. Ein Mensch, der lebenslang Sport betrieben hat, wird immer über ein größeres motorisches Handlungspotenzial verfügen als ein „Sportmuffel". Auch die Wahl der Sportart zeigt direkte Folgen für die Alltagsmotorik. So wird ein Judoka in der Regel einen Sturz besser abfangen können als ein in diesen Bereichen nicht so versierter Tischtennisspieler, der möglicherweise im Bereich der Fein- und Feinstmotorik sowie Hand-Auge-Koordination dem Judoka überlegen ist. Auch innerhalb bestimmter Krankheitsbilder kann man nur bedingt Aussagen zu Störungen der Bewegungsfähigkeit machen, da diese direkt vom Fortschreiten der Krankheit abhängig sind. Auch unterliegt die Motorik des Morbus Parkinsonerkrankten tagesformbedingten Schwankungen und ist von der jeweiligen Medikation abhängig. Eine generelle und immer gültige Aussage zu Motorikstörungen, die immer und unter allen Bedingungen auf alle Patienten zutrifft, ist kaum möglich.

Die im Folgenden getroffenen Aussagen sollen als Anhaltspunkte zur Beurteilung dienen und können nicht generalisiert werden. Für die Praxis ist es wesentlich wichtiger, jeden einzelnen Patienten individuell einschätzen zu lernen und seine Fähigkeiten oder Störungen herauszufinden, um so zu einer individuellen Förderung zu kommen. Mit dem Fortschreiten der Krankheit muss man aber auf Rückschritte gefasst sein, so wie man nicht übertriebene Erwartungen an die Verbesserung der Motorik durch Sporttherapie haben sollte.

4.2.1 Das Gangbild

Der Gang des Parkinsonpatienten ist kleinschrittig und schlurfend. Die Füße werden kaum vom Boden abgehoben. Die angewinkelten Arme liegen eng am Körper an und schwingen bei der Gehbewegung kaum mit. Becken- und Schultergürtel erfahren keine Gegenrotation. Dies gilt sowohl für das Geradeausgehen wie auch bei Richtungswechseln. Der Körper wird als Ganzes gedreht. Die Patienten haben Schwierigkeiten, zwei Bewegungen gleichzeitig durchzuführen. Das Drehen des Kopfes während der Gehbewegung, zum Beispiel im Straßenverkehr, fällt schwer. Gebundene Bewegungen werden zerlegt und nacheinander ausgeführt. Die Patienten bewegen sich zeitweilig wie Roboter.

Durch die ungebundenen Bewegungen wirken die Patienten häufig auf ihre Umwelt wie Betrunkene. Es ist den Patienten oft nicht möglich, ohne Hilfsmittel einen festen Stand zu halten, sie verlieren dann leicht das Gleichgewicht. Betrachtet man die Sohlen der Schuhe, so weisen diese einen deutlich höheren Verschleiß im Bereich der Fußspitze auf. Die Außenseiten um den kleinen Zeh werden deutlich mehr beansprucht als der übrige Vorfuß. Ein Abrollen des Fußes erfolgt kaum noch. Einige Patienten leiden an stark verkürzten Sehnen und Bändern. Sie sind nicht mehr uneingeschränkt in der Lage, im Stehen oder Sitzen die Hacken auf den Boden zu drücken. Die Fußstellung erhöht noch zusätzlich den unsicheren Stand und beschleunigt die Gefahr des Fallens, insbesondere bei abrupten Richtungswechseln. Durch die eingeschränkte Rotationsfähigkeit können die Patienten, einmal in Bewegung oft nicht mehr auf Signale von der Seite oder hinter ihrem Rücken reagieren. Sie wirken desinteressiert und teilnahmslos. Dies wird ihnen gelegentlich als Arroganz oder Demenz ausgelegt. Die eingeschränkte Beweglichkeit wirkt sich auch beim Treppensteigen aus. Eine Treppe hinaufzusteigen ist schwierig. Sie ohne Hilfe wieder hinunterzusteigen oft nicht mehr möglich. Neben der falschen Druckverteilung auf den Füßen spielen auch die Engpassschwierigkeiten eine Rolle. Das Körpergewicht wird zu weit nach vorne verlagert und die Umgebung sphärisch nicht richtig wahrgenommen. Die Patienten verlieren das Gleichgewicht.

4.2.2 Die Körperhaltung

Charakteristisch ist die durch den *Rigor* hervorgerufene Körperhaltung, die das Gangbild nachhaltig beeinflusst. Diese andauernde willkürliche Muskelspannung ist im Agonisten und Antagonisten gleichmäßig und gleichzeitig ausgebildet. Normalerweise kommt es bei einer Beugebewegung im Gelenk zu einem Wechsel von Spannung und Entspannung, in diesem Fall bleibt die Spannung des Streckmuskels jedoch erhalten. Die Beugebewegung kann nur gegen großen Widerstand (aktiv wie passiv) durchgeführt werden. Der Patient wirkt steif und unbeweglich. Dies lässt sich leicht überprüfen. Wenn man den gebeugten Arm eines Patienten zur Streckung bringt, wird der Widerstand der Muskulatur nicht gleichmäßig, sondern in Schritten nachgeben, ähnlich einem Zahnrad. Deswegen wird auch oft von einem Zahnradphänomen gesprochen.

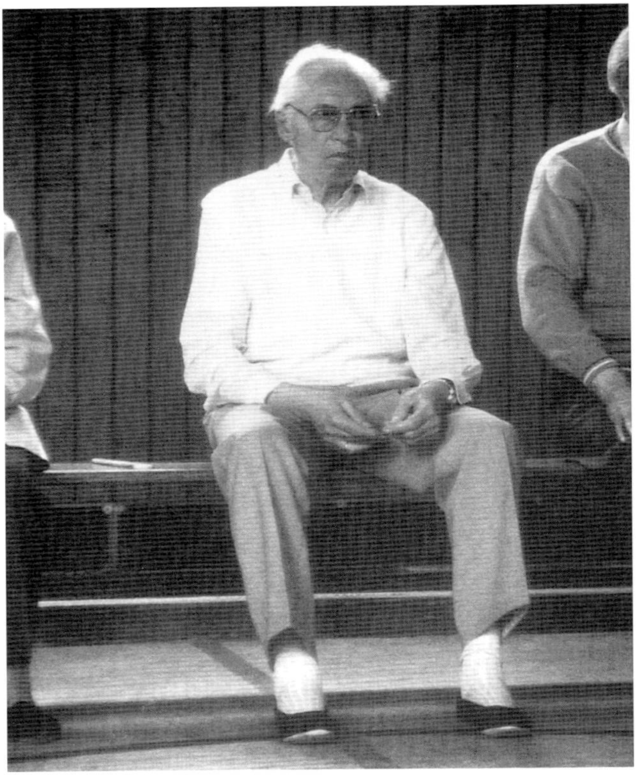

Abb. 17: Typische Körperhaltung eines Parkinsonpatienten im Sitzen

Der Dauerkrampf oder Rigor betrifft häufig die Nackenmuskulatur, den Schultergürtel und den Beckengürtel. Der Patient gerät in eine nach vorn gebeugte, angewinkelte Körperhaltung und verliert durch die Beugung im Nacken- und Schulterbereich unter Umständen erheblich an Gesichtsfeld. Die Körperhaltung ähnelt in diesen Fällen sehr der des Morbus Bechterewbetroffenen. Die Beugemuskulatur wird vom Rigor stärker betroffen als die Strecker, so dass es zu der charakteristischen Beugehaltung des Patienten kommt. Der Rumpf ist nach vorn gebeugt, die Arme sind in den Ellbogengelenken gebeugt und an den Körper gepresst, die Beine sind in den Hüft- und Kniegelenken gebeugt. Dies in Verbindung mit dem „schlurfenden" Gang führt zu einer erhöhten Sturzgefahr. Unter Umständen kann es durch eine nicht seitengleiche Ausprägung des Rigors zu einer Seitwärtsneigung des Rumpfes kommen. Dies beeinträchtigt noch zusätzlich die ohnehin einge- schränkte Gleichgewichtsfähigkeit und verursacht den Patienten durch die erzwungene ständige Wirbelsäulenrotation erhebliche Schmerzen.

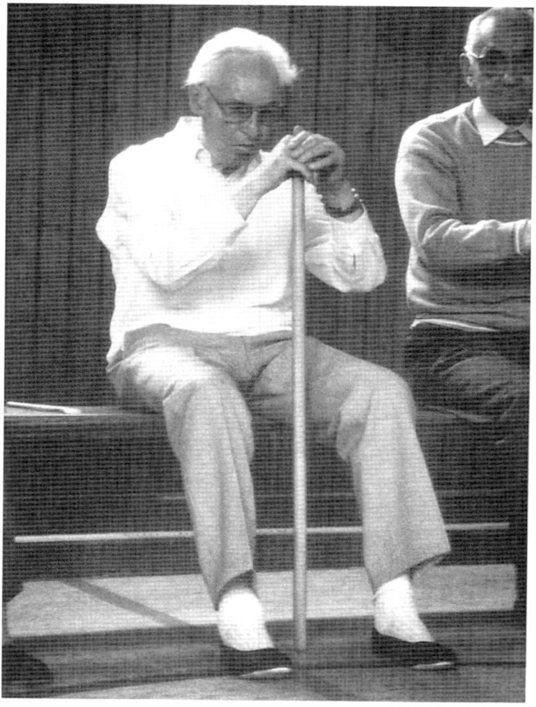

Abb.: 18: Ein Patient beim Versuch, sich gegen einen festen Gegenstand aufzurichten.

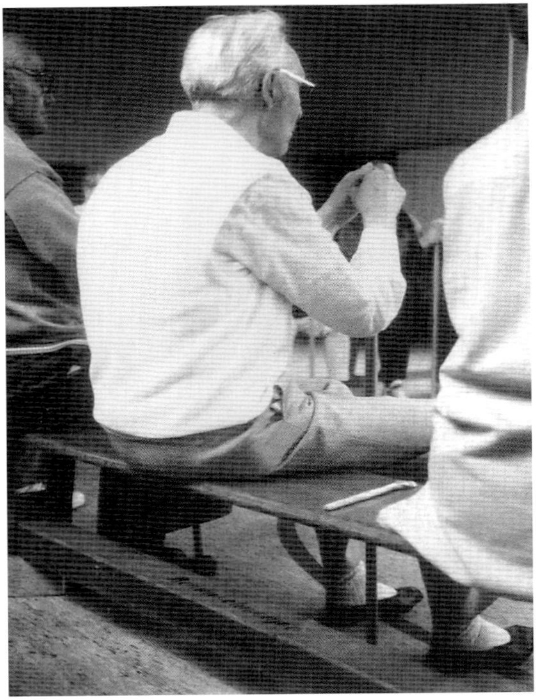

Abb. 19 (Fortsetzung von Abb. 18): Es gelingt ihm kaum, den Rücken aufrecht zu stellen.

Die Abbildungen 20 und 21 zeigen den Vergleich mit zwei nicht betroffenen Teilnehmern der Sportgruppe. Deutlich zu sehen ist beim Parkinsonpatienten die gebeugte Haltung im Schulterbereich, hervorgerufen u.a. durch den Rigor, während die nicht betroffenen Teilnehmer aufrecht und mit gerader Körperhaltung sitzen. Ziel von Bewegungsübungen muss es also sein, die den Körper aufrichtende Muskulatur zu kräftigen, während die dem entgegenwirkende Muskulatur gedehnt werden muss. Dabei ist insbesondere darauf zu achten, dass durch Überanstrengung der Rigor nicht noch zusätzlich verstärkt wird.

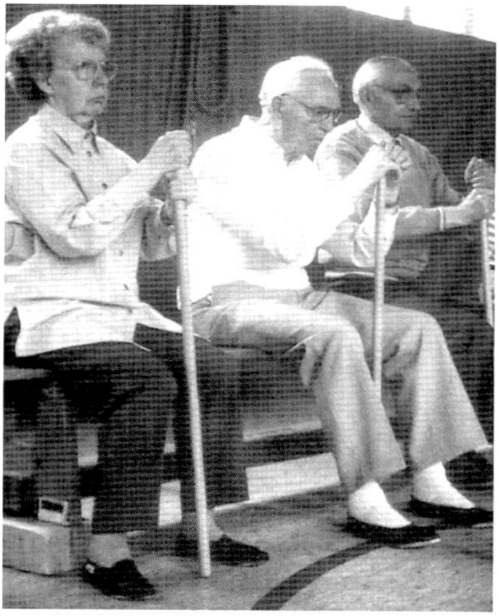

Abb. 20: Vergleich mit zwei nicht betroffenen Teilnehmern

Abb. 21: Fortsetzung von Abb. 20

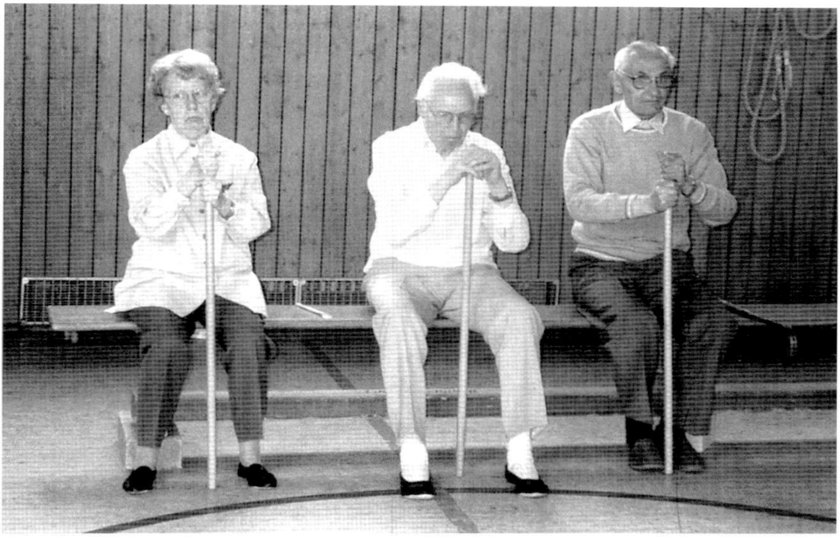

4.2.3 Motorische Ausfallerscheinungen

Weitere häufig auftretende motorische Störungen der Gehfähigkeit sind die *Start- und Stop-Schwierigkeiten* und die *Engpassschwierigkeiten.* Eine einmal begonnene Bewegung kann nicht mehr oder nicht mehr rechtzeitig angehalten werden.

Start- und Stop-Schwierigkeiten

Ein etwas drastisches Beispiel soll dies verdeutlichen. Ein Patient geht auf eine Fußgängerampel zu, die ihm ein Überqueren der Straße erlaubt. Während seiner Annäherung an die Ampel wechselt diese auf Rot. Der Patient sieht dies, kann aber den motorischen Befehl zum Anhalten nicht ausführen und geht weiter auf die Straße. Dies geschieht auch in umgekehrter Reihenfolge. Der Patient steht an der für ihn roten Ampel und wartet. Die Ampel wechselt auf Grün. Er möchte die Straße überqueren, der motorische Befehl kann aber nicht ausgeführt werden oder wird so spät ausgeführt, dass die Ampel bereits wieder Rot anzeigt, wenn er losgeht. Diese offensichtliche Dissonanz zwischen Befehlsebene und ausführender Muskulatur ist äußerlich, durch auf der Stelle ausgeführt, trippelnde Schritte zu beobachten. Die Patienten verlieren leicht das Gleichgewicht.

Engpassschwierigkeiten

Engpassschwierigkeiten treten häufig auf, wenn die Patienten von einem Raum in einen anderen wechseln wollen. Durch das ohnehin oft eingeschränkte Gesichtsfeld werden die engen Durchgänge (Türen oder Gänge) als noch schmaler wahrgenommen. Bis kurz vor dem Hindernis ist das Gangbild vergleichsweise flüssig. Kurz vor dem Engpass werden die Schritte kleiner und trippelnd, eventuell bis zum Stillstand. Die Durchquerung der Öffnung erfolgt sehr unsicher und unkoordiniert, auf der anderen Seite angekommen und freies Sichtfeld vorausgesetzt, wird das Gangbild wieder bündiger und sicher. Erfolgt bei dem Raumwechsel noch zusätzlich ein Wechsel von Hell nach Dunkel, so wird dies die *Engpassschwierigkeiten* noch erhöhen. Im Alltag sind diese Situationen nicht ungewöhnlich. Die Patienten beschreiben häufig das Betreten von Aufzügen, Durchqueren langer Flure, Betreten von Kellerräumen oder engen und dunklen Treppenhäusern als sehr problematisch.

Der Rigor

Der *Rigor* beeinflusst durch die Muskelsteifigkeit die Bewegungsfähigkeit der Patienten. Dies ist vielleicht mit einem starken Muskelkater bei einem Gesunden zu vergleichen.

Die Akinese

Die *Akinese* lässt Bewegungsabläufe verlangsamen. Der Patient braucht eine hohe Anlaufzeit, um in Bewegung zu kommen. Insbesondere Lageveränderungen vom Liegen ins Sitzen oder vom Sitzen ins Stehen sind schwer durchführbar. Der Patient braucht lange, bis die Befehle zur Muskelkontraktion umgesetzt werden. Die Bewegungen werden wie in Zeitlupe ausgeführt. Ein gezielter Krafteinsatz, insbesondere, bei schnellkräftigen Bewegungen ist nicht möglich. Neben den oben beschriebenen Auswirkungen auf die Willkürmotorik zeigen sich die Folgen der *Akinese* auch in anderen Bereichen. Die Sprache der Patienten wird leise und monoton. Das Sprachbild verarmt. Die Patienten sprechen disharmonisch. Passagen mit langsamer Aussprache wechseln abrupt mit sehr schnellen Sprechpassagen. Dies geschieht häufig ohne Änderung der Lauthebung. Der Patient spricht abgehackt. Es lassen sich weder Satzanfänge noch -enden erkennen. Häufig stottern die Patienten. Der Patient wirkt ausdruckslos und geistig retardiert. Außenstehende können einer solchen Unterhaltung kaum folgen und werden oft leicht ungeduldig. Der Patient wird dann noch mehr verunsichert. Dies führt häufig zum Abbruch der Unterhaltung und in letzter Konsequenz zur Vereinsamung der Patienten. Zusätzlich tritt häufig ein vermehrter Speichelfluss auf, der die Kommunikation noch zusätzlich erschwert. Die *Akinese* unterliegt allerdings Tagesschwankungen und ist direkt von der Medikation abhängig. Der *Akinese* als völliger Bewegungsunfähigkeit geht meistens eine Hypokinese oder Verlangsamung voraus. Bewegungen werden nur so weit ausgeführt, wie dies unbedingt notwendig ist.

Gestik und Mimik

Auch die *Gestik und Mimik* werden stark angegriffen. Ein Mitbewegen der Hände oder Arme während einer Unterhaltung bleibt aus. Das Gesicht des Patienten bleibt unbeweglich und kann keinerlei Gefühlsregung ausdrücken. Das Gesicht erscheint maskenhaft. Lediglich die Augen spiegeln Freude oder Leid wider. Bei passiven Stößen, zum Beispiel im Gedränge beim Einkauf, kann der Parkinsonbetroffene der Druckbewegung oft nicht mit seinem Körper entgegenwirken. Er verliert dann das Gleichgewicht und stürzt.

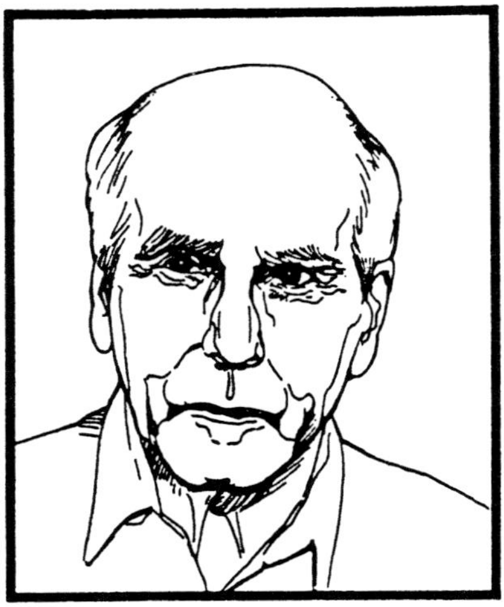

Abb. 22: Hypomimie: starres und maskenhaftes Gesicht eines Parkinsonpatienten (aus: SCHIFFTER 1993)

Der Tremor

Auffällig bei vielen Patienten ist der *Ruhetremor*. Es handelt sich um relativ regelmäßige, unwillkürliche Zuckungen von Muskelgruppen, die zum Zittern von ganzen Körperteilen führen. Die Frequenz des Zitterns, das meistens in Ruhe auftritt, beträgt 4 - 7 Schläge pro Minute. Es beginnt in der Regel im Arm oder der Hand. Wegen der typischen Fingerbewegung wird es auch als Pillendrehbewegung bezeichnet. Das Zittern kann sich auch auf weitere Körperteile wie den Kopf, den Unterkiefer oder die Füße ausdehnen. Bei gezielten Bewegungen und Muskelanspannungen läßt es zunächst nach, um dann nach einiger Zeit wieder aufzutreten. Streß und psychische Beanspruchungen rufen häufig den Tremor hervor.

Der Tremor ist neben einem Nachlassen der Gebundenheit der Bewegung das einzige, leicht beobachtbare, objektive Abbruchkriterium für die Sporttherapie. Dies gilt insbesondere dann, wenn zu Beginn der sportlichen Tätigkeit kein Tremor zu beobachten war.

Grundsätzlich sollte der Patient bei diesen beschriebenen Symptomen eine Pause einlegen oder die körperliche Betätigung vollständig abbrechen. Der Tremor ist kein sicheres Zeichen für das Vorliegen des Morbus Parkinson, er kann auch bei anderen Krankheitsbildern (zum Beispiel einer Erkrankung der Niere oder Schilddrüse) auftreten. Nicht jeder Parkinsonkranke weist einen Tremor auf. Insofern ist die ursprüngliche Bezeichnung des Morbus Parkinson als *Shaking Palsy* durch JAMES PARKINSON irreführend.

4.2.4 Fein- und Feinstmotorik

Neben der Durchführung großer Bewegungen wie Gehen oder Treppensteigen ist auch die Fein- und Feinstmotorik der Patienten stark betroffen. Dies zeigt sich häufig im Alltag. Die Patienten haben Schwierigkeiten, mit Messer und Gabel umzugehen, sich an- und auszuziehen, Knöpfe zu schließen, Schleifen zu binden usw. Häufig wird hier von den Angehörigen verstärkt auf den Einsatz von Hilfsmitteln gesetzt. So gibt es spezielle Trinkgefäße, die ein Überschwappen der Flüssigkeit verhindern oder Teller, auf denen das Brot oder Brötchen befestigt wird, um es leichter belegen oder schneiden zu können. Diese Maßnahmen sind sicherlich eine Erleichterung für die Patienten, helfen aber nicht, die gestörte Fein- oder Feinstmotorik zu verbessern. Zusätzlich gerät der Patient leicht in eine immer stärker werdende Abhängigkeit von diesen Hilfsmitteln, bis er ohne sie nicht mehr leben kann. Auch lassen sich nicht alle Alltagsschwierigkeiten durch Hilfsmittel lösen. Wer hat schon die finanziellen Möglichkeiten, alle Problembereiche der Wohnung seinen Bedürfnissen nach umzubauen? Außerdem lassen solche Umbauten bei einem Fortschreiten der Erkrankung selten weitergehende Variationen zu.

Sinnvoller sind hier Ansätze und Therapieformen aus der *Ergotherapie*, die auch ambulant durchgeführt werden können. Eine Störung der Fein- und Feinstmotorik lässt die Patienten häufig nach außen ungeschickt wirken. Man erwartet von Kindern, dass sie „ordentlich“ essen, umso mehr gilt das für erwachsene Menschen. Alltägliche Verrichtungen wie Türgriffe drücken oder drehen, Wasserhähne betätigen, Zähne putzen, sich rasieren, Gefäße mit Schraubdeckel öffnen, eine Klingel betätigen, eine Tischdecke oder Zeitung falten, mit einer Schere schneiden und Briefmarken auf einen Brief kleben, sind für viele Patienten hohe Barrieren. Sie werden von der Gesellschaft aber als Voraussetzung zur Teilnahme am sozialen-Leben angesehen.

Beherrscht man diese Fertigkeiten nicht oder nicht mehr, wird man leicht ausgegrenzt und isoliert. Andererseits können diese Fertigkeiten ohne großen Aufwand in der Sportgruppe pantomimisch oder mit realen Gegenständen nachgespielt werden. Auch hier tritt der gleiche Trainingseffekt wie bei großmotorischen Bewegungsformen auf.

4.2.5 Körperwahrnehmung und Körpererfahrung

Körpererfahrungen laufen meistens unbewusst und unbeachtet ab. Erst wenn sie mit Störungen verbunden sind, werden wir uns ihrer bewusst. Körpergefühle wie Stress, Ermüdung oder Schmerz zeigen die Grenzen des menschlichen Körpers im Alltag auf. Die Wahrnehmung und das Erleben des eigenen Körpers kann nur in der Auseinandersetzung mit ihm selbst in seiner sächlichen und personalen Umgebung geschehen. Die sinnliche Wahrnehmung körperlicher Erfahrungsprozesse kann nicht nur über die Verfügbarkeit und Beherrschung des Körpers ablaufen. Sie muss durch die bewusste Wahrnehmung, durch die Körpersignale, seine Fähigkeiten und Reaktionen erfolgen. Körperwahrnehmung hat eine instrumentelle Bedeutung, die das Erfahren des Körpers bei sensorischen und motorischen Anforderungen beinhaltet. Körpererfahrung umfasst zusätzlich eine eigenständige Persönlichkeitsdimension. Man erfährt sich selbst mit seinem Körper als Person und Individuum. Sie ist eine Voraussetzung beim Aufbau eines Selbstwertgefühls und des Selbstvertrauens in die eigene Person. Körpererfahrung wird durch Handeln oder Behandeltwerden erworben.

BIELEFELD (1986) beschreibt *Körpererfahrung* als die Gesamtheit aller im Verlaufe der individuellen wie gesellschaftlichen Entwicklung erworbenen Erfahrungen mit dem eigenen Körper, die sowohl kognitiv wie affektiv, bewusst wie unbewusst sein können. Das *Körperschema*, als der neurophysiologische Teilbereich der Körpererfahrung, umfasst alle perzeptiv-kognitiven Leistungen des Individuums bezüglich des eigenen Körpers. Das *Körperbild*, als der psychologisch-phänomenologische Teilbereich der Körpererfahrung, umfasst alle emotional-affektiven Leistungen des Individuums bezüglich des eigenen Körpers.

Das *Körperbild* wird noch einmal unterteilt in *Körperbewusstsein* und *Körperausgrenzung*. BIELEFELD 1986 beschreibt dies als die auf den Körper gerichtete Aufmerksamkeit.

Dies ist das Gefühl, den Körper deutlich von der Umwelt abgegrenzt zu erleben. Der dritte Unterpunkt des Körperbildes ist die *Körpereinstellung*, also die Zufriedenheit oder Unzufriedenheit mit dem eigenen Körper. Das Körperschema wird ebenfalls unterteilt. Die *Körperorientierung* ist die Orientierung am und im eigenen Körper mit Hilfe der Extero- und Interoceptoren, der Oberflächen- und Tiefensensibilität. Dies ist insbesondere die kinästhetische Wahrnehmung. Die *Körperausdehnung* beschreibt die räumliche Ausdehnung des eigenen Körpers. Die *Körperkenntnis* ist die faktische Kenntnis von Bau und Funktion des eigenen Körpers und seiner Teile einschließlich der Rechts-Links-Unterscheidung.

Der richtige und sensible Umgang mit dem eigenen Körper ist angeboren. Von Kind an lernt man, mit dem Körper umzugehen. Nur verlernt man, im Laufe der Zeit auf die Signale des Körpers zu achten und die Reaktionen auf Störungen zu verstehen. Solange der Mensch gesund ist, lassen sich diese Defizite kompensieren. Man nimmt Schwächen oder Schmerzen, wenn sie nur gelegentlich auftreten, als etwas Normales wahr. Kommt es jedoch, wie zum Beispiel durch die Parkinsonkrankheit, zu deutlichen, einschneidenden und anhaltenden Störungen, so wird das Gleichgewicht von tatsächlicher und gewöhnter körperlicher Leistungsfähigkeit und damit auch ein großer Teil der eigenen Identität gestört. Der Mensch fühlt sich in seinem Körper nicht mehr wohl. Er lehnt ihn ab, anstatt mit diesen Einschränkungen und dem „neuen" Körper, neue Körpererfahrungen zu machen. Die Patienten sind entweder nicht bereit, sich ihrer körperlichen Situation zu stellen oder geben sich auf.

„Voraussetzung für die Wahrnehmung des eigenen Körpers ist eine sinnliche Aufgeschlossenheit. Durch gut funktionierende Sinne kann ich wahrnehmen, was in meinem Körper und im Kontakt meines Körpers mit der Umwelt geschieht. Körpererfahrungen sind daher eng gebunden an die Sensibilität für das, was in den Bewegungshandlungen abläuft. Damit setzen Körpererfahrungen auch die Bewusstmachung von kinästhetischen, visuellen, taktilen, akustischen und vestibulären Sinneswahrnehmungen voraus" (ZIMMER/CICURS 1995, 66).

Inhalte für Übungen zur Förderung der Körpererfahrung und ihrer Unterpunkte werden in den **Kapiteln 5 und 6** dargestellt. Die dort genannten Ziele beziehen sich aber überwiegend auf sehr kleine Teilbereiche, so dass hier noch einmal eine grobe Zuordnung von Inhalten und Themen vorgenommen werden soll.

Körperwahrnehmung und Körperhaltung beinhalten Kenntnis und Erkenntnis um die Lage und Haltung des eigenen Körpers. Dies ist zum Beispiel in der Funktionsgymnastik sehr wichtig, wenn eine gerade Körperhaltung eingenommen werden soll. Der Wechsel von Spannung und Entspannung ist ein wesentlicher Bestandteil jeder Funktionsgymnastik und menschlicher Bewegung überhaupt.

Ohne diesen Wechsel und die physische und psychische Auseinandersetzung damit, wären Entspannungsmethoden wie Tiefenmuskelentspannung nach JACOBSON (1961) nicht möglich. Spannung und Entspannung sind ebenfalls wesentliche Bestandteile der Atemgymnastik sowie von Sprech- und Sprachübungen.

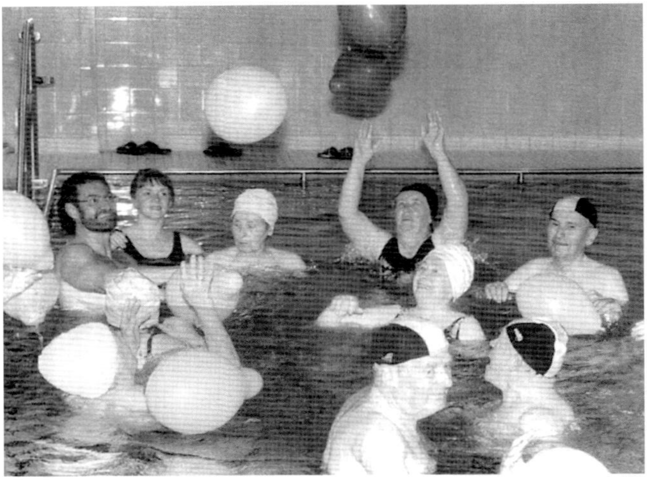

Abb. 23: Spass am eigenen Tun ist die schönste Form der Entspannung

Das Körperschema oder die Körperkenntnis sind eine wichtige Voraussetzung, wenn man Bewegungskorrekturen vornehmen oder Bewegungsanweisungen folgen will. Sie beschreiben die Fähigkeit, die Bewegung den räumlichen Bedingungen anzupassen. Nur die genaue Kenntnis der Lage des eigenen Körpers im Raum ermöglicht eine gute Bewegungsantizipation und damit die Vermeidung zum Beispiel von Stürzen. D*er Körperausdruck* ist das Stilmittel, sich seiner Umgebung nonverbal mitzuteilen. Dies ist besonders für Parkinsonpatienten mit stark eingeschränkten mimischen und gestikulären Fähigkeiten wichtig. Die Kenntnis, wie man in der sozialen Umwelt wirkt, erleichtert es häufig, die gestörte Kommunikation aufrechtzuerhalten.

Körpererfahrung und sinnliche Wahrnehmung bedingen sich. Durch die Sinne nehmen wir Informationen und Reize auf, die zur Kommunikation mit der sozialen Umwelt benötigt werden. Viele dieser Sinne sind bei Erwachsenen durch die Lebenserfahrung ausgeprägt. Sie benutzen überwiegend die visuelle und akustische Wahrnehmung, um sich im Alltag zu orientieren. Die technisierte Umwelt lässt andere Sinne dafür verkümmern (z.B. den Tastsinn der Füße), die bei Parkinsonpatienten motorisch stabilisierend wirken können. So werden die taktile und kinästhetische Wahrnehmung zurückgedrängt und die vestibulären Sinne (Gleichgewichtssinn) kaum geschult. Ist die Koordination von visueller und akustischer Wahrnehmung zur motorischen Ausführung gestört, wie dies bei vielen Parkinsonpatienten der Fall ist (z.B. Engpassschwierigkeiten), so ist die Schulung der anderen Sinne von besonderer Bedeutung. *Materiale Erfahrungen* sind die aus dem Umgang mit Gegenständen oder der Umwelt gewonnenen Erkenntnisse und Handlungsstrukturen. In Bezug auf Sportförderunterricht sprechen ZIMMER/CICURS (1995) von handelnder Auseinandersetzung. „Im Umgang mit Spielgegenständen, Geräten und Bewegungssituationen gewinnt das Kind Erkenntnisse (der erwachsene Mensch natürlich auch. Anm. der Autoren), die für das Verstehen der Umweltgegebenheiten von grundlegender Bedeutung sind. (...) Über die Variation der Handlungsbedingungen (z.B. Laufen auf unterschiedlichem Untergrund - Wiese, Aschenbahn, Turnhallenboden, Waldwege oder beim Balancieren unterschiedlicher Gegenstände auf verschiedenen Körperteilen) erleben sie unmittelbar Ursache und Wirkungen und lernen, Zusammenhänge zu erkennen" (ZIMMER/CICURS 1995, 92).

Die so gewonnenen Handlungsstrukturen können in die Alltagsmotorik übernommen werden. Dies können auch Erfahrungen mit bislang unbekannten Sportgeräten wie Schwungtuch oder Therapiekreisel sein. *Sozialerfahrung oder soziales Lernen* ist ein weiterer wesentlicher Bestandteil der Sporttherapie mit Morbus Parkinsonbetroffenen. Im Sportunterricht versteht man darunter üblicherweise den Erwerb sozialer Kompetenzen und sozialer Verhaltensweisen. Dies sind zum Beispiel Rücksichtnahme, Fairness, Koorperation, Einfühlungsvermögen ... usw. Klare Vorstellungen darüber, wie dies konkret aussehen soll, gibt es kaum. Auch besteht über die Lehrwege keine einheitliche Auffassung. Für Parkinsonpatienten bedeutet Sozialerfahrung oder soziales Lernen durch soziale Interaktionen, das Selbstvertrauen zu steigern und Ängste zu überwinden. Die häufig durch die Krankheit entstandene Isolation kann durchbrochen werden. Lehren im Sinne eines Trainingsplanes lässt sich dies nicht. Vielmehr entstehen geplant und ungeplant in den Sportstunden soziale Situationen, die den sozialen Umgang der Patienten untereinander und auch mit dem Übungsleiter beeinflussen.

Dieser geheime Lehrplan ist es, der einen hohen Stellenwert in der Durchführung von Parkinsonsportgruppen hat.

4.3 Methodische und didaktische Grundlagen

Wie in **Kapitel 4.1.1.3** beschrieben, ist eine hohe Variabilität bei der Gestaltung der Übungen für den Lernerfolg von großer Bedeutung. Die starke Heterogenität der Gruppen bezüglich Alter und motorischem Leistungsvermögen verlangt von den Übungsleitern ein hohes Maß an Flexibilität. Es muss sowohl der Gruppengedanke erhalten bleiben, wie auch eine individuelle Förderung stattfinden. Dem Einzelnen darf nicht ständig das eigene Unvermögen vor Augen geführt werden, er muss vielmehr in und mit der Gruppe spielend lernen. Alle Bestandteile der Motorik müssen angesprochen werden, auch wenn einzelne Patienten in Teilbereichen nicht unbedingt gefördert werden müssen. Es gilt die Regel, dass alle alles mitmachen, jeder aber nach seinen eigenen individuellen Möglichkeiten gefördert wird. Um diese Zielsetzungen erreichen zu können, müssen Inhalte, Form und Ablauf der Übungsstunde aufeinander abgestimmt werden. In der Fachwissenschaft wird dies als Methodik und Didaktik der Übungsgestaltung bezeichnet.

4.3.1 Lernen und Üben

In der Fachdidaktik der Sportwissenschaft spricht man von *Üben* und *Trainieren.* *Üben* wird als Wiederholen von sportmotorischen Fertigkeiten verstanden. Dies kann zum Beispiel das mehrmalige Durchlaufen eines Gehparcours ohne Steigerung des Schwierigkeitgrades oder Änderung der Rahmenbedingungen sein. *Trainieren* ist ein gezieltes und planmäßiges Üben mit dem Ziel der Leistungsförderung. Beide Bereiche müssen in der Sporttherapie angesprochen werden. Sollen Bewegungsmuster gesichert werden, ist dies als *Üben* zu verstehen. Sollen neue Muster erlernt oder ihr Ablauf und somit die Funktionalität verbessert werden, so ist dies *Trainieren.* Motorisches Lernen wird in der Fachliteratur häufig in Phasen eingeteilt.

Diese beziehen sich auf die Grade des Lernprozesses, nicht auf die Bewegung als solche, die wie in **Kapitel 4.1.1.3** beschrieben, ganzheitlich zu lehren ist. KOCH und MIEHLKE beschreiben fünf Lehr- und Lernstufen (**nach HEYMEN/LEUE 1985).**

1. Schaffen der Lernvoraussetzungen

Es sollen zunächst allgemeine physische Grundlagen und motorische Eigenschaften, die Bestandteil der Zielbewegung sind, entwickelt werden. Spezielle Bewegungserfahrungen werden gesammelt, ohne dass das Lernziel klar zu erkennen ist. Unter allgemeinen physischen Grundlagen und motorischen Eigenschaften werden zum Beispiel Kraft, Ausdauer und Beweglichkeit verstanden. Spezielle Bewegungserfahrungen lassen sich leicht durch Spiele vermitteln, in denen der Spielcharakter im Vordergrund steht und nicht eine zu erlernende Fähigkeit oder Fertigkeit.

2. Bildung eines Bewegungsentwurfs durch Veranschaulichung des Lernziels

Das Lernziel, also zum Beispiel ökonomisch richtiges Gehen, wird durch Demonstration oder Beschreibung der Zielbewegung oder Erklärung von typischen falschen Verhaltensmustern vorgegeben. Es schließen sich dann erste Übungen an.

3. Üben der motorischen Fertigkeit

Die Fertigkeit soll in ihrer Grobform geübt werden. Zum Einsatz kommen dabei verschiedene Lernhilfen. Diese können sächlicher Art sein oder taktile, visuelle oder sprachliche Informationen beinhalten.

4. Üben, Festigen und Prägen der Feinform

Hier können die Lernumgebung und die Schwierigkeitsgrade verändert werden. Die Lernhilfen werden zunehmend reduziert oder ganz abgebaut.

5. Automatisierung und Stabilisierung

Der Patient soll in der Lage sein, ohne Hilfestellung Übungen mit wechselndem Schwierigkeitsgrad auszuführen. Er soll sich seiner eigenen Leistungsfähigkeit entsprechend Übungen zuordnen und Übungen auch ohne vorherige Erklärung absolvieren können. Diese autonome *Handlungsfähigkeit oder Handlungskompetenz* ist gleichbedeutend mit dem Transfer auf den Alltag.

MEINEL und SCHNABEL 1987 beschreiben 3 Phasen des motorischen Lernens. Sie beziehen sich dabei weniger auf die äußerliche Gestaltung der Lernsituation als auf den Entwicklungsstand des Lernfortschrittes. Die Grenzen zwischen den einzelnen Phasen sind nicht scharf definiert, da sie ineinander übergehen. Der zeitliche Umfang der einzelnen Phasen kann ebenfalls sehr unterschied-

hen. Der zeitliche Umfang der einzelnen Phasen kann ebenfalls sehr unterschiedlich sein, da er von dem jeweiligen motorischen Ausgangsniveau abhängig ist. *Diese Lernphasiologie scheint für die beschriebene Patientengruppe insbesondere wegen der hohen Heterogenität am geeignetsten.*

Erste Lernphase: Entwicklung der Grobkoordination

Da es sich bei den Parkinsonpatienten nicht um Anfänger im Sinne eines herkömmlichen Sportunterrichtes handelt, wird kein neuer Bewegungsablauf gelehrt, sondern auf bereits vorhandene Grobstrukturen zurückgegriffen. In der ersten Phase soll der Patient die Zielbewegung nach einem Kennenlernen so weit entwickeln, dass er sie unter günstigsten Bedingungen selbst ausführen kann. Wichtig ist, dass zu Beginn der Lernphase eine Vorstellung von der Zielbewegung vermittelt wird. Diese Vermittlung kann durch Erklärung, Vormachen oder visuelle und akustische Hilfsmittel erfolgen. Es ist dabei unerheblich, ob die Bewegung, also zum Beispiel das Gehen, beim Parkinsonpatienten bereits zuvor bekannt oder teilweise beherrscht wurde oder ob es sich um eine vollständig neue motorische Fertigkeit handelt. Äußerliches Merkmal dieser Phase ist ein zu hoher Krafteinsatz bei den Übungen oder eine unkoordinierte Abfolge von einzelnen Bewegungselementen. Die Misserfolgsrate wird zunächst hoch sein, mit dem Fortschreiten der Übungsdauer wird die Bewegungsqualität aber zunehmend stabilisiert. Die Lernbedingungen müssen dazu stabil bleiben.

Für Gehübungen bei Parkinsonpatienten bedeutet dies zum Beispiel, dass der Untergrund eben und flach sein muss. Es dürfen auch keine Hindernisse aufgestellt werden, dies würde zu sofortigen Misserfolgen führen. Die Bewegung wird in ihrer Grobform beherrscht, Bewegungsfluss, -konstanz und -präzision sind noch ungenügend ausgeprägt. So gesehen befinden sich viele Parkinsonpatienten als Ausgangsstadium in dieser ersten Phase.

Zweite Lernphase: Entwicklung der Feinkoordination

Der Bewegungsablauf wird harmonischer und überflüssige Mitbewegungen unterbleiben. Die Bewegungen werden rationeller und sind der jeweiligen Situation besser angepasst. Der zu Beginn des Lernprozesses zum Teil stark erhöhte Kraftaufwand ist auf ein notwendiges Mindestmaß reduziert. Dies zeigt sich häufig in einer längeren Übungsphase oder auf Gehübungen bei Parkinsonpatienten bezogen in einer Verlängerung der Gehstrecke und geringerer Erschöpfung. Die Verbindung einzelner Bewegungselemente erfolgt bündiger, der Bewegungsumfang und Bewegungsfluss werden zweckmäßiger und der Zielbewegung angepasster.

Wesentlich ist aber, dass die Rahmenbedingungen des Lernens noch nicht erschwert werden dürfen, sonst kann unter Umständen ein Rückfall in die Erste Phase erfolgen. **MEINEL/SCHNABEL 1987** erklären die Lernfortschritte in dieser Phase mit dem genaueren Ablauf der Regelungsprozesse, da die innere Rückmeldung immer besser funktioniert und die Rückmeldungen über die Umwelt zunehmend unabhängiger von anderen Personen ablaufen können. Das Selbsterkennen von Fehlern nimmt zu und die Abhängigkeit durch die Beurteilung anderer nimmt ab. Die Bewegungserfahrungen werden zunehmend zur Steuerung und Korrektur der Ausführung herangezogen. Dies bedeutet bei den Gehübungen für Parkinsonpatienten, dass zunehmend auf Hilfen von Außen- wie zum Beispiel akustische Signale zum Starten des Gehens- verzichtet werden kann. Der Patient kann sich selbst steuern und Aufnahme bzw. Beendigung der Übung selbst bestimmen.

Die dritte Lernphase: Stabilisierung der Feinkoordination und Entwicklung der variablen Verfügbarkeit

Besonders die variable Verfügbarkeit ist für den Parkinsonpatienten von Bedeutung (s. auch **Kapitel 4.1.1.3**). Die in der beschützten Umgebung der Turnhalle oder Sportstunde durchgeführten Übungen müssen auf den Alltag transferiert werden. Was nützt dem Patienten in der Sportstunde eine gebundene und harmonische Gehmotorik, wenn er sich nicht in die Fußgängerzone mit Kopfsteinpflaster oder in ein Kaufhaus mit engen Gängen traut? Die dritte Phase umfasst die Festigung des in der zweiten Phase Erlernten mit ständiger Erhöhung des Schwierigkeitsgrades durch Veränderung der Umgebungsbedingungen. Die Übungen müssen auch unter Stress durchführbar sein, um alltagstauglich sein zu können. Störeinflüsse lassen sich im Alltag nicht auschliessen und verunsichern die Patienten häufig bis zur völligen Immobilität, da sie sich aus Angst zu fallen, nicht mehr aus dem Haus trauen.

Da die Patienten in der dritten Phase über ein hohes Erfahrungsrepertoire verfügen, ist Rückmeldung von außen in der Regel nicht mehr notwendig. Der ständige Soll- und Istwert-Vergleich übernimmt dieses Feedback. Der Patient ist in der Lage, bei Störungen oder Bewegungsfehlern selbst regulierend einzugreifen. Bei der Übungsgestaltung ist aber darauf zu achten, dass die Bewegungsaufgaben nicht zu komplex geraten. Nicht die Aufnahmekapazität motorischer Unterprogramme und ihre Steuerung, sondern die Ausschöpfung der motorischen Grundeigenschaften Kraft, Ausdauer und Beweglichkeit würde dann leistungslimitierend wirken. Der überhöhte Abbau der Dopaminvorräte würde diese Übungsphase begrenzen und die Patienten unter Umständen schädigen. Das Ziel ist, eine vollständige Automatisierung der Bewegungen zu erreichen, um die frei werdenden Kapazitäten für neue motorische Unterprogramme nutzen zu können.

4.3.2 Einteilung in Lernphasen

Da die Patienten nicht gehen lernen müssen, weil die Bewegung noch nie erlernt war, sondern vielmehr Bewegungsmuster reaktiviert werden, soll in der *ersten Lernphase* an zuvor gemachte Bewegungserfahrungen unmittelbar angeknüpft werden. Eine Überforderung der Aufnahmekapazität bezüglich Informationen wird kaum vorkommen. Vielmehr muss der optimale Bewegungsablauf visuell und verbal dargestellt werden. Hier sind die Patienten mit ihren typischen Bewegungsmängeln mit einzubinden. Sie sollen ihre Schwächen erkennen und verbalisieren. Es soll aber nicht das Detail der Bewegungsausführung (Üben des Armeinsatzes oder des gezielten Stehenbleibens) im Vordergrund stehen, wichtiger ist es, möglichst viele Gelegenheiten zu einer ganzheitlichen Bewegungsausführung zu ermöglichen. Die Gestaltung der Übungen soll ein stetes Gelingen ermöglichen. Das Feedback durch den Übungsleiter kann sich auf ein notwendiges Mindestmaß beschränken. Korrekturhinweise werden nur, wenn unbedingt notwendig, gegeben und beschränken sich auf die wesentlichen Fehler.

In der *zweiten Lernphase* wird die Bewegungsausführung optimiert. Die Patienten sollen eine relativ konkrete Vorstellung von der Zielbewegung und möglichen Fehlerquellen erhalten. Die Feinform der Bewegung enthält einen genauen und differenzierten Bewegungsentwurf. Dazu ist es notwendig, detaillierte und präzisierte Informationen zu geben. Ausgehend von der Grobform werden zunehmend mehr Informationen zum Bewegungsablauf hinzugefügt, die in die ganzheitliche Bewegung eingebaut werden, bis diese relativ harmonisch abläuft.

Dies geschieht stufenweise und unter ständigem Feedback durch den Übungsleiter oder andere Teilnehmer, Betreuer usw. Diese zweite Phase ist sehr übungsintensiv und erfordert unter Umständen viele Versuche, da die Detailinformationen und Korrekturen zunächst in motorische Unterprogramme überführt werden müssen. Der Anteil der inneren Rückmeldungen nimmt durch die Vielzahl der Versuche zu und die Rückmeldung über den Übungsleiter verliert im Verlauf zunehmend an Bedeutung. Methodisch kommt es darauf an, die als besonders wirkungsvoll eingeschätzte innere Rückmeldung zu verbessern. Dies lässt sich durch eine Verbindung von Korrekturhinweisen und Bewegungsgefühl erzielen. Dies könnte durch den Einsatz von Camcorder und Videogerät geschehen, lässt sich einfacher aber auch taktil vermitteln. Um zum Beispiel die richtige Hubhöhe des Beines beim Gehen zu üben, wird ein Parcours mit entsprechend hohen Hindernissen aufgebaut, die zu übersteigen sind. Ist der Hub nicht ausreichend, wird dies unmittelbar über die Berührung erfahren.

In der *dritten Lernphase* geht es um den Aufbau von Handlungsfähigkeit in möglichst vielen auch als belastend empfundenen Situationen. Dazu werden Unterprogramme aufgebaut. Nach Ende der zweiten Phase wird die Zielbewegung unter gleich bleibenden Bedingungen gut und fließend beherrscht. Sie ist weitestgehend unabhängig von Fremdkorrekturen und läuft überwiegend automatisch ab. Ziel ist es nun, die Lernbedingungen planmäßig zu verändern und im Fall der Parkinsonpatienten realen Alltagsbedingungen immer mehr anzupassen. Gehübungen werden in verschiedenen Geschwindigkeiten, auf verschiedenen Untergründen und mit verschiedenen Lichtverhältnissen durchgeführt. Es werden bewusst Engpasssituationen geschaffen. Auf Signale muss die Bewegung angehalten und wieder neu gestartet werden. Der Raum wird verkleinert oder vergrößert. Diese Übungen können durchaus auch im Freien unter realistischen Bedingungen, zum Beispiel auf Schulhöfen, in Parks oder auf Parkplätzen, durchgeführt werden. Auch lassen sich aus diesen Übungen Hausaufgaben für die Patienten formulieren.

4.3.3 Differenzierung während der Übungsstunde

Die starke Heterogenität der Gruppe bezüglich Alter und motorischem Leistungsstand lässt die Durchführung eines einheitlichen Bewegungstrainings für alle Teilnehmer nicht zu. Eine Orientierung müsste sich zwangsweise an dem durchschnittlichen Teilnehmer orientieren.

Sie wird besonders leistungsstarke oder besonders leistungsschwache Teilnehmer weitestgehend unberücksichtigt lassen. Ziel ist es aber, jedem Teilnehmer seinen individuellen Fähigkeiten entsprechend, Bewegungsangebote zu machen, ohne die Gruppe als gewählte Organisationsform zu wechseln.

Unter Differenzierung versteht man die Variation von Zielen, Inhalten, Methoden und eventuell Medien, die die unterschiedlichen Voraussetzungen berücksichtigen. Ziel ist die optimale Förderung des Einzelnen. Als Medien werden alle Hilfsmittel bezeichnet, die in der Übungsstunde zum Einsatz kommen. Dies können auch zum Beispiel Gymnastikstäbe oder Bälle sein. Differenzierung kann nach Leistungsstand oder Interessen sowie der Organisationsform in innere und äußere Differenzierung unterteilt werden. Eine strenge Differenzierung nach Leistungsstand erscheint nicht angemessen, da den schwächeren Teilnehmern ständig die Leistungsfähigkeit der besseren Teilnehmer vorgeführt würde. Man fühlt sich den Anfängern oder Schlechten zugeordnet und steht in einer Hierarchie ganz unten. Eine Differenzierung nach Interessen kann nur dann erfolgreich sein, wenn durch die gewählten Übungen alle Bereiche der Motorik abgedeckt werden und nicht unbeliebte Übungen, die sehr häufig auch schwierige Übungen sind, ausgelassen werden dürfen. Dies bedeutet nicht, dass die unterschiedlichen Interessen der Patienten nicht auch Berücksichtigung finden sollen.

Die *äußere Differenzierung* ist aus dem Schulsystem bekannt. Schüler wählen in der gymnasialen Oberstufe Kurse sowohl nach Neigung wie nach Leistungsvermögen als Grundkurse oder Leistungskurse. Nichtdifferenzierter Unterricht führt für einen großen Teil der Gruppe zu Unter- bzw. Überforderung und damit Demotivation. Frustration und die Aufgabe der Bewegungstherapie bzw. bei Schülern die Aufgabe der Mitarbeit im Unterricht sind dann die Folge.

Es verbleibt die Form der *inneren Differenzierung*. Der absolute Anspruch, jeden Teilnehmer gezielt nach seinen individuellen Fähigkeiten zu fördern, wird schnell in einer Einzeltherapie enden. Damit würden aber wichtige Funktionen, wie soziale Kommunikation, Austausch mit Gleichgesinnten und Geselligkeit entfallen. Kommunikation und Auseinandersetzung mit der Krankheit in der Gruppe sind ein elementarer Bestandteil der Sportgruppen und müssen vor dem Erreichen absoluter Lernerfolge stehen. Auch werden die Inhalte auf ihre reine Funktion reduziert und Erlebniswerte und Spaß an der eigenen Betätigung stark eingeschränkt. Dies sind aber die Elemente, die die Compliance in der Gruppe maßgeblich beeinflussen. Das Durchführen von Spielen wäre kaum noch möglich. Die Binnendifferenzierung oder innere Differenzierung muss also sowohl den Einzelnen wie die gesamte Gruppe berücksichtigen.

Gelegentliche Unter- bzw. Überforderungen, die aber noch kontrollierbar sein müssen, werden dabei bewusst in Kauf genommen.

Differenzierung nach Interessen bedeutet, dass der Übungsleiter verschiedene Angebote zu verschiedenen motorischen Bereichen macht, die von den Teilnehmern gewählt werden können. Dies setzt eine geringe Teilnehmerzahl voraus und erfordert die Präsens einiger zusätzlicher Helfer, wie zum Beispiel den Begleitpersonen der Patienten. Bedingung ist, dass nach einiger Zeit alle motorischen Bereiche geübt werden, also auch die nicht beliebten Übungen. Die Gewichtung bleibt dem Patienten überlassen.

Differenzierung nach Leistungsfähigkeit bedeutet, dass Untergruppen mit unterschiedlichen Übungen oder mit gleichen Übungen, aber mit unterschiedlichem Schweregrad gebildet werden. Die Gruppenaufgaben können sich hinsichtlich Form, Methodik, Inhalt oder Zielsetzung unterscheiden. Die Verwendung einer unterschiedlichen Methodik wird die Anzahl der Lernschritte reduzieren und auch die Hilfen differenzieren. Die Patienten absolvieren einen Gehparcours, der für leistungsstarke Teilnehmer Hindernisse beinhaltet und keine oder nur wenig Hilfen vorsieht, während leistungsschwächere Teilnehmer den Parcours mit Hilfen durch den Übungsleiter oder Begleitpersonen absolvieren. Auf diese Weise wird die gleiche Übung von allen Teilnehmern durchgeführt, aber dennoch dem individuellen Leistungsvermögen entsprochen. Die Zielsetzung aller Teilgruppen ist trotzdem gleich. Je nach Lernfortschritt ist ein Wechsel von einer Gruppe in die andere möglich, genauso kann bei einer Verschlechterung der Krankheit eine Wiederholung vorgenommen werden. Der Schwierigkeitsgrad lässt sich so variieren, dass sowohl der Leistungsstärkste gefordert, wie auch der Leistungschwächste nicht überfordert wird. Die so entstehende Zufriedenheit der Teilnehmer drückt sich in einer hohen Einsatzbereitschaft und Compliance aus.

Auf die Formulierung von *Lernzielen* soll hier nur kurz eingegangen werden. Entscheidend ist, dass zum Ende der Lerneinheit ein beobachtbares Endverhalten stehen muss, das sowohl vom Übungsleiter wie von den Teilnehmern wahrgenommen werden kann. Der Beurteilungsmaßstab oder das Gütekriterium, ist die Übung gelungen oder wurde eine Verbesserung der motorischen Leistungsfähigkeit erreicht, muss allen Beteiligten bekannt sein.

4.3.4 Methodik der Übungsstunde

Bei Sportgruppen für Parkinsonpatienten handelt es sich nicht um klassische Sportgruppen, die als Ziel das Erlernen einer komplexen sportmotorischen Fähigkeit- wie zum Beispiel dem Feldumschwung am Reck- haben. Die Patienten müssen auch nicht im herkömmlichen Sinne Bewegungen oder Bewegungsmuster neu lernen, sondern verschüttete oder degenerierte Muster neu aktivieren und über einen ständigen Automatisierungsprozess die Stabilität der Bewegungsmuster zu erhalten versuchen. Dem steht das Krankheitsbild des Morbus Parkinson mit seinen zahlreichen Einschränkungen entgegen. Die Auswahl der Methodik muss also insbesondere der Phase der Sicherung und des Transfers breiten Raum bieten. Es ist bei komplexen sportmotorischen Fähigkeiten eventuell notwendig, diese zu analysieren, Elementen bestimmte Funktionen zuzuschreiben, diese zu verknüpfen und in neue Elemente der Gesamtbewegung zu überführen, bis die Zielbewegung als Ganzheit geübt wird. Dies ist bei der beschriebenen Zielgruppe nicht sinnvoll. Diese Zergliederung in funktionelle Teileinheiten, die zu methodischen Übungsreihen führt, wurde lange Zeit im Sportunterricht angewendet und ist auch heute noch häufiger Bestandteil des Hochleistungssports.

Auch auf der Basis der Diskussion der motorischen Lerntheorien ist einer *ganzheitlichen Methode* der Vorrang zu geben. Es ist für den Lernenden besser, die Bewegung als Ganzheit zu lernen. Zumal bei den zu erlernenden Bewegungsmustern bereits von einem hohen Bekanntheitsgrad ausgegangen werden kann. Bei schwierigen Bewegungsmustern, wie zum Beispiel Treppensteigen, können Hilfen gegeben werden oder der Umfang und die Zeit der Übung können begrenzt werden. Nachdem die Übung in ihrer Gesamtheit geübt wurde, diese Phase wird auch häufig zur Kontrolle der Lernfortschritte verwandt, werden einzelne Teilbereiche gesondert geübt. Dies geschieht aber immer im Gesamtzusammenhang der Zielbewegung. So kann im Rahmen eines Gehtrainings das Stehenbleiben oder erneute Losgehen geübt werden, indem ein Gehparcours mit akustischen oder optischen Signalen versehen wird. Ziel sind die beschriebenen Fähigkeiten. Die Gehmotorik als solche wird aber ebenfalls angesprochen. Diese Methodik wird auch als *ganzheitlich - analytisch* bezeichnet. Auch das Erlernen von Spielen ist auf diese Weise möglich. Der Spielgedanke wird vorgestellt und das Spiel als solches gespielt. Schrittweise werden die zuvor reduzierten Rahmenbedingungen- zum Beispiel Ballbeschaffenheit oder Spielfeldgröße den Zielbedingungen- angepasst.

Insbesondere in der Erwachsenenbildung haben sich *kognitiv-affektive Ansätze* bewährt. Die Patienten erhalten eine Bewegungsaufgabe, die sie ohne zusätzliche Hilfen lösen sollen. Nach einiger Zeit unterbricht der Übungsleiter die Übungen.

Die Teilnehmer sollen nun Schwierigkeiten bei der Bewältigung der Aufgabe und mögliche Lösungswege heraustellen. Diese Lösungen werden in einem weiteren Schritt in einer neuen Aufgabe angewandt. Dies selbständige Suchen und Erproben ohne Sollwertvorgabe wird häufig als induktive Methode beschrieben. Den Teilnehmern wird ein höheres Maß an Kompetenz zugestanden. Der Übungsleiter tritt in den Hintergrund. Dieses Lernen erleichtert, insbesondere im Bereich der Alltagsmotorik, das Bilden von Bewegungsvorstellungen und die kognitive Auseinandersetzung mit der Bewegung, insbesondere im Falle von Störungen. Die Prozessorientierung der induktiven Methode ist wichtig, um eigenständige Problemlösungsversuche der Patienten auszulösen. Dies ist als übergeordnetes Ziel der Sporttherapie überhaupt anzusehen. Hierbei ist es nicht von Bedeutung, ob die Lösungsstrategien bereits zuvor bekannt sind. Anders als im herkömmlichen Sportunterricht muss der Parkinsonpatient gerade den Bereich des Bewusstmachens und Anwendens von Lösungshilfen ständig wiederholen, da er ohne Wiederholung vergisst. Auch das Herausstellen von Lösungen wird nicht monoton, da nicht jede Lösung unbedingt auf jeden Patienten anwendbar ist. Verknüpfungen verschiedener Hilfen durch einen Informationsaustausch untereinander führen in vielen Fällen zu neuen Lösungstrategien. Auch ist das Anwenden der Lösungshilfen stark von der Tagesform oder dem Fortschreiten der Krankheit abhängig. Von einer Konstanz in der motorischen Leistungsfähigkeit oder sogar einer konstanten Verbesserung wie in herkömmlichen Sportgruppen kann hier auf keinen Fall ausgegangen werden. Ein deduktives Vorgehen ist auch deshalb nicht sinnvoll, weil nach einer Sollwertvorgabe so lange geübt und korrigiert wird, bis die Zielvorgabe erreicht ist. Nach einer Kontrolle wird das Lernziel als erreicht angesehen oder der Vorgang wird wiederholt. Ist es aber, wie im Fall der Parkinsonpatienten, nur schwer möglich, zu einer lang anhaltenden Stabilisierung zu kommen bzw. wird es immer wieder äußere, krankheitsbedingte Störungen des Lernprozesses geben, wirkt die induktive Methode bei aller Variabilität der Übungen schnell langweilig und demotivierend. Die Vermittlung möglichst vieler variabler Bewegungsparameter oder Bewegungserfahrungen wird ebenfalls stark eingeschränkt.

4.3.4.1 Methodische Maßnahmen

„Methodische Maßnahmen sind Aktionen des Lehrers, um den Lernprozess in Gang zu setzen, den Unterricht zu lenken und zu steuern und um die Aneignung neuer Verhaltensweisen zu erleichtern bzw. erlernte Bewegungsformen zu erhalten“ (HEYMEN/LEUE 1985, 135). Methodische Maßnahmen sind:

- Bewegungsaufgabe
- Bewegungsanweisung
- Bewegungsvorschrift
- Bewegungskorrektur
- Vormachen
- Vorzeigen, beschreiben
- Erklären
- Bewegungshilfe
- Mentales Training
- Unterrichtsgespräch

Die *Bewegungsaufgabe* ist das zentrale Element der induktiven Methode. Ziel ist das Selbstfindenlassen der Problemlösung und das Aneignen eines möglichst großen Handlungsspektrums. Je nach Zielübung ist eine Unterteilung in freie und gebundene Bewegungsaufgaben sinnvoll. Die freie Bewegungsaufgabe ermöglicht viele verschiedene individuelle Lösungen. Die Individualität des Lernenden wird stark in den Vordergrund gestellt. Bei der gebundenen Bewegungsaufgabe wird die Lösung durch zusätzliche Beschränkungen so eingeengt, dass nur wenig Alternativen möglich sind. In beiden Fällen wird die Lösung aber durch den Übenden gefunden. Beide Aufgabentypen können in der Parkinsonsportgruppe zum Einsatz kommen. Die freie Aufgabe hilft, das Erkennen von Defiziten zu fördern, während die gebundenen Aufgabe die gezielte Verbesserung der motorischen Lerneinheit beinhaltet. Auf die Erläuterung von Bewegungsanweisung, Bewegungsvorschrift, Bewegungskorektur, Vormachen, Vorzeigen, Vorschreiben und Erklären soll hier verzichtet werden. Sie werden als Grundelemente der Übungsleiterausbildung als bekannt und beherrscht vorausgesetzt.

Bei komplexen Bewegungen kommt der *Bewegungshilfe* eine besondere Bedeutung zu. Es wird zwischen personalen und nichtpersonalen Bewegungshilfen unterschieden. Personale Bewegungshilfen werden von Helfern oder dem Übungsleiter gegeben und sind insbesondere bei den Patienten notwendig, die aufgrund der gestörten Gehmotorik zum leichten Fallen neigen. Dies wird häufig auch als Hilfestellung bezeichnet.

Die nichtpersonale Bewegungshilfe wird durch den Einsatz von Geräten oder die besondere Beschaffenheit der Übung bewirkt. Geräte können zur Unterstützung des Lernprozesses eingesetzt werden. So kann zum Beispiel ein Reck zur Unterstützung des Gehenlernens als seitliche Stütze dienen. Die personale Bewegungshilfe ist oft ein starker Eingriff in die Autonomie der Bewegungsausführung durch den Patienten. Insbesondere Angehörige neigen dazu, mehr Hilfe als unbedingt notwendig zu geben, wodurch das selbständige Handeln und der Lernprozess insgesamt nachhaltig negativ beeinflusst werden können. Andererseits ist die personale Hilfe, verbunden mit Zuspruch und verbalen Anweisungen, häufig die einzige Übungsform, um unsichere und verängstigte Patienten an den Sport heranzuführen. Die Patienten verlieren die Angst vor schwierigeren Übungen und haben erste unmittelbare Erfolgserlebnisse. Der Einsatz personaler oder nichtpersonaler Bewegungshilfen ist also im Falle der Parkinsonsportgruppen von den jeweiligen Gegebenheiten abhängig zu machen.

Mentales Training bedeutet die gedankliche Vorstellung eines Bewegungsablaufs, ohne diesen aktiv zu vollziehen. Ziel ist die Verbesserung des Bewegungsablaufs oder die Vermeidung bestimmter häufig auftretender Fehler. Durch die intensive Vorstellung werden neurophysiologische Reaktionen hervorgerufen. Dies wird auch als Carpentereffekt bezeichnet. Der Körper bereitet sich auf die auszuführende Bewegung vor. Neben den Muskelgruppen werden auch Blutdruck (Erhöhung), Atmung und Puls angesprochen. Atmung und Puls beschleunigen sich. Dies geschieht alles ohne tatsächliche Muskelkontraktion, also in Ruhe.

Mentales Training wird vor allem im Hochleistungssport in Wettkampfsituationen als Vorbereitung auf schwierige technische Abläufe angewendet. Dies lässt sich äußerlich oft durch die regungslose Haltung der Sportler erkennen, die durch Teilbewegungen, die im Stand durchgeführt werden, unterbrochen wird, ohne das die Gesamtbewegung ausgeführt wird. Voraussetzungen zur Anwendung des mentalen Trainings sind:

- Bewegungserfahrung
- Motivation
- Abstraktionsvermögen
- Konzentrationsfähigkeit
- Willensstärke.

Insbesondere aus dem Behindertensport sind sehr positive Erfahrungen durch mentales Training bekannt. Störungen der Motorik- zum Beispiel beim Aufstehen vom Stuhl- können durch diese Versinnbildlichung gemildert und die Bewegung dennoch durchgeführt werden. Auch Start- und Stop- Schwierigkeiten lassen sich so mildern.

Anders als in der Schule, wo das *Unterrichtsgespräch* der Informationsaufnahme und -verarbeitung dient, erfüllt es in den Parkinsonsportgruppen eine überwiegend sozialpädagogische Funktion. Wichtiger als die Informationsvorgabe durch den Übungsleiter ist das Feedback der Teilnehmer untereinander oder an den Übungsleiter. Das Gelingen der Sportstunde und der Spaß an der Betätigung sind das zentrale Element der Compliance und müssen auf diese Weise ständig rückgefragt werden, soll die Therapie lebenslang mit Freude durchgeführt werden. Der Übungsleiter hat zusätzlich die Möglichkeit, sich in die Gruppe einzubringen und die Rolle des Lehrers mit der eines Teilnehmers zu wechseln.

Methodische Übungsreihen dienen zum Erlernen motorischer Fertigkeiten und zur Verbesserung motorischer Grundeigenschaften (Kraft, Ausdauer, Schnelligkeit, Beweglichkeit). Es sind nach methodischen Grundsätzen geordnete Übungsfolgen, die zum Erlernen einer bestimmten motorischen Fertigkeit oder Aneignung eines bestimmten Ausprägungsgrades motorischer Eigenschaften führen sollen. Unterschieden werden drei Typen der methodischen Übungsreihe:

- Prinzip der verminderten Lernhilfe
- Prinzip der graduellen Annäherung
- Prinzip der Gliederung in funktionelle Teileinheiten

Bei Übungsreihen nach dem *Prinzip der verminderten Lernhilfe* handelt es sich in der Regel um ganzheitliche Übungen. Die Zielübung wird von Anfang an in ihrer gesamten Struktur durchgeführt. Die eingesetzten Hilfen personaler oder nichtpersonaler Art werden im Laufe des Übungszeitraums zunehmend zurückgenommen. Dies setzt nicht zu komplexe Übungsabfolgen voraus.

Bei Übungsreihen nach dem *Prinzip der graduellen Annäherung* geht man von bereits gekonnten Bewegungen aus. Diese werden schrittweise bis zum Erreichen der Zielübung verändert. In Parkinsonsportgruppen bieten sich hierzu Koordinationsübungen an. Ausgehend von Klatsch- oder Singspielen, die den Teilnehmern bekannt sind, kann zu alltagsmotorischen Übungen übergeleitet werden.

Das *Prinzip der Aufgliederung in funktionelle Teileinheiten* wird nur bei sehr komplexen Fertigkeiten verwendet. Bedingung ist, dass die Teilkomplexe eine eigenständige Funktion haben. Diese Methodik ist für die hier beschriebenen Zielgruppen ohne Bedeutung. Als Beispiel aus dem Schulsport dient der Weitsprung. Es wird zunächst der Anlauf, dann der Absprung, die Flugphase und anschließend die Landung geübt. Dies geschieht jeweils unabhängig von realen Bedingungen.

Methodische Spielreihen stellen eine Besonderheit dar. Hier wird durch Veränderung des Spielgedankens und der Spielbedingungen ständig spielerisch gelernt, bis das Zielspiel erreicht ist. Dies ist für Parkinsonsportgruppen beim Erlernen von Spielen durchaus von Bedeutung und wird in **Kapitel 5** noch einmal aufgegriffen.

4.3.4.2 Organisationsformen und Ordnungskriterien

Die intensive Binnendifferenzierung der Übungstunden mit Parkinsonpatienten bedingt einen hohen Grad an Organisation. Diese Organisationsformen oder Aufstellungen sind aber hinlänglich bekannt und sollen hier nur der Vollständigkeit halber gezeigt werden. Auf Interpretationen oder Erläuterungen wird an realen Übungen (wenn notwendig) in den **Kapiteln 5 und 6** eingegangen.

Neben einer klaren zeitlichen Gliederung der Übungsstunde bedarf es ebenfalls einer *räumlichen Aufteilung* der Sporthalle oder des Übungsraumes. Die Patienten sollen immer gleiche Übungsbedingungen vorfinden, die ihnen eine Orientierung erleichtern. Der Raum wird in zwei Hälften unterteilt, einen Ruhe- und Entspannungsteil und einen Übungsbereich für Übungen mit höherem Bewegungsumfang. Die Sitzordnung ist immer gleich, so dass Sitznachbar und Gegenüber immer gleich sind. Dieses Gefühl der Routine und Wiederkehr von Abläufen oder Vorfinden von Vertrautem dient wesentlich einer Entängstigung der Patienten und hilft, Hemmschwellen abzubauen.

Den *Aufstellungsformen* kommt die Bedeutung zu, die Unterrichtsgeschehnisse zu strukturieren und räumlich zu differenzieren. Unterschieden werden *gebundene* und *ungebundene Aufstellungsformen.* Sie weisen dem Patienten einen bestimmten Platz im Raum und im räumliche Gebilde der Gruppe zu und erleichtern wesentlich die Erfassung der Übung. *Gebundene Übungsformen* sind zum Beispiel die Partnerübung, die Reihe, der Halbkreis oder der Kreis.

Die Gestaltung dieser gebundenen Ordnungsformen wird durch den Übungsleiter vorgegeben und ist wesentlich durch Art und Inhalt der Übung bestimmt. Der Halbkreis zum Beispiel wird verwendet, um eine Demonstration allen Teilnehmern sichtbar zu machen. Der Kreis wird häufig für Gymnastik verwendet, da hier der Übungsleiter alle Patienten sehen und gegebenenfalls korrigieren kann. Die Organisationsformen sind auch im Alltag als soziale Erscheinungen wieder zu finden. Die Reihe entspricht der Warteschlange zum Beispiel vor einer Kasse, der Halbkreis der Aufstellung vor einem Marktstand. Das situationsgerechte Anwenden dieser Aufstellungsformen entspricht somit auch einem Stück sozialer Kompetenz im Alltag.

Wichtiger noch als die gebundenen Aufstellungsformen sind die ungebundenen. Hier wird die Auswahl dem Übenden überlassen und ist durch die Umstände bestimmt. *Ungebundene Organisationsformen* sind zum Beispiel die Reaktion auf die Aufforderung: „Stellt euch bitte so hin, dass ihr mich alle sehen und hören könnt!" Diese Situation ist im Alltag noch häufiger anzutreffen. Die Patienten richten sich also nach dem Standort des Übungsleiters, während sich bei den gebundenen Übungsformen der Übungsleiter an den Patienten orientiert. Dies bedeutet die Fähigkeit zu situationsgerechtem Handeln. Festgelegt wird in jedem Fall ein zeitlicher und räumlicher Ablauf.

Der *Riegenbetrieb* zum Beispiel erlaubt bei großen Gruppen und motorisch anspruchsvollen Aufgaben eine Einzelbeobachtung oder wenn nur wenig Helfer zur Verfügung stehen, adäquate individuelle Betreuung. Ein weiterer Vorteil ist, dass, da ja nur immer ein Patient pro Teilgruppe übt, die anderen ihn beobachten können. Sie können so aus seinen Erfahrungen lernen und sich auf die Aufgabe einstellen. Schwellenängste werden abgebaut, ängstliche Patienten langsam an „ihren Einsatz“ herangeführt.

Beim Stationsbetrieb werden einzelne Übungsstationen aufgebaut, an denen die einzelnen Riegen für eine festgelegte Zeit üben und dann zur nächsten Station wechseln. Diese Organisationsform wird häufig zum Üben und Festigen bereits erlernter Bewegungsfertigkeiten eingesetzt.

Eine Variation ist der *Kreisbetrieb* oder *Circuit.* Alle Patienten üben gleichzeitig an allen Stationen. Nach einer festgelegten Belastungsdauer bzw. -pause werden die Stationen gewechselt. Jeder Patient übt einmal an jeder Station. Es handelt sich dabei in der Regel um motorisch wenig anspruchsvolle Übungen, die weitestgehend automatisiert ablaufen können. Belastungsdauer und -pause sind die Steuerungskriterien, die über die Höhe der Belastung für das Herz-Kreislauf- und Atmungssystem entscheiden. Denkbare Inhalte sind aber auch Übungen zur Verbesserung der Fein- und Feinstmotorik oder der Beweglichkeit.

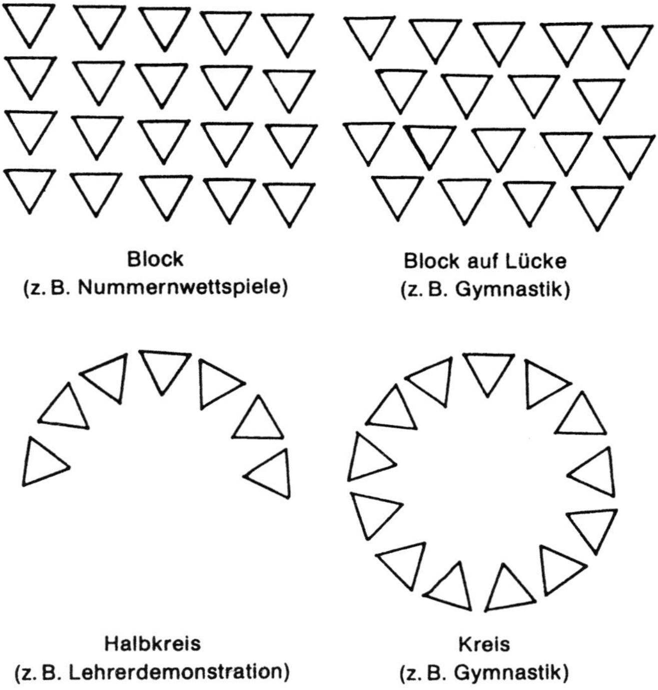

Abb. 24: Block- und Kreisaufstellungen (nach HEYMEN/LEUE 1985)

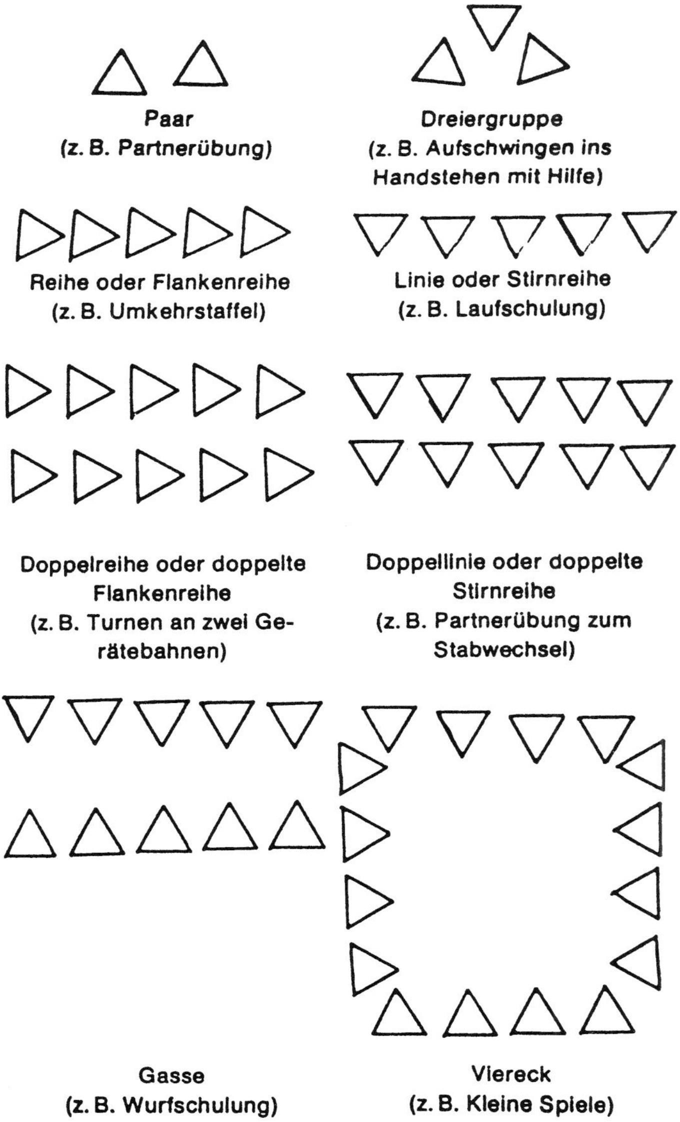

Abb. 25: Fünf Aufstellungsformen (nach: HEYMEN/LEUE 1985)

4.3.5 Stundenaufbau

Der Stundenaufbau orientiert sich an dem bekannten Modell der Herzsportgruppen (vgl. BRUSIS et al. 1986). Die Übungsstunde besteht aus drei Teilen: In einem ersten Teil stimmen sich die Teilnehmer auf die Stunde ein. In einem mittleren Teil wird der Stundenschwerpunkt durchgeführt. Der letzte Teil dient der Entspannung und dem Ausklang.

Die Aufwärmphase beinhaltet sowohl physiologische wie psychologische Komponenten. Die Patienten sitzen auf einem Bankdreieck oder im Kreis und erzählen sich zunächst Erlebnisse, die sich seit der letzten Sportstunde zugetragen haben. Diese Phase ist auch eine Art Wartephase, da einige Teilnehmer deutlich länger zum Umziehen benötigen. Der Übungsleiter beginnt dann mit leichten gymnastischen Übungen zur Erwärmung und Beweglichmachung der Muskulatur bzw. großen Gelenke. Dies geschieht in spielerischer Form. Alle Übungen sind so auszuwählen, dass sie von allen Teilnehmern durchgeführt werden können. Die Reizdichte, -dauer und -intensität nimmt zum Ende der ersten Phase zu. Die physiologische Beanspruchung wird zunehmend erhöht. Die Phase endet mit Funktionsgymnastik.

Zu Beginn des *mittleren Teiles* nennt der Übungsleiter zunächst das *Thema* oder *Hauptziel* der Stunde. Dies kann zum Beispiel die Verbesserung der Gehökonomie, Verbesserung der Alltagsmotorik oder Feinmotorik sein. Je nach Zusammensetzung der Gruppe und abhängig von den örtlichen Gegebenheiten kann dieser Teil noch einmal unterteilt werden. Auch hier wird zunächst mit einfacheren oder weniger belastenden Übungen begonnen, die mit Verlauf der Zeit gesteigert werden. In den meisten Gruppen wird hier eine Binnendifferenzierung vorgenommen, wie sie in **Kapitel 4.3.3** beschrieben worden ist.

Der *letzte Teil der Stunde* dient der Entspannung und dem Ausklang. Häufig findet man in der Literatur den Begriff des *Cool Down*. Die Patienten sollen die physiologischen, aber insbesondere auch die psychologischen Beanspruchungen der Stunde verarbeiten und nicht „erhitzt“ und aufgeregt nach Hause gehen, sondern gelöst und entspannt mit einem Gefühl der Zufriedenheit und Ausgeglichenheit. Dies lässt sich durch den Einsatz von Entspannungsmethoden wie Traumreise oder Tiefenmuskelentspannung nach JACOBSON (1961) erzielen. In vielen Gruppen ist der dritte Teil noch einmal unterteilt in einen vorangehenden Spieleteil und die abschließende Entspannungsphase. Die Stunde endet mit einem Gruppengespräch. Die Stunde wird, wenn es die Teilnehmer wünschen, reflektiert. In der Regel werden in diesem Zeitraum Geselligkeiten verabredet und geplant, die für die oft sozial isolierten Parkinsonpatienten von großer Bedeutung sind.

Die einzelnen Stunden sind nicht isoliert zu sehen. Sie stehen untereinander in einer *Progression.* Das Schwerpunktthema der ersten Stunde wird in der folgenden aufgegriffen und weiter ausgebaut. So kann von Stunde zu Stunde der Grad der Komplexität des motorischen Anspruchsniveaus und der physischen Belastung insgesamt erhöht werden. Abhängig von den Schwerpunkten bildet der Übungsleiter Einheiten, die aus verschieden vielen Übungsstunden bestehen, bevor er ein neues Thema auswählt. Für die Patienten hat das den Vorteil, dass sie zu jedem Zeitpunkt wissen, was sie erwartet und sich schon vorher auf die Stunde einstellen können. Dieses System der Trainingssteuerung lässt sich aber nicht starr durchführen. Der Übungsleiter muss in der Lage sein, auf Veränderungen im Krankheitsverlauf oder der Gemütslage flexibel zu reagieren. Es ist manchmal sinnvoller, einen neuen Schwerpunkt zu wählen als den alten aus trainingstaktischen Gründen unbedingt weiterführen zu wollen. So haben das Wetter und die Jahreszeiten insgesamt einen nicht zu unterschätzenden Einfluss auf die physische und psychische Verfassung der Teilnehmer.

Den größten *Störfaktor* bei der Trainingsplanung stellen die krankheitsbedingten Schübe dar, die häufig eine vollständige Umstellung des Trainingsprogramms für einen oder oft mehrere Patienten bedeuten. Längere Krankenhausaufenthalte, Kuren oder Ferienaufenthalte, die selten an die Schulferien gebunden sind, haben auch häufig erhebliche Einflüsse auf die Trainingsplanung und -steuerung. Die Sportgruppen sind langfristig, genau genommen, lebenslang angelegt. Es wird also selbst dem einfallsreichsten Übungsleiter nicht gelingen, Wiederholungen zu vermeiden. Dies ist auch nicht notwendig. Die Patienten sind für eine gewisse Form der Routine nicht nur bei der äußeren Gestaltung der Übungsstunde, sondern auch bei der Auswahl der Übungen dankbar. Dies erleichtert ihnen oft die Orientierung und neuen Gruppenmitgliedern den Einstieg, insbesondere dann, wenn sie motorisch schwächer sind.

Die *Angabe der Zeit* für die Sportstunde ist stark von der Gruppenzusammensetzung und den örtlichen Gegebenheiten abhängig. 45 Minuten sind jedoch nicht ausreichend. In dieser Zeit lassen sich nur mit großem Zeitdruck die beschriebenen Inhalte durchführen. Es kann durchaus vorkommen, dass alleine der Auf- und Abbau einzelner Stationen mehrere Minuten in Anspruch nimmt. Anders als zum Beispiel in den Herzsportgruppen nehmen sich die Parkinsonpatienten häufiger Pausen und benötigen zur Bewältigung der Übungen insgesamt auch deutlich mehr Zeit. Eine Stundendauer zwischen 60 und 90 Minuten, inklusive An- und Ausziehen, hat sich in der Praxis bewährt. Es ist überhaupt kein Problem, am Ende der Stunde noch Zeit übrig zu haben. Viele Gruppen beenden diesen Teil durch Singen. Ungünstig und für die Sporttherapie kontraindiziert ist es, wenn die Stunde aus Zeitnot in Hektik und unter großem Zeitdruck durchgeführt werden muss. Die Stunde muss daher auch von allen Teilnehmern gleichzeitig begonnen und beendet werden. Ein verspätetes Beginnen oder verfrühtes Beenden der Übungsstunde stört den gesamten Verlauf und macht es dem jeweiligen Patienten auch sehr schwer, sich in die Gruppengemeinschaft einzufügen.

Aus sportwissenschaftlicher Sicht wären mindestens drei Sportstunden pro Woche wünschenswert. Dann ließe sich die optimale Anzahl von Trainingsreizen setzen. Dies lässt sich jedoch kaum durchführen. Oft ist eine Stunde pro Woche das maximal Durchführbare, da nicht mehr Sport- oder Übungsstätten zur Verfügung stehen. Häufig mangelt es auch an Übungsleitern. Die Patienten können nach einiger Zeit viele Trainingsinhalte selbst zu Hause als Hausaufgaben durchführen. Ein Spaziergang ersetzt ein Gehtraining, eine Bastelstunde die Übungen zur Schulung der Feinmotorik, wieder Einkaufen zu gehen, hilft Unsicherheiten zu bewältigen. Das gemeinsame wöchentliche Beisammensein mit Singen ersetzt die Sprach- und Atemübungen. Die Patienten können, ganz im Sinne des Erwerbs von Handlungskompetenz, mehr selbstbestimmte Bewegung in ihr Leben bringen.

Den Anreiz, die Hilfen und Motivation damit zu beginnen, kann ihnen die Sportstunde vermitteln. Die letztendliche Entscheidung, ***ein Leben mit Bewegung*** zu führen und der Krankheit zu trotzen, müssen die Patienten jedoch selbst treffen.

4.4 Die psychische Situation des Parkinsonpatienten

Die meisten psychosozialen Belastungen haben ihre Ursache in der Verlangsamung der körperlichen wie psychischen Prozesse. Der Patient ist häufig nicht mehr in der Lage, sich entsprechend der Geschwindigkeit Gesunder angemessen zu verhalten. Alltägliche Verrichtungen, die in der Öffentlichkeit stattfinden, werden oft als Stress und Öffentliches-an-den-Pranger-stellen, empfunden. Das Bedienen von Geldautomaten, das Bezahlen in Geschäften oder auch Informationsaufnahme und -wiedergabe bei Gesprächen können stark verlangsamt sein.

Es werden hier fünf verschiedene Bereiche beschrieben (FRINGS et al. 1994).

a) Schwierigkeiten im Sozialverhalten, beim Auftreten in der Öffentlichkeit, beim Umgang mit anderen;
b) Depression, Angst, seelische Belastungen;
c) verminderte körperliche Leistungsfähigkeit, Einschränkungen durch die körperlichen Symptome;

d) Konflikte in der Partnerschaft und in der Familie;
e) Verlangsamung des Denkens und der geistigen Umstellfähigkeit.

Weitere Veränderungen des Verhaltens und Erlebens betreffen die folgenden Bereiche: Mit dem verminderten mimischen und stimmlichen Ausdruck der eigenen Empfindungen ist die Schwierigkeit verbunden, die eigene Persönlichkeit auszudrücken. Gleichzeitig werden die eigenen Interessen eingeschränkt und es fehlt häufig der Eigenantrieb, von sich aus etwas zu unternehmen. Daraus resultiert, dass Patienten Situationen, in denen diese Einschränkungen erfahren werden, meiden. Der Patient igelt sich immer mehr ein. Seine Anteilnahme an seiner Umgebung wird immer geringer. Dies gilt häufig auch für den umgekehrten Fall.

1. Training in Stressbewältigung

Ähnlich wie zur Bewältigung motorischer Defizite Stressituationen künstlich geschaffen werden, lässt sich dieses Mittel auch diesem Bereich einsetzen. Beschrieben werden diese Verfahren als ***1.** Training in Stressbewältigung:* Der Patient soll lernen, mit psychischen Belastungen fertig zu werden. Dies setzt, wie auch bereits beim Motoriktraining gefordert, eine kognitive Auseinandersetzung mit dem Problem voraus. Der Patient muss lernen, die belastenden Elemente der Situation zu erkennen und einem Teufelskreis von hemmenden Gedanken, Depression, Anspannung und Symptomverstärkung zu entgehen. Entstehen soll ein positiver Kreis, an dessen Ende die Problembewältigung steht. Hierzu gehört die aktive Auseinandersetzung mit der Krankheit und das Sprechen über individuelle Probleme und mögliche Lösungen. Die Patienten sollen idealerweise zu ihrer Krankheit stehen.

2. Das Training sozialer Fertigkeiten

Dieses Training wurde teilweise in den vorangegangenen Kapiteln angesprochen und soll hier nur kurz erläutert werden. Das Training der Motorik alleine ist nicht ausreichend. Entscheidend ist die Anwendung auch in Stressituationen, wie sie im Alltag vorkommen. Schwierige soziale Situationen müssen zunächst bewusst gemacht werden, um sie anschließend trainieren zu können. Auch hier ist der kognitive Umgang mit dem Problem der erste Schritt. Wenn möglich, sollen diese Trainingseinheiten abschließend in der Realität angewandt werden. Die Patienten sollen aus dem beschützten Kreis der Gruppe heraustreten und sich dem realen

Alltag stellen. Dies gilt besonders für die Äußerung von Gefühlen und ihren Ausdruck durch Mimik und Gestik, denn nur so ist eine Eigendarstellung und ein Einbringen in soziale gesellschaftliche Prozesse möglich.

3. Das Training geistiger Funktionen

Das Durchführen von Gehirnjogging würde sicherlich die meisten Gruppen überfordern. Aber das Durchführen einfacher Gedächtnisübungen auf spielerische Art und Weise erfüllt eine ähnliche Funktion und setzt nicht unbedingt eine spezielle Ausbildung voraus. Häufig sind hier die Patienten erfinderischer als die Übungsleiter, da sie aufgrund ihres Alters und der damaligen Form der Schulbildung über wesentlich mehr Liedgut oder Gedichte verfügen als die Übungsleiter. Hier kann sich ein angenehmer, umgekehrter Lernprozess entwickeln. Gewarnt sei vor allzu starker Einbindung der Ehepartner oder Betreuer. Im Laufe langer Betreuung bilden sich stark verkrustete Strukturen, die nur schwer aufzubrechen sind. Überbehütung oder das Gegenteil mit starken Anzeichen von Ungeduld und Überforderung der Betreuer sind häufig zu beobachten. Es empfiehlt sich, diese Paare für die Zeit der Sporttherapie oder gänzlich von der Gruppe zu trennen.

4. Wie empfindet sich der Patient in seiner Umwelt?

Die Bewegungsverarmung, Amimie und Bradyphrenie lassen die Patienten nach außen als geistig retardiert, teilnahmlos und stumpf erscheinen. Die Patienten empfinden sich teilweise als minderwertig und Versager. In Stresssituationen reagieren sie mit depressiven Verstimmungen. Sie können beobachten, wie sie von ihrer Umwelt falsch eingestuft werden, ohne die Gelegenheit zu haben, das Gegenteil zu beweisen.

5. Wie empfindet die Umwelt den Patienten?

Der Patient wird oft als Alkoholiker oder medikamentensüchtig behandelt. Eine eigene Persönlichkeit und Handlungsfähigkeit werden ihm abgesprochen. Die Verlangsamung der Prozesse wird häufig irrtümlich für einen Mangel an Intelligenz gehalten. Die Verlangsamung des Sprechens und die Störung der Mimik werden für Hemmungen gehalten. Beide erschweren Unterhaltungen und erfordern so viel Aufmerksamkeit von den Gesprächspartnern, so dass längere Unterhaltungen oft unterbleiben. Konflikte werden nicht mehr partnerschaftlich in Gesprächen, sondern, weil es schneller geht, diktatorisch gelöst. Der Patient wird zunehmend entmündigt und unselbständiger. Kann zusätzlich die berufliche Tätigkeit nicht mehr ausgeführt werden oder war der Patient bereits im Ruhestand, entfallen zusätzlich viele soziale Kontakte. Das Selbstwertgefühl und der Stellenwert des Patienten in seiner Umwelt nehmen ständig ab. Der Patient empfindet sich als überflüssig.

Ziel einer psychologischen wie auch motorischen Betreuung muss das Schaffen eines Selbstwertgefühls sein, dass aus der Einsicht in die eigene durchaus noch vorhandene Leistungsfähigkeit resultiert.

Das Durchschnittsalter in den meisten Parkinsongruppen liegt bei etwa 60 Jahren. Selten sind Patienten, die jünger als 50 Jahre alt sind. Bei der Auswahl der Übungen und der Gestaltung der Übungspraxis muss das Alter der Patienten ebenso berücksichtigt werden wie altersspezifische Interessen.

Die Patienten dieses Alters sind normalerweise gegenüber Bewegung und Therapie sehr aufgeschlossen und bemühen sich sehr die Übungen den Anweisungen gemäß durchzuführen. Man wird aber auch Patienten vorfinden, die ständiger Aufmunterung und Fürsorge benötigen. Hier hat es sich bewährt, leistungsstärkere und leistungsschwächere Patienten bei bestimmten Übungen zusammen trainieren zu lassen. Eine so heterogene Gruppe bedeutet für den Übungsleiter, dass er sich auf jede Person individuell einstellen muss. Gleichzeitig sind die Patienten im Umgang aber äußerst liebenswert und gesellig. Hier gibt es viele Anknüpfungspunkte, Interessen und Bedürfnisse einzelner Teilnehmer in die Gruppentherapie einzubauen. Von den Übungsleitern wird viel Geduld und Engagement verlangt, dass von der Gruppe aber mit viel Gegenliebe beantwortet werden wird. Es empfiehlt sich, als Übungsleiter zwar eine relative Distanz zu wahren, um nicht die notwendige Autorität zum Führen der Gruppe zu verlieren, gleichzeitig ergibt sich aber sehr häufig die Möglichkeit, sich und seine eigenen Neigungen in die Gruppe einzubringen.

Wie erlebt sich der Parkinsonkranke in seiner Umwelt?	
Bewegungsverarmung und Amimie	geistiges Desinteresse, Teilnahmslosigkeit Belastung der Angehörigen
Einschränkung des Bewegungsraumes	Isolation, Einsamkeit, Depression
Bradyphrenie	intellektueller Abbau
Dysarthrie	Kommunikations-, Kontaktstörung
Wie erlebt die Umwelt den Parkinsonkranken?	
Amimie und Sprechstörung	Komplexe, geistiger Abbau, Tablettenabusus
„Hilflosigkeit“	„overprotection“, Berufsuntauglich keit, emotionale Abschirmung, Ge sprächsentlastung

Abb. 26: Wechselseitiges Verhalten von Umwelt und Patient (nach JÖRG 1983).

Es ist für die psychische Rehabilitation der Patienten sehr wichtig, dass sie ernst genommen und auch wirklich beachtet werden. Jeder muss das Gefühl haben, für die Gruppe und auch außerhalb soziale Funktionen zu übernehmen. Deshalb ist das Übergeben kleiner Aufgaben wie zum Beispiel das Aufschließen der Umkleidekabinen oder Helfen beim Herbeischaffen der Sportgeräte durch die Gruppenmitglieder von großer Wichtigkeit. Der Übungsleiter darf aber auch nicht völlig isoliert außerhalb der Gruppe stehen, sondern sollte zumindestens teilweise zu einem teilnehmenden Mitglied werden. Wie schon zuvor beschrieben, lässt sich dies durch die Gestaltung einzelner Stundeninhalte (z.B. Lieder) durch Patienten erreichen. Ebenso wichtig ist ein ständiger gemeinsamer Beginn und auch ein gemeinsames Ende aller Gruppenteilnehmer, da sonst wichtige gruppendynamische Prozesse verloren gehen. Dies lässt sich durch die unterschiedliche Länge der Pausen bei einzelnen Patienten erreichen, auch ist gegen die Unterhaltung nicht unmittelbar Beteiligter nichts einzuwenden. Berücksichtigen muss der Übungsleiter auch die eingeschränkten sprachlichen und mimischen Fähigkeiten der Patienten, die teilweise sehr schwer zu verstehen sind. Das gilt auch für die Umsetzung von Anweisungen, die sehr wohl verstanden werden, deren Initialisierung aber erheblich länger dauert als bei Gesunden. Einfache Übungen dauern daher länger als häufig angenommen, und eine Übungsstunde lässt sich nicht immer so mit Inhalten füllen, wie dies vielleicht ursprünglich geplant war. Auch hier ist es wichtig, Geduld aufzubringen und nicht Patienten unnötig unter Druck zu setzen. Dies würde nur zu Leistungsverweigerung und -versagen führen. Der Übungsleiter muss auch darauf achten, dass nicht Leistungsstärkere Schwächere unter Druck setzen. Einer harmonischen und ruhigen Stimmung während der Übungsstunde kommt eine große Bedeutung zu. Wichtiger noch ist die Ausgeglichenheit und Ruhe des Übungsleiters und die Fähigkeit, diese Ruhe auch souverän herstellen zu können. Diese charakterlichen Eigenschaften kann man erlernen, indem man versucht, sich ständig auf die Patienten einzustellen, aber das Ziel der Sporttherapie nicht aus dem Auge verliert. Wichtig ist eine klare zeitliche Strukturierung jeder Übungsstunde mit einem festen, allen Patienten bewussten, Ablauf. Diese Strukturierung kann helfen, den teilweise sehr rigiden Tagesplan der Patienten nachzuvollziehen. Außerdem helfen diese regelmäßig wiederkehrenden Einheiten, sich in der Gruppe zu orien-tieren. Die Patienten werden außerdem gezwungen, sich in der Gruppe aktiv zu beteiligen und wissen aber gleichzeitig immer, wann sie an der Reihe sind. Diese zeitliche Strukturierung gilt auch für eine räumliche Strukturierung während der Übungen. Jeder muss wissen, wo er hingehört. So erhalten die Patienten ihre Unabhängigkeit, überwinden aber gleichzeitig ihre Schwellenängste. Eine gelungene Sporttherapie mit Parkinsonpatienten zeichnet sich durch zahlreiche, die eigentliche Sporttherapie begleitende, gesellige Maßnahmen wie gemeinsames Wandern, Kaffeetrinken oder Ausflüge usw. aus.

Die Bedeutung der Gruppe für den einzelnen Patienten und wie sich das Selbstwertgefühl durch Vergabe kleiner Aufgaben steigern lässt, soll an einem Beispiel aus der BIELEFELDER PARKINSONSPORTGRUPPE verdeutlicht werden. Herr B. war schon von Beginn an Mitglied der Gruppe. Der Krankheitsverlauf war sehr ungünstig. Herr B. hatte äußerste Schwierigkeiten, sich zu artikulieren, seine Sprache war sehr leise und monoton. Er war kaum in der Lage, Gemütsregungen durch Mimik oder Gestik auszudrücken. Seine Motorik war stark von der Krankheit geprägt. Er konnte kaum ohne Hilfe laufen, feinmotorische Beanspruchungen fielen ihm sehr schwer. Herr B. hätte ohne die Hilfe seiner Frau oder anderer Betreuungspersonen nicht mehr das Haus verlassen können.

Psychische und soziale Betreuung der Parkinson-Patienten

Berufliche Betätigung/regelmässige Beschäftigung:

Selbstwertgefühl -------------------------------------- Befindlichkeit > motorischer Befund

strukturierter Tagesplan (Gymnastik,/Mahlzeiten- und Tabletteneinnahme/Kontakte)

Beschäftigungs- und Physiotherapie:

Gruppentraining — soziale Kontakte, Selbstisolationstendenz, Selbstwertgefühl

Erhalten der Unabhängigkeit
Überwinden von Schwellenängsten

Minderung geistig-seelischer Beeinträchtigungen, insbesondere zur Aufhebung der Selbstisolation
keine Überbetreuung („overprotection"), Kontaktförderung (Gruppenarbeit etc.)
Hinführen zu Erfolgserlebnissen

Enge Arzt-Patienten-Beziehung
Aufklärung über Krankheit, Prognose, Therapie („Compliance des Arztes")
Entwicklung eines individuellen Therapiekonzeptes
detaillierte Beratung bei Multimorbidität, Beratung der Angehörigen

Soziale Hilfen
optimale häusliche Einrichtung
häusliche Pflege, Dekubitusprophylaxe
Kuren beziehungsweise Sanatoriumsaufenthalte

Abb. 27: Psychische und soziale Betreuung der Parkinsonpatienten (nach JÖRG 1983)

Die Krankheit, Herr B. war zu diesem Zeitpunkt etwa 60 Jahre alt, war erst vor wenigen Jahren diagnostiziert worden. Herr B. war Zimmermann von Beruf. Er war Innungsmeister seiner Innung und Stadtteilbürgermeister vor seiner Erkrankung gewesen. Er war innerhalb seiner Gemeinde sehr bekannt und beliebt und führte ein eigenes, großes Baugeschäft.

Er hielt viel von Traditionen und bemühte sich sehr, in seiner Eigenschaft als Innungsmeister alte Traditionen des Handwerks zu bewahren. So wurden zum Beispiel bei Richtfesten Tänze, Sing- und Klatschspiele durch die Gesellen aufgeführt. Er selbst war für seine pointierten Ansprachen und sein überragendes Gedächtnis bekannt. Er war Mitglied des Kirchenchores und es gab kaum Feiern, wo er nicht Gedichte aufsagte oder Lieder anstimmte. Auch seine Familie war sehr gesellig und es gab häufig Feiern im Hause B. Die Krankheit schritt sehr schnell voran und innerhalb kürzester Zeit wurde Herr B. von einem sozialen Mittelpunkt zu einer mehr oder weniger isolierten Pflegeperson. Alle Bemühungen der Familie, dies zu mildern, blieben überwiegend erfolglos. Auch innerhalb der Sportgruppe fiel Herr B. nicht besonders auf. Er benötigte viel Zuwendung, war aber sehr ruhig und auch wegen seiner Artikulationsschwäche sehr zurückhaltend.

1987 bat der BEHINDERTENSPORTVERBAND NORDRHEIN/WESTFALEN die Gruppe, die durch zahlreiche Veröffentlichungen bekannt geworden war, auf der REHA-Messe in Düsseldorf im Rahmen des Sportcenters, eine Vorführung ihrer sportlichen Aktivitäten durchzuführen. Die Gruppe war dazu sofort bereit. Nur die Auswahl geeigneter Übungen, die zuschauerwirksam sein sollten, bereitete etwas Schwierigkeiten. Frau B. schlug vor, man könne ein Sing- und Klatschspiel, wie es die Zimmerleute bei Richtfesten aufführen, einstudieren. Hieran konnten sich viele Patienten gleichzeitig beteiligen und es sah nach außen ganz gut aus. Das Problem war nur, dass der Übungsleiter dieses Spiel nicht kannte. Frau B. erklärte sich bereit, die Aufgabe der Übungsleiterin für diese Aufführung zu übernehmen. Das Spiel wurde einstudiert und geübt. In der zweiten Übungsstunde meldete sich auf einmal Herr B. sehr nachdrücklich und erstaunlich gut zu verstehen zu Wort. Der Ablauf der Übung, er war ja eigentlich der Fachmann, missfiel ihm sehr. Es waren wesentliche praktische Teile verfälscht und auch die Gesangsinhalte falsch wiedergegeben worden. Von nun an übernahm er die Rolle des Übungsleiters mit seiner Frau zusammen. Es war schon erstaunlich, wie die physische und psychische Situation dieses Schwersterkrankten sich rapide verbesserte. Sprache, Ausdruck und Mimik wurden nachhaltig verbessert. Herr B. blühte regelrecht auf. Er hatte wieder eine Rolle bekommen, die ihm in einem gewissen Rahmen eine Bedeutung und einen sozialen Stellenwert zuwies, wie er ihn vor seiner Erkrankung gehabt hatte. Herr B. war nun für die Gestaltung von Singspielen oder Singen als Spachübung in der Gruppe verantwortlich.

In dem Maße, wie sich Mimik und Gestik verbesserten, wurden seine Bewegungen gebundener. Er konnte etliche Übungen ohne Hilfe durchführen. Er hatte eine Handlungskompetenz zurückerhalten. Beeindruckend war jedoch sein Gedächtnis. Bei jedem geselligen Beisammensein trug er Gedichte und Anekdoten in freier Rede von manchmal 20 Minuten Länge vor. Herr B. wurde ein wichtiger Bestandteil der Gruppe. Man könnte sagen ein guter Geist. Die Gruppe wurde für Herrn B. ein zweites Zuhause. Frau B. berichtete uns, dass ihr Mann auch außerhalb der Gruppenaktivitäten deutlich selbständiger geworden war. Er nahm wieder wesentlich aktiver am Leben teil.

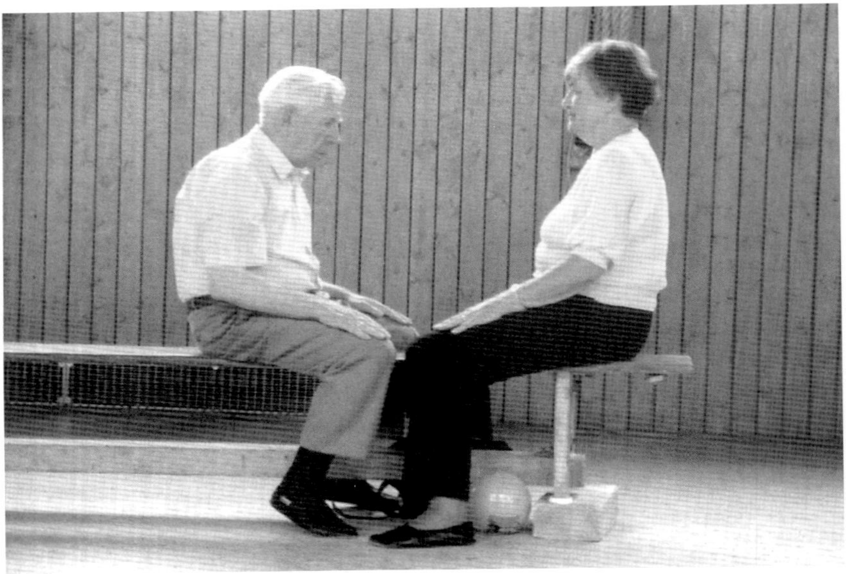

Abb. 28: Der Zimmermannsklatsch

Die Aufführung in Düsseldorf war sehr erfolgreich und es folgten zahlreiche weitere Aufführungen. Herr B. verstarb kurze Zeit danach an den Folgen einer Sturzverletzung. Herr B. ist nur ein Beispiel für viele, wie sich durch die Aktivitäten in der Gruppe, die psychischen aber auch physischen Folgen des Morbus Parkinson mildern lassen. Die Übung wird auch in **Kapitel 5.6** noch einmal ausführlich beschrieben.

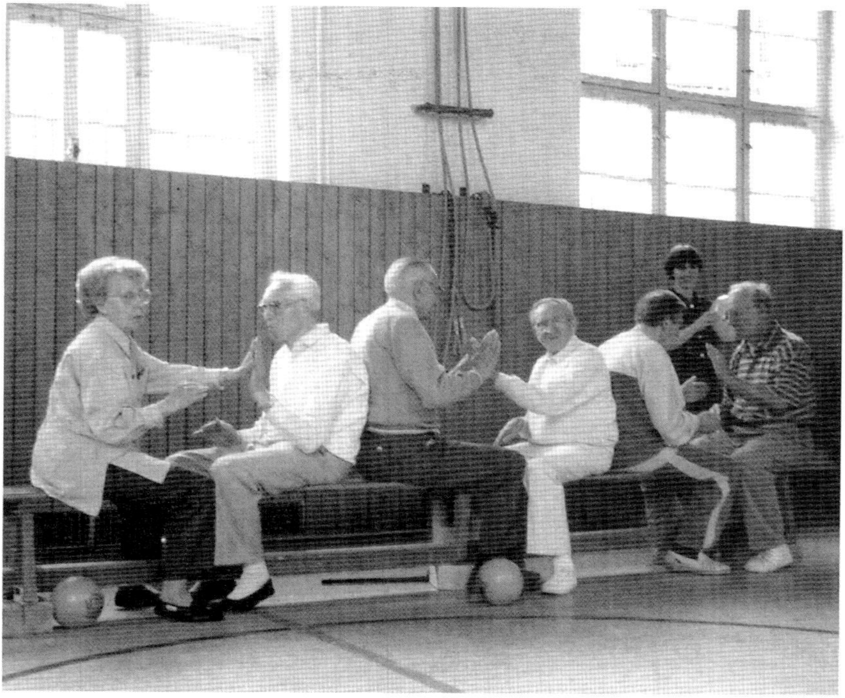

Abb. 29: Fortsetzung des Zimmermannsklatsch

5 Spiele und Übungen für Morbus Parkinsonbetroffene

Die im folgenden benannten Spiele und Übungen geben nur einen Bruchteil der Möglichkeiten wieder, die sich zur Gestaltung von Sportstunden entwickeln lassen. Sie sind als Beispiele gedacht und sind variabel einsetzbar oder auch in ihrem Ablauf veränderbar. Je nach Beschaffenheit der Gruppe bezüglich Alter, Geschlechterverteilung oder Interessen werden einige Übungen oder Spiele vielleicht gar nicht zur Anwendung gelangen. Alle Spiele sind jedoch mit Parkinsonpatienten durchführbar und von mir oder unseren Helfern erprobt worden.

Die **Namen** der Spiele sind aus unseren Erfahrungen und teilweise auch aus den Ideen der Teilnehmer entstanden. Es ist sehr wahrscheinlich, dass einige Spiele auch unter anderen **Namen** bekannt sind. Letztendlich ist aber nicht der **Name** des Spiels, sondern die Spielidee selbst von Bedeutung.

Die unter **Funktion** genannten Ziele können nicht immer eindeutig und wissenschaftlich exakt bestimmt werden. Ein Sing- und Klatschspiel ist neben einer Sprachübung auch eine Schulung des Gedächtnisses, der Koordinationsfähigkeit und natürlich auch ein Eisbrecherspiel. Die Auswahl und Bestimmung des Schwerpunktes einer Übung liegt bei dem jeweiligen Übungsleiter, seiner Gruppe und der gegenwärtigen Situation in dieser Gruppe. Die Benennung von Zielen soll hier lediglich der Katalogisierung dienen und eine Auswahl ermöglichen. Weniger erfahrenen Übungsleitern wird die Auswahl erleichtert, bis sie über genügend eigene Erfahrungen verfügen. Allen Übungen und Spielen gemeinsam ist jedoch, dass von einer Ganzheitlichkeit der Durchführung ausgegangen wird. Im Mittelpunkt steht eben nicht nur der Körper oder die Erkrankung des Patienten, sondern seine ganze Person bzw. Persönlichkeit.

Die **Spielregeln** der Spiele wurden ebenfalls den Bewegungsmöglichkeiten der Patienten angepasst. Auch hier ist es möglich, dass einzelne Spiele mit anderen Abläufen und Regeln bekannt sind. Die Begriffsbezeichnung **Spielregel** wurde auch dort verwendet, wo es sich um Übungen und nicht um Spiele im eigentlichen Sinn handelt.

Die in den **Anmerkungen** genannten Ratschläge stellen häufig Hinweise auf Sicherheitsvorkehrungen oder mögliche Risiken dar. Räumliche Bedingungen bzw. die Ausstattung mit Geräten sind häufig nicht so ideal, wie wir es oft vorgefunden haben. Hier kommt es auf den Einfaltsreichtum der Übungsleiter an, die Übungen oder Spiele ihren Gegebenheiten anzupassen und neue **Variationen** zu finden. Wir haben natürlich nicht alle Spiel neu erfunden, sondern uns der bekannten

Sammlungen bedient bzw. auf eigene Erfahrungen zurückgegriffen und versucht, die Spiele den Bedürfnissen unserer Teilnehmer anzupassen.

Die aufgeführten **Geräte** lassen sich häufig durch andere ersetzen und viele Geräte mit etwas Phantasie auch selbst erstellen. Wünschenswert wäre es, wenn hier die Patienten mit eingebunden werden.

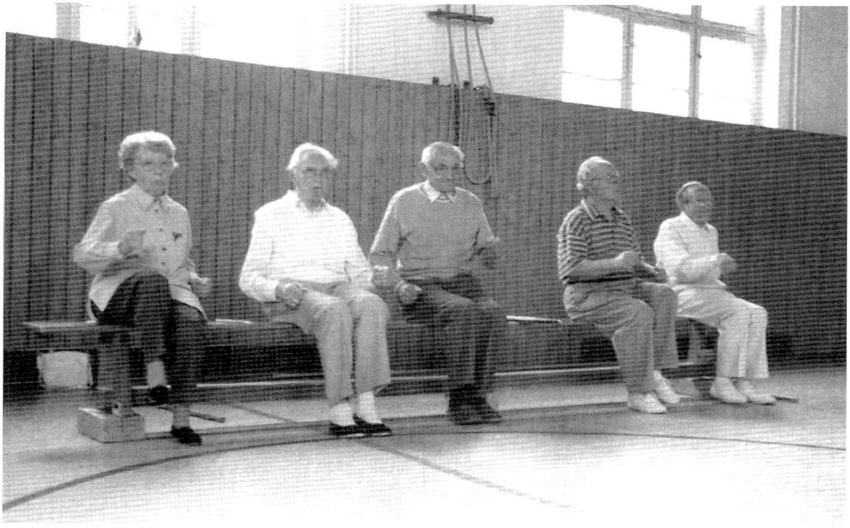

Abb. 30: Let's twist again

5.1 Kennenlern- und Eisbrecherspiele

Name: Das Atomspiel
Funktion: Eisbrecherspiel
Spielregel: Die Teilnehmer bewegen sich zu Musik durch den Raum. Wenn die Musik unterbrochen wird, nennt der Spielleiter eine Zahl und Körperteile. Die Körperteile sollen in der genannten Anzahl zusammengebracht werden. Dies können zum Beispiel 5 rechte Hände sein, also legen 5 Teilnehmer ihre rechten Hände übereinander. Die Gruppenstärke muss bei ungünstiger Zahl nicht unbedingt immer der gewünschten Zahl entsprechen. In einer der folgenden Sportstunden

oder wenn sich die Teilnehmer schon längere Zeit kennen, können etwas „intimere“ Körperteile, wie zum Beispiel Hüfte oder Gesäß hinzugenommen werden. Der motorische Schwierigkeitsgrad der Übung kann durch die Zahl der Körperteile oder durch Kombination verschiedener Körperteile erhöht werden. Günstig ist es, die Übung mit einem lebendigen Standbild aller Teilnehmer zu beenden.
Anmerkungen: Die Übung soll helfen, Berührungsängste abzubauen. Vielfach fällt es oft älteren Teilnehmern schwer, die natürliche, gesellschaftlich bedingte, körperliche Distanz zu anderen zu durchbrechen. Der Abbau dieser Distanz ist aber für viele Gymnastikübungen oder bei Hilfestellung unerlässlich. Gleichzeitig entstehen Gesprächsanlässe und eventuell sehr ängstliche Teilnehmer werden leichter in die Gruppe integriert. Der so wichtige soziale Prozess der Gruppenbildung wird angeregt.

Name: Ein Spinnennetz weben
Funktion: Kennenlernspiel und Koordinationsübung
Spielregel: Die Spieler sitzen sich in einem engen Kreis gegenüber. Ein Spieler erhält ein Wollkneuel. Er behält ein Ende in der Hand, wirft es einem beliebigen Spieler zu und nennt dabei dessen Namen. Dieser Spieler fängt die Wolle, behält ein Ende Faden in der Hand und wirft es unter Nennung seines Namens einem beliebigen anderen Spieler zu. Das geht solange weiter, bis jeder Spieler ein Stück Faden in der Hand hält.
Nun soll das so entstandene Spinnennetz wieder entkneuelt werden. Auch hier sollen jetzt, aber in umgekehrter Reihenfolge, die Namen genannt werden.
Anmerkungen: Das Spinnennetz darf nicht zu eng sein, sonst lässt es sich nicht mehr entwirren. Eventuell muss der Spielleiter Hilfestellung geben.
Material: Wolle

Name: Koffer packen
Funktion: Kennenlernspiel und Gedächtnisübung
Spielregeln: Die Spieler sitzen nebeneinander in einem Kreis, so dass sie sich gut gegenseitig beobachten können. Der erste Spieler nennt ein mit dem Anfangsbuchstaben seines Namens beginnendes Attribut, dass er sich selbst zuschreiben möchte. Danach nennt er seinen Namen.
Der zweite Spieler wiederholt das Attribut des ersten Spielers und dessen Namen. Anschließend nennt er ein eigenes Attribut, dass mit dem ersten Buchstaben seines Namens beginnt und seinen Namen. Der dritte Spieler wiederholt die Attribu-

te der ersten beiden Spieler und deren Namen und so weiter, bis die Reihe einmal geschlossen worden ist.
Anmerkungen: Zu Beginn erscheint die Aufgabe den am Ende des Kreises sitzenden Spielern kaum lösbar, müssen sie sich doch sehr viele Namen und Attribute merken. Tatsächlich wird es mit zunehmender Spieldauer aber leichter, weil die Wiederholungen sich natürlich auch häufen.
Kleine Hilfen, z.B. in Form von pantomimischer Darstellung der Attribute, sind willkommen und erwünscht. Die Attribute erfüllen die Funktion einer „Eselsbrücke“ und bleiben oft nachhaltiger im Gedächtnis als die eigentlichen Namen.

Name: Ball fangen
Funktion: Kennen lernen und Eisbrecher
Spielregeln: Für das erste Kennenlernen ist dieses Spiel besonders geeignet. Die Spieler sitzen sich in einem Kreis gegenüber. Spieler A wirft einen Ball zu Spieler B und nennt dabei seinen Namen (A). Spieler B und C und so weiter verfahren ebenso, bis jeder seinen Namen mehrfach genannt hat.
In einer *zweiten Stufe* des Spiels wird der Ball jetzt einem Spieler (z.B. A wirft zu B) zugeworfen und dessen Namen vom Werfer dabei genannt (also B). Dies wird so lange wiederholt bis die meisten Namen bekannt sind.
In einer *dritten Stufe* können jetzt weitere Bälle ins Spiel gebracht werden. Hilfen sind jederzeit möglich. Eine feste Reihenfolge des Zuwerfens gibt es dabei nicht.
Anmerkungen: Die Bälle sollten weich sein und möglichst einmal auf den Boden aufgeprellt werden, um Verletzungen beim Fangen zu vermeiden. Die Sitzgelegenheiten sollten möglichst über eine Rückenlehne verfügen, um ein Fallen nach hinten beim Fangen zu vermeiden.
Material: Softbälle

Name: Nachlaufen
Funktion: Kennen lernen und Koordinationschulung
Spielregeln: Die Spieler sitzen sich in einem Kreis gegenüber. Spieler A wirft einen Ball zu Spieler B, dieser zu C und so weiter. Nach dem ersten Durchgang wird das Zuwerfen wiederholt, die Reihenfolge des ersten Durchgangs muss aber beibehalten werden (A zu B zu C zu ...).
In einer *zweiten Stufe* wird die Anzahl der Bälle erhöht. Die Reihenfolge muss aber ständig eingehalten werden.

In einer *dritten Stufe* sollen die Spieler kreuz und quer durch den Raum gehen und sich dabei die Bälle aber immer noch in der zuerst geübten Reihenfolge zuwerfen. Der letzte Spieler wirft wieder zum Ersten, sodass ein endloser Kreislauf entsteht.
In einer *vierten*, allerdings sehr anspruchsvollen *Stufe*, ließe sich die Reihenfolge beliebig ändern.
Anmerkungen: Die vierte Stufe setzt aber voraus, dass die Spieler die Namen sehr gut untereinander kennen. Auch bereits die dritte Stufe darf, wegen der relativ hohen Bewegungsintensität, nicht zu lange ausgeführt werden.
Material: Bälle

Name: Watte pusten
Funktion: Kennen lernen und Atemübung
Spielregeln: Die Spieler sitzen sich an einem Tisch gegenüber. Ein Wattebausch soll nun hin- und hergepustet werden.
Dies kann auch in Form eines Wettbewerbs erfolgen. Der Wattebausch darf auf keiner Seite vom Tisch gepustet werden. Für jede Tischseite lässt sich auch eine Mannschaft bilden, die gegen die anderen Tischseiten antritt.
In einer anderen Form kann der Wattebausch gezielt anderen Spieler zugepustet werden, deren Namen genannt werden soll, oder die sich selbst vorstellen. Die Vorgabe einer Reihenfolge des Zupustens ist ebenfalls möglich.
Material: Haushaltswatte oder kleine, sehr leichte Bälle, zum Beispiel Tischtennisbälle

Name: Schwungtuchball
Funktion: Kennen lernen und Koordinationsschulung
Spielregeln: Die Spieler stehen um ein Schwungtuch, in dessen Mitte ein Ball liegt. Der Ball soll nun gezielt einem Spieler zugerollt werden. Dieser Spieler wird mit Namen angesprochen oder stellt sich vor. Das Spiel wird so lange fortgeführt, bis jeder Spieler einmal den Ball gehabt hat.
Anmerkungen: Das Spielen mit dem Schwungtuch ist wegen des hohen Anteils statischer Muskelarbeit sehr belastend. Eventuell müssen Pausen eingebaut werden.
Material: Schwungtuch/Fallschirm und Bälle

Name: Platzwechsel
Funktion: Kennen lernen und Koordinationsschulung
Spielregeln: Die Spieler stehen um ein Schwungtuch. Das Tuch wird drei Mal rauf und runter geschwungen. Beim vierten Mal wird es in der Luft gehalten. Der Spielleiter ruft Namen von Spielern auf, die die Plätze tauschen sollen. Sie müssen dazu unter dem Schwungtuch hindurch gehen. Es können dies zwei oder mehrere Spieler sein.
In einer *zweiten Stufe* können sich einzelne Spieler der Reihe nach andere Spieler zum Tausch wünschen.
Der Tausch kann auch nach den auf dem Schwungtuch befindlichen farbigen Feldern erfolgen. Geburtsdaten oder -monate u. Ä. sind weitere mögliche Kriterien.
Anmerkungen: Beim Auf- und Abbewegen des Schwungtuches ist darauf zu achten, dass die Beine gebeugt werden und der Rücken aufrecht gehalten wird. Das Schwungtuch soll gleichmäßig und langsam und *nicht reißend oder ruckartig* bewegt werden. Gleichzeitig ist darauf zu achten, dass die Größenunterschiede nebeneinander stehender Spieler nicht zu gross sind.

Name: Obstsalat
Funktion: Kennen lernen und Eisbrecherspiel, Gedächtnisschulung
Spielregeln: Auf dem Boden liegen nebeneinander so viele Ringe verteilt, wie Spieler an dem Spiel teilnehmen. Die Spieler gehen langsam außen um die Ringe herum. Auf ein Zeichen des Spielleiters treten sie in einen beliebigen Ring. Jeder Ring darf jeweils nur von einem Spieler besetzt sein. Die Ringe dieser ersten Runde erhalten einen Namen. Dies kann zum Beispiel eine Obstsorte (z.B. Apfel) sein. In der zweiten Runde, die Spieler gingen zuvor wieder um die Ringe herum, soll von jedem Spieler ein zweiter, zuvor nicht von diesem Spieler betretener Ring, besetzt werden. Auch dieser Ring erhält einen Namen (z.B. Birne). Das kann beliebig fortgesetzt werden, bis letztendlich jeder Ring von jedem Spieler einmal besetzt worden ist.
Jetzt ruft der Spielleiter eine Obstsorte auf. Die Spieler sollen sich zum Beispiel in ihren jeweiligen mit Apfel benannten Ring stellen. Doppelbesetzungen sind nicht möglich. Je mehr Obstsorten bzw. Ringe aufgerufen werden, desto größer wird das Durcheinander bzw. der *Obstsalat*.
Anmerkungen: Statt Obstsorten können auch die Namen der Spieler verwendet werden, so dass jeder Spieler den Namen jedes anderen Spielers annimmt. Anschließend werden die so benannten Ringe aufgerufen. Diese Variante des Spieles setzt eine hohe Abstraktionsfähigkeit der Spieler voraus und sollte erst nach einiger Zeit eingeführt werden. **Material:** Gymnastikreifen

Name: Wilde Waggons
Funktion: Eisbrecherspiel
Spielregeln: Ähnlich wie auf einem Güterbahnhof bewegen sich die Spieler jeweils paarweise Schulter an Schulter oder Hand in Hand „angekoppelt" durch die Halle. Ein Spieler, der ohne Partner ist, „koppelt" durch leichte Berührung rechts oder links an einem Paar an und setzt so einen anderen Spieler frei. Dieser sucht sich wiederum einen neuen Partner usw. Die gesamte Gruppe soll ständig in Bewegung bleiben.
Anmerkungen: Die Berührung darf nur leicht sein, um Stürze zu vermeiden. Es kann auch mit mehreren freien Waggons gespielt werden.

5.2 Spiele und Übungen zur Schulung der Koordination

Name: Hase und Igel
Funktion: Koordinationsschulung, Reaktionsvermögen
Spielregeln: Die Spieler sitzen sich in einem Kreis gegenüber. Ein roter und ein blauer Ball von unterschiedlicher Größe sollen im Kreis herumgegeben werden. Der rote Ball wird als Igel und der blaue Ball als Hase bezeichnet. Der Hase soll den Igel einholen. Die Bälle werden mit beiden Händen und nach vorne ausgestreckten Armen jeweils links oder rechts seitwärts weitergereicht und auch mit beiden Händen gegriffen. Die Geschwindigkeit wird immer weiter gesteigert, bis einer der beiden Bälle „eingeholt" wurde oder der Spielleiter das Spiel abbricht.
Einen Sieger oder Verlierer kann es dabei natürlich nicht geben.
Eine Steigerung der motorischen Beanspruchung kann durch zusätzliche Richtungswechsel erzeugt werden, die durch den Spielleiter angekündigt werden.
Anmerkungen: Es lässt sich noch zusätzlich ein Namensspiel einbauen, indem mit dem jeweiligen Weiterreichen des Balles der Name des jeweiligen Nachbarn genannt wird. Zusätzlich kann die Anzahl der Bälle erhöht werden.
Material: Zwei Bälle

Name: Tauziehen
Funktion: Beweglichmachung und Rhythmusschulung
Spielregeln: Es handelt sich hierbei um ein Gruppenspiel und nicht um die bekannte Wettkampfform. Die Spieler sitzen sich in einem Kreis gegenüber. Sie halten ein Tau oder zusammengebundenes Gymnastikseil vor sich in den Händen, das stramm gespannt ist. Das Tau soll nun weitergereicht werden.

Beide Hände der jeweiligen Spieler greifen links seitlich vor dem Körper und ziehen das Seil, ohne es loszulassen, vor dem Körper nach rechts seitlich. Der Rükken ist dabei aufrecht und die Arme sind vor dem Körper gestreckt. Diese Bewegung ist nur möglich, wenn sie rhythmisch und im Takt von der gesamten Gruppe ausgeführt wird.
Anmerkungen: Ein etwas dickeres Tau lässt sich leichter greifen als zum Beispiel eine Gymnastikschnur (Zauberschnur).
Material: Gymnastikseil oder Tau

Name: Beruferaten im Gehen
Funktion: Eisbrecher und Koordinationsschulung
Spielregeln: Es bilden sich Gruppen mit mindestens drei Spielern, die gemeinsam als Gruppe durch den Raum gehen sollen. Dem mittleren Spieler wird ein Zettel mit einem Beruf, dem Namen einer bedeutenden Persönlichkeit o.Ä. auf den Rücken geklebt. Er muss nun diesen Begriff im Gehen raten. Seine beiden Mitspieler dürfen aber nur mit „ja“ oder „nein“ antworten. Errät er den Begriff, erhält einer der beiden anderen Mitspieler einen Begriff und muss raten. Die jeweiligen Gruppen müssen, solange sie raten, immer in Bewegung bleiben.
Anmerkungen: Sollte die Bewegungszeit zu lange dauern, müssen eventuell Bewegungspausen eingelegt werden und es darf im Sitzen weitergeraten werden.
Material: Tesakrepp und Stifte

Name: Das Luftballonspiel
Funktion: Schulung der Hand-Auge-Koordination
Spielregeln: Jeder Spieler erhält einen Luftballon, den er im Gehen mit den Fingerspitzen vor sich herstößt. Der Luftballon soll nicht unter Brusthöhe fallen. Die Spieler bewegen sich so durch den Raum.
In einem *zweiten Schritt* versuchen die Spieler, den Luftballon eines anderen Spielers, der ihnen auf dem Weg durch den Raum begegnet, wegzupusten. In einem *dritten Schritt* dürfen die Mitspieler „geärgert“ werden. Treffen sich zwei Spieler, so dürfen sie versuchen, den Luftballon des jeweils anderen Spielers leicht wegzuschlagen.
Eine letzte, nur für *wenig bewegungseingeschränkte* und motorisch sehr sichere Spieler *geeignete Übung* ist ein kleiner Wettkampf. Die Spieler stehen sich in zwei gleich starken Gruppen an den beiden Seiten des Raumes gegenüber. Jeder Spieler hat einen Luftballon und versucht, diesen durch Antippen mit den Finger-

spitzen auf Brust- bis Kopfhöhe auf die andere Seite des Raumes zu transportieren. Die Spieler der anderen Mannschaft dürfen stören und die Luftballons wegpusten oder leicht wegschlagen. Gewonnen hat die Mannschaft, die als Erste alle Luftballons in ihr Ziel befördert hat.
Anmerkungen: Alle Wettkampfspiele bergen gewisse Risiken. Andererseits besteht keine Notwendigkeit, leistungsstarke M. Parkinsonpatienten nicht etwas mehr zu fordern. Um Verletzungen auszuschließen, ist bei den Luftballonspielen jeder Körperkontakt strikt verboten. Der Spielleiter muss außerdem darauf achten, dass die Gehgeschwindigkeit niedrig gehalten wird und die Spieldauer nicht zu lang wird.
Material: Luftballons

Name: Hockerfußball
Funktion: Koordinationsschulung und Reaktionsförderung
Spielregeln: Die Spieler sitzen sich in einem Kreis gegenüber. Zwischen den einzelnen Sitzgelegenheiten ist ein Abstand von ca. 100 cm. Dieser Abstand stellt die jeweiligen Tore dar. Je zwei Spieler teilen sich also sowohl auf der rechten Seite wie auch auf der linken Seite ein Tor, dass sie hüten müssen. Jeder Spieler ist gleichzeitig Torhüter und Stürmer. Gespielt wird mit einem kleinen, leichten Softball. Es darf nicht über Hüfthöhe geschossen werden. Aufstehen und im Stehen weiterzuschießen ist nicht erlaubt. Es empfiehlt sich, wegen der unausbleiblichen Ausweichbewegungen nach hinten, sehr stabile Sitzgelegenheiten mit Rückenlehne zu verwenden. Wird der Ball aus dem Sitzkreis herausgeschossen, wird er vom Spielleiter zurückgeholt.
Das Spiel wird noch dynamischer, wenn mit mehreren Bällen gespielt wird.
Anmerkungen: Auf das Zählen der Tore und Ermitteln von Siegern und Verlierern wird bewusst verzichtet. Sinn des Spieles ist es vielmehr, den Spielern eine eingegrenzte und gefahrlose Möglichkeit zum „Austoben“ zu geben.
Material: Kleiner, leichter Softball, stabile Sitzgelegenheiten mit Rückenlehne

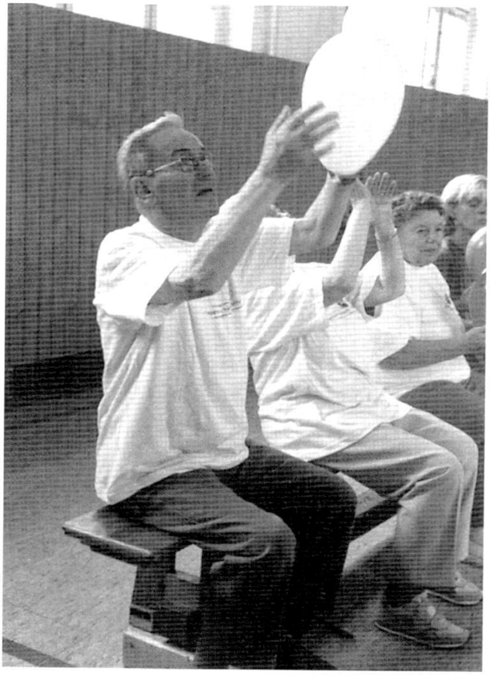

Abb. 31: Spiele mit dem Luftballon

Name: Luftballonvolleyball
Funktion: Hand-Auge-Koordination
Spielregeln: Jeweils zwei Spieler stehen sich gegenüber. Sie sollen einen Luftballon hin- und herstoßen. Der Luftballon soll nicht unter Brusthöhe fallen.
In einem *zweiten Schritt* kommt ein dritter und später ein vierter Spieler hinzu. Der Luftballon wird so in der Gruppe hin- und herbewegt.
In der *eigentlichen Spielform* stehen sich zwei Mannschaften gegenüber, die durch ein Baustellenband getrennt sind. Ähnlich dem Volleyball kann jetzt, je nach Leistungsfähigkeit der einzelnen Spieler, Luftballonvolleyball gespielt werden. Der Luftballon darf innerhalb der Mannschaften beliebig oft berührt werden, jedoch nicht öfter als zweimal hintereinander von demselben Spieler.
Anmerkungen: Die Dauer des Spiels ist abhängig von der Größe des Spielfeldes und der Anzahl der Spieler. Je kleiner das Feld ist und je höher die Zahl der

Spieler, desto geringer ist der „Bewegungsaufwand" des Einzelnen. Als Empfehlung wird eine Begrenzung der Spieldauer auf 3-5 Minuten ausgesprochen. Luftballonvolleyball kann auch im Sitzen gespielt werden und ist dann eher für weniger bewegungsfähige Spieler geeignet.
Material: Luftballons, Trassierband. Besonders gut geeignet sind Zeitlupenbälle, die wesentlich stabiler sind als Luftballons und eine geringere Fallgeschwindigkeit haben als konventionelle Bälle.

Name: Ballons drücken
Funktion: Schulung der Feinmotorik und Greifmotorik
Spielregeln: Jeder Spieler erhält einen Luftballon. Der Luftballon wird zwischen den Händen gehalten. Die Spieler sollen den Ballon zusammendrücken und wieder loslassen, aber ohne ihn zum Platzen zu bringen.
Der Luftballon wird zwischen den Händen gedreht.
Es werden ähnlich wie beim Klavierspielen die Finger abwechselnd oder in einem eigenständigen Rhythmus auf den Ballon gesetzt.
Der Spielleiter gibt einen Rhythmus vor, zum Beispiel die beiden Zeigefinger, danach die Ringfinger, dann lassen die Zeigefinger wieder los und die Mittelfinger berühren usw.
Diese Übung kann durch Musik die einen Takt und eine Geschwindigkeit vorgibt, noch unterstützt werden.
Der Luftballon wird nur mit zwei Fingern gehalten und gedrückt.
Er wird zwischen den Handballen oder Handrücken gehalten und gedrückt.
Er wird zwischen den Händen gerieben und so Geräusche erzeugt.
Der Luftballon wird zwischen den Knieen, Füßen oder Oberschenkeln gehalten und gedrückt.
Er wird zwischen Rücken und Rückenlehne gelegt und so gedrückt.
Es kann mit mehreren Luftballons gleichzeitig gespielt und so mehrere Muskelgruppen gleichzeitig angesprochen werden.
Es sind hier noch zahllose Kombinationen oder Variationen möglich.
Material: Luftballons

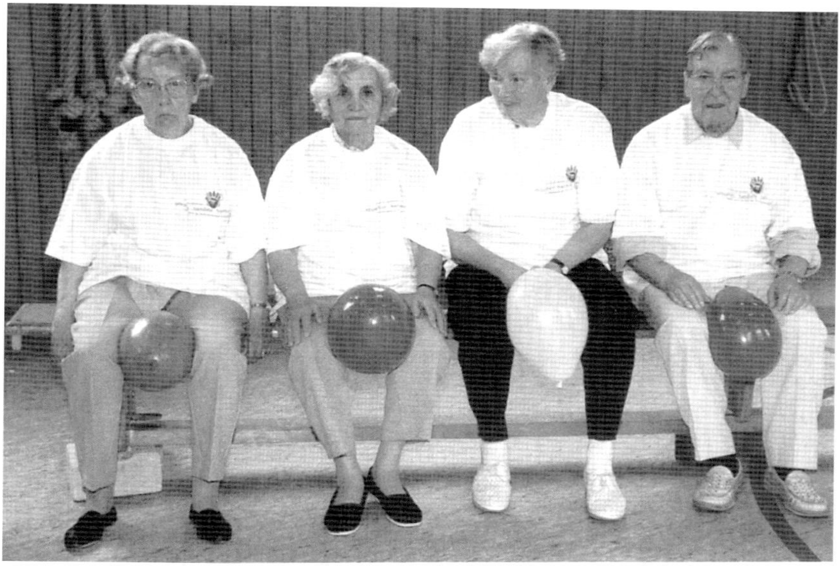

Abb. 32: Ballons oder Bälle drücken

Name: Familie Meier im Zoo
Funktion: Gedächtnisschulung und Reaktionsfähigkeit
Spielregeln: Die Spieler sitzen sich in einem Kreis gegenüber. Der Spielleiter gibt jedem Spieler analog der Geschichte einen Namen. Wird dieser Name während der Geschichte erwähnt, auch im Zusammenhang mit anderen Namen, so muss der Spieler aufstehen und eine Runde um die Bank gehen. Er darf sich dann bis sein Name erneut genannt wird, wieder hinsetzen.

Familie Meier im Zoo:
„Familie Meier geht in den Zoo. Das sind Herr Meier und Frau Meier mit ihren Kindern Erna und Fritzchen. Sie wollen sich die Tiere anschauen. Die Großeltern, das sind Theo und Waltraud Meier, sind mit Dackel Waldi mitgekommen. Sie sollen mit auf Fritzchen und Erna aufpassen. Erna möchte sich gerne die Affen (auch das sind Spieler) anschauen und Fritzchen möchte erst ein Eis essen. Oma Meier geht mit Fritzchen zur Eisbude, dabei kommen sie an den Elefanten (Spieler) vorbei, die sie fröhlich begrüßen. Erna und Herr und Frau Meier haben nicht so viel Glück. Die Affen bewerfen sie mit Bananen. Dackel Waldi mag das gar nicht und bellt wütend. Fritzchen muss jetzt dringend aufs Klo. Opa Meier geht mit ihm. Waldi schaut sich im Moment die Krokodile (Spieler) an. Die Krokodile schauen sich auch Dackel Waldi an. Ob das wohl gut geht?“

Anmerkungen: Die Geschichte lässt sich mit etwas Phantasie beliebig ausdehnen und die Zahl der Spieler kann nahezu unendlich sein. Häufig entwickelt sich eine Eigendynamik und die Spieler beginnen selbst, die Geschichte weiter zu erzählen.

Name: Handtuchball
Funktion: Koordinationsübung
Spielregeln: Jeweils zwei Spieler halten ein Handtuch, so dass das Handtuch zwischen den Händen gespannt ist. Ihnen stehen zwei weitere Spieler gegenüber, die ebenfalls ein Handtuch halten. In ein Handtuch wird ein Softball gelegt, der durch die gemeinsame Anstrengung der beiden Spieler in das andere Handtuch geworfen werden soll. Die Fänger fangen mit ihrem Handtuch den Ball auf. Je nach Gruppengröße können noch mehr Paare an dem Spiel teilnehmen und so kann der Ball zum Beispiel im Kreis weitergeworfen werden.
Auf diese Weise ließe sich auch Handtuchvolleyball spielen, allerdings setzt dies eine sehr gute Entwicklung der koordinativen Fähigkeiten voraus. Darüber hinaus müssen die Spieler sicher stehen und gehen können.
Anmerkungen: Die Koordinierung der Bewegungen der beiden Spieler (Fänger wie Werfer) setzt ein hohes Maß von Abstimmung und Rücksichtnahme voraus. Sehr leicht versucht sonst ein Partner, den Ball doch noch zu erreichen und zieht zu heftig am Handtuch und sein Mitfänger verliert das Gleichgewicht. Das Spiel lässt sich etwas entschärfen, wenn man statt eines Handtuches ein Stretchtuch verwendet, das bei plötzlichem Zug zunächst nachgibt und die Reaktionszeit verlängert.
Material: Handtücher, eventuell Stretchtücher

Name: Becherball
Funktion: Koordinationsübung
Spielregeln: Die Spieler sitzen sich in einem Kreis gegenüber. Jeder Spieler erhält einen leeren Joghurtbecher (500g) und einen Tischtennisball. Der Ball soll aus dem Becher auf den Boden geprellt werden und dann wieder mit dem Becher aufgefangen werden. Wenn dies relativ problemlos gelingt, werden alle Bälle an den Spielleiter zurückgegeben. Er gibt nun aus seinem Joghurtbecher den Tischtennisball in den Joghurtbecher seines rechten Nachbarn. Der gibt den Ball ebenso weiter, bis der Ball wieder beim Spielleiter angekommen ist.

Als nächsten Schritt können immer mehr zusätzliche Tischtennisbälle ins Spiel gebracht werden, so dass jeder Spieler ständig beschäftigt ist und eine unendliche Kette von Aufnehmen und Weiterreichen entsteht.
Noch anspruchsvoller wird das Spiel, wenn ein Rhythmus eingebaut wird. Jeder zweite Spieler hat *keinen* Ball. Auf ein Zeichen des Spielleiters werden die Bälle nun im Kreis weitergereicht, wobei jeder Spieler einmal zum Fänger und darauf zum Werfer wird.
Das Spiel kann auch als „Hase und Igel" mit verschieden farbigen Bällen gespielt werden.
Anmerkungen: Das Prellen des Balles auf den Boden und anschließendes Auffangen ist eine bedeutende motorische Leistung und fällt vielen Spielern bereits schwer. Das Weiterreichen des Balles ist wesentlich einfacher, weil man die beiden Joghurtbecher aneinander legen kann.
Bei motorisch leistungsstarken Gruppen können auch kleinere Gefäße gewählt werden.
Material: Joghurtbecher 500g und Tischtennisbälle

Name: Eierlauf
Funktion: Koordinationsübung
Spielregeln: Die Spieler sitzen sich im Kreis gegenüber. Jeder Spieler erhält einen Suppenlöffel und einen Tischtennisball. Der Ball soll auf dem Löffel balanciert werden.
Die Spieler nehmen den Ball vom Löffel und legen ihn wieder zurück.
Der Ball wird auf den Boden geprellt und mit dem Löffel wieder aufgefangen.
Der Ball wird jetzt von Löffel zu Löffel im Kreis weitergegeben.
Ein vom Spielleiter benannter Spieler steht auf und übergibt den Ball einem anderen im Kreis sitzenden Spieler. Der steht auf und so weiter. Dieses Spiel lässt sich mit einem Namensspiel oder zum Beispiel den Geburtsmonaten oder -jahren verbinden, indem der Ball dem Alphabet oder den Geburtsjahren oder -monaten nach weitergereicht werden muss.
Anmerkungen: Es lassen sich nahezu unendlich viele Variationen finden. Der Phantasie sind hier kaum Grenzen gesetzt.
Material: Suppenlöffel und Tischtennisbälle

Name: Kochlöffelspiel
Funktion: Verbesserung der Feinkoordination, besonders der Hände
Spielregeln: Die Spieler sitzen sich im Kreis gegenüber. Jeder Spieler erhält einen Kochlöffel. Mit dem Kochlöffel sollen nun verschiedene Geschicklichkeitsübungen durchgeführt werden.
Der Löffelstiel wird zwischen die Handflächen gelegt und gedreht. Die gesamte Handfläche bis in die Fingerspitzen soll dabei „aufgerollt" werden.
Der Löffelstiel wird zwischen Zeigefinger und Daumen gelegt und gedreht. Auch hier soll die maximale Beweglichkeit der Finger genutzt werden.
Der Löffelstiel wird zwischen Mittelfinger und Daumen, Ringfinger und Daumen, kleinem Finger und Daumen wie beschrieben gedreht. Diese Übungen werden mit der rechten und mit der linken Hand ausgeführt.
Der Löffel wird so zwischen den Händen gehalten, dass er aufrecht steht. Die Löffelspitze steht auf der rechten Handfläche und das Stielende steht auf der linken Handfläche. Die Handflächen befinden sich übereinander. Der Löffel wird nun aufrecht hin- und hergedreht.
Die Handflächen befinden sich parallel vor dem Körper. Der Kochlöffel wird nun so links und rechts herum gedreht.
Der Kochlöffel soll auf der rechten und linken Handfläche balanciert werden.
Er wird auf den Fingern balanciert.
Er wird auf den Handrücken balanciert.
Er wird zwischen den Fingern einer Hand wechselnd hin- und hergedreht, wie dies zum Beispiel Tambourmajore tun.
Anmerkungen: Es sind viele weitere Variationen möglich. Die Übung ist jedoch anstrengender als sie zunächst aussieht. Es sollen deshalb nicht zu viele Variationen auf einmal ausprobiert werden.
Material: Kochlöffel

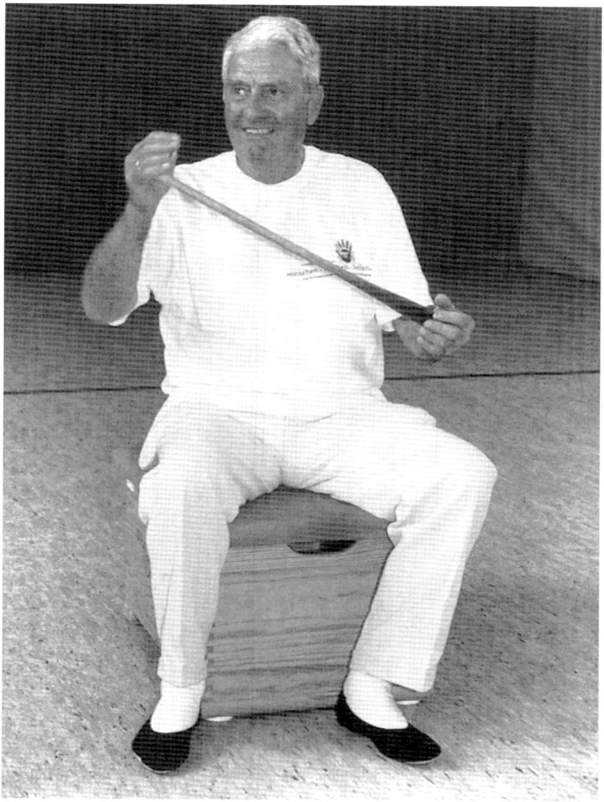

Abb. 33: Das Kochlöffelspiel. Ein grosser Löffel erleichtert das Greifen und Drehen.

Name: Pass auf!
Funktion: Reaktionsspiel
Spielregeln: Die Spieler sitzen sich im Kreis gegenüber. Ein Spieler erhält einen Softball. Der Ball soll anderen Spielern zugeworfen werden. Der Werfer versucht aber zu täuschen. Der Ball darf nur dann gefangen werden oder es darf nur dann reagiert werden, wenn auch der eigene Name des Fängers genannt wurde. Reagiert er falsch, wird er zum Werfer. **Anmerkungen:** Der Ball muss, um Verletzungen beim Fangen auszuschließen, auf den Boden geprellt werden und darf nicht direkt zugeworfen werden. **Material:** Ball

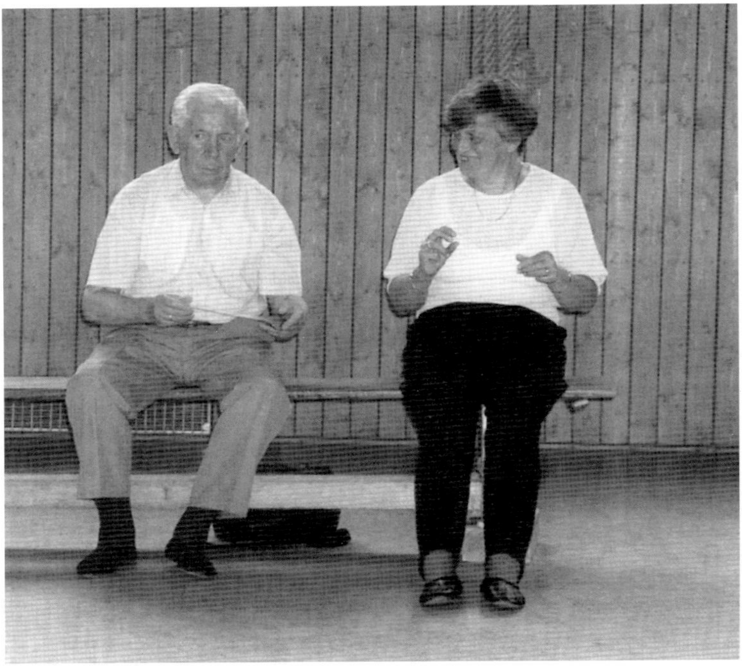

Abb. 34: Das Kochlöffelspiel

Name: Fuchsjagd
Funktion: Koordinationsübung
Spielregeln: Die Spieler sitzen rittlings auf einer Bank. Alternativ stehen die Sitzgelegenheiten so eng hintereinander, dass jeder Spieler die Schultern des vor ihm Sitzenden berühren kann.
Das Spielgerät wird im Wechsel über die linke und dann über die rechte Schulter nach vorne bzw. über die andere Schulter nach hinten gereicht, so dass ein ständiger Kreislauf entsteht.
Anmerkungen: Jedes kleine Spielgerät zum Beispiel Bälle, Tennisring, Doppelklöppel usw. ist geeignet. Es muss nur gut zu greifen sein. Eventuell muss die Übung so variiert werden, dass zunächst die Gegenstände nur nach vorne gereicht werden und dann in einem zweiten Durchgang zurück. Auch lässt sich durch Zuruf während des Spieles die Richtung wechseln. **Material:** kleine Spielgeräte

5.3 Spiele und Übungen zur Schulung der Mimik und Gestik

Name: Der Morgenmuffel
Funktion: Koordinationsübung, Schulung alltäglicher Bewegungsmuster
Spielregeln: Die Teilnehmer sitzen sich in einem Kreis gegenüber. Der alltägliche Ablauf des Aufstehens soll nachgespielt werden. Pantomimisch werden die einzelnen Schritte sehr detailliert nachgespielt. Begonnen wird mit dem Aufstehen und Räkeln, Gähnen, sich kratzen, die Augen reiben usw.... Dann muss die Tür zum Badezimmer geöffnet werden. In welche Richtung öffnet die Tür? Der Wasserhahn wird aufgedreht. In welche Richtung muss er gedreht werden, welche Seite ist warmes und welche Seite ist kaltes Wasser? Das Frühstück wird zubereitet usw....
Variation: Die Übung kann auch ähnlich „Koffer packen“ durchgeführt werden. Der zweite Teilnehmer muss die Handlungen des ersten wiederholen usw.. Der letzte Teilnehmer muss das gesamte Morgenritual vollständig durchführen.
Anmerkungen: Man kann sich leicht realer Gegenstände wie Schuhe (zum Schuhe zubinden) oder Zahnbürste (zur Demonstration des Bürstens) oder eines ausgedienten Wasserhahns bedienen, um die Übung realer zu gestalten.
Material: diverse Alltagsgegenstände

Name: Spiegelbild
Funktion: Schulung der Mimik und Gestik
Spielregeln: Zwei Spieler sitzen sich gegenüber. Ein Spieler schneidet eine Grimasse und sein Partner als sein Spiegelbild versucht, die Grimasse zu kopieren.
Anmerkungen: Nach einiger Zeit wechseln die Spieler.

Name: Spiegelbild als Ganzkörper
Funktion: Verbesserung des Körperausdrucks
Spielregeln: Zwei Spieler gehen hintereinander durch die Halle. Der nachfolgende Spieler soll alle Bewegungen seines „Vorgängers“ nachmachen.
Anmerkungen: Die Bewegungen sollen langsam und fließend sein. Schnellkräftige Bewegungen sind aus Verletzungsgründen zu vermeiden.

Name: Berufe raten (im Sitzen)
Funktion: Schulung der Mimik und besonders der Gestik
Spielregeln: Die Spieler sitzen sich in einem Kreis gegenüber. Ein Spieler tritt in die Mitte und stellt pantomimisch eine bedeutende Persönlichkeit oder einen Beruf dar. Es darf nur mit „ja“ oder „nein“ geantwortet werden. Wird der Begriff erraten, wird gewechselt. Die zu dem Begriff gehörende Mimik und Gestik kann beliebig wiederholt oder ergänzt werden. Kann nach einer bestimmten Zeit keine Lösung gegeben werden, müssen alle Ratenden vor der Auflösung die Gestik und Mimik gemeinsam nachmachen.
Anmerkungen: Diese Übung fällt Parkinsonpatienten unter Umständen ausgesprochen schwer. Es empfiehlt sich dann, kleine Hinweise und Hilfen für die Ratenden einzubauen. Es ist auch möglich, die Vorführung des Begriffs durch eine Gruppe vornehmen zu lassen.

5.4 Atemübungen

Name: Schiffe versenken
Funktion: Atemübung
Spielregeln: Die Spieler sitzen um einen Tisch. In der Mitte des Tisches steht ein flache große Schale mit Wasser. In der Schale schwimmen verschiedene Gegenstände (z.B. Streichhölzer, Tischtennisbälle, Fingerhüte u.Ä.). Die Spieler sollen die „Schiffe“ hin- und herpusten und versuchen sie zu versenken.
Anmerkungen: Ähnlich wie beim Wattepusten lassen sich hier auch die Namen mit einbauen.
Material: Schüssel, Wasser, schwimmende Kleinteile

Name: Kerze
Funktion: Atemübung
Spielregeln: Die Spieler sitzen sich an einem Tisch gegenüber. Vor jedem Spieler oder maximal vor je zwei Spielern steht eine brennende Kerze. Die Spieler sollen versuchen, das Kerzenlicht zum Flackern, aber nicht zum Verlöschen zu bringen.
Anmerkungen: Die zuvor genannten Übungen bedingten eine kräftige Ausatmung, um die Gegenstände in Bewegung zu versetzen. Ziel dieses Spiels ist das Training der Feinmotorik und der Variabilität der Atemtechnik.
Material: Kerze

Name: Dirigentenspiel
Funktion: Atemübung
Spielregeln: Die Spieler sitzen sich in einem Kreis gegenüber. Der erste Spieler stimmt eine stimmhafte (Schwerpunkt Vokal) Silbe eines Wortes an (z.B. Boooo...chum). Er dreht sich zu seinem rechten Nachbarn, schaut diesen an und reicht den Laut „Boooo..." damit weiter. Dieser Mitspieler spricht den Laut ebenfalls aus und reicht ihn seinerseits an seinen rechten Nachbarn weiter. Durch das Weiterreichen des Lautes wird die eigene Aussprache nicht beendet. Das Spiele endet somit, wenn die gesamte Gruppe den Laut ausspricht. Der erste Spieler ist nun der „Dirigent" und auf sein Zeichen wird die zweite Silbe des Wortes explosionsartig ausgesprochen (also: „...chum"). Natürlich kann der erste Spieler nicht so lange ausatmen. Je nach Atemvolumen ist ein mehrmaliges Unterbrechen zum Luftholen erforderlich.
Anmerkungen: Entscheidend ist eine laute und klare Aussprache der ersten Silbe des Wortes und ein zügiges Weiterreichen an die Mitspieler. Die zweite Silbe des Wortes soll möglichst mit maximaler Lautstärke ausgesprochen werden. Das Üben in der Gruppe und gemeinsame Intonieren überdeckt bei diesem Spiel die Schwächen Einzelner und setzt die Hemmschwelle deutlich herab, einmal so „aus sich herauszugehen".
Material: entfällt. Mögliche Laute: Bochum, Aachen, Dortmund, Musik, Leben

Name: Stille Post
Funktion: Sprachübung
Spielregeln: Die Spieler sitzen sich im Kreis gegenüber. Ein Spieler flüstert seinem rechten Nachbarn eine kurze Nachricht ins Ohr, die dieser wiederum an seinen rechten Nachbarn weiterreicht, bis die Nachricht im Kreis herum ist. Die Nachricht wird nun mit der ersten verglichen und die Zwischenergebnisse genannt.

5.5 Gehübungen

Name: Das Pferdchenspiel
Funktion: Gehübung
Spielregeln: Jeweils zwei Spieler erhalten einen Gymnastikreifen. Ein Spieler steht in dem Reifen und greift die Innenseite mit den Händen, der andere Spieler steht hinter dem Reifen und greift den Ring von außen.

Der im Reifen befindliche Spieler wird nun durch leichtes Drehen des Reifens von seinem Partner durch den Raum geführt. Nach einiger Zeit wechseln die Spieler. Drehen nach rechts oder links bedeutet, den jeweiligen Drehungen zu folgen; leichtes Schieben bedeutet, vorwärts zu gehen; leichtes Ziehen bedeutet, rückwärts zu gehen und ein Berühren des Spielers im Reifen bedeutet „Stop!!!"
Der Spieler im Reifen schließt nun die Augen und wird „blind" durch den Raum geführt. Es gelten die selben Zeichen wie zuvor.
Eine weitere Spielversion schult die räumliche Orientierung und das Körperbewusstsein. Der im Ring befindliche Spieler erhält einen festen Ausgangspunkt, den er sich merken muss. Er wird nun mit geschlossenen Augen durch den Raum geführt. Nach einer gewissen Spielzeit unterbricht der Spielleiter. Der geführte Spieler soll nun, bevor er die Augen öffnet, möglichst genau beschreiben, wo er sich im Raum, gemessen an seinem Ausgangsort, befindet.
Anmerkungen: Das mit geschlossenen Augen durch den Raum Geführtwerden, setzt ein hohes Maß an Vertrauen voraus. Die Übungen müssen langsam und vorsichtig durchgeführt werden. Der geführte Spieler darf nie das Gefühl haben, gefährdet zu sein.
Beim Rückwärtsführen ist besondere Vorsicht geboten, insbesondere mit geschlossenen Augen ist der Gleichgewichtssinn empfindlich gestört. Es kann leicht zu Stürzen kommen.
Material: Gymnastikreifen

Name: Gerade gehen
Funktion: Raumorientierung, Entwicklung und Schulung des Körperbewusstseins
Spielregeln: Für das Spiel wird ein großer Raum, nach Möglichkeit eine Dreifachhalle benötigt. Es kann immer nur ein Spieler zurzeit spielen, die anderen stehen an den Seitenwänden und einer Stirnwand der Halle. Der Spieler geht von der Mitte der Stirnseite der Halle aus in einem von ihm gewählten Tempo und mit beliebiger Schrittlänge durch die Halle. Wenn möglich, orientiert er sich an den aufgezeichneten Feldbegrenzungen. Er soll vollkommen gerade durch die Halle gehen, so dass er am anderen Ende wieder in exakt der Mitte der Stirnseite ankommt.
In einem zweiten Schritt geht er nun mit geschlossenen Augen wieder zurück, ohne sich unterwegs visuell zu orientieren. In der Halle herrscht absolute Ruhe. Die an den Seiten der Halle stehenden Spieler sichern und halten ihn an, sollte er Gefahr laufen vor die Wand zu laufen.

Ansonsten erhält der Spieler keinerlei Hilfen. Wenn er an der Stirnseite angekommen ist, wird die seitliche Abweichung gemessen und diskutiert.
In der Kineosiologie wird diese Abweichung mit dem unterschiedlichen Ausprägungsgrad und Steuerungsverhalten von linker und rechter Gehirnhälfte erklärt.
Anmerkungen: Bei den meisten Menschen werden sich mehr oder weniger starke Abweichungen ergeben. Dies hängt zum einen mit dem Ausprägungsgrad des Körperbewusstseins zusammen, aber auch von motorischen Dysbalancen. Ehemalige oder noch aktive Sportler aus Disziplinen mit hohem koordinativen Anteilen, wie zum Beispiel Turner oder Trampolinspringen, werden kaum Schwierigkeiten haben.
Die Orientierung im Raum lässt sich leicht verbessern und dient ganz maßgeblich dazu, motorische Unsicherheiten und Defizite abzubauen. Die benannte Übung ist hier als Test zu verstehen, der unmittelbar Aufschluss über die jeweilige individuelle motorische Ausprägung geben kann. Je nach Raumbeschaffenheit bieten sich den Spielern ergänzende Orientierungshilfen, wie zum Beispiel Fensterfronten oder eindringender Straßenlärm. Die räumliche Orientierung durch den Sehsinn wird so durch akustische Wahrnehmung ersetzt. Einige Spieler bedienen sich der taktilen Wahrnehmung, indem sie die Anzahl der Schritte zählen und auch die Schrittlänge möglichst gleich zu halten versuchen. Dies ist jedoch kein verlässliches Mittel gegen eine seitliche Abweichung. Diese Zusammenhänge sollten unbedingt mit den Spielern besprochen werden, um sie nicht aufgrund des reinen motorischen Ergebnisses bloßzustellen.

Name: Das Eisenbahnspiel
Funktion: Gehübung
Spielregeln: Zwei Spieler stehen hintereinander und halten jeweils die Enden von Gymnastikstäben in den Händen. Auf ein Zeichen des Spielleiters setzen sie sich rhythmisch in Bewegung. Es ist darauf zu achten, dass sich die Arme gegengleich zu den Beinen bewegen. Schwingt der rechte Arm nach vorne, so bewegt sich gleichzeitig das linke Bein nach vorne und umgekehrt. Die Bewegungsausführung soll fließend erfolgen und die Schrittweite ca. 60-100 cm betragen. Der vordere Spieler bestimmt die Richtung und eventuelle Wechsel, der hintere Spieler entscheidet über die Gehgeschwindigkeit. Eventuell benötigt die kleine Gruppe einen Rhythmusgeber. Dies kann durch den vorderen Spieler oder aber zentral durch den Spielleiter mit Musik oder Gesang erfolgen.
Nach einiger Zeit schließt sich den beiden Spielern auf dieselbe Weise ein dritter Spieler an. Auch hier entscheidet der hinten gehende Spieler über die Gehgeschwindigkeit.

Das Spiel kann fast beliebig fortgesetzt werden, solange Spieler zur Verfügung stehen.

Anmerkungen: Dem Einhalten eines Rhythmus kommt die entscheidende Bedeutung zu. Er erleichtert die Initiierung der Gesamtbewegung und ist zudem bei der Ausführung der Bewegung Bewegungsimpuls und Steuerungsinstrument der Gehmotorik. Je größer die Gruppe wird, desto schwieriger ist die Ausführung des Spiels. Je nach motorischer Leistungsfähigkeit der Gruppe empfiehlt es sich, die einzelnen Züge klein zu halten. Für Spieler mit kleinen Händen ist es oft sehr schwierig, die Enden von zwei Gymnastikstäben in einer Hand zu halten. Der Gymnastikstab kann dann durch einen dünneren Stock (Bambusstab) ersetzt werden. Singen die Spieler während der Übung (z.B. „Das Wandern ist des Müllers Lust" o.Ä.), so wirkt dies stark erleichternd und erfüllt zusätzlich noch die Funktion einer Sprachübung.

Material: Stäbe

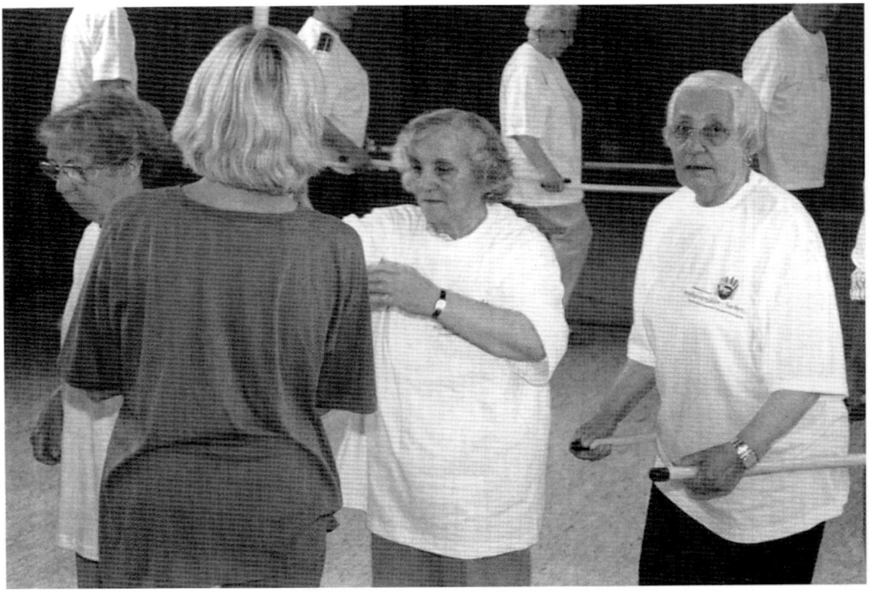

Abb. 35: Das Eisenbahnspiel

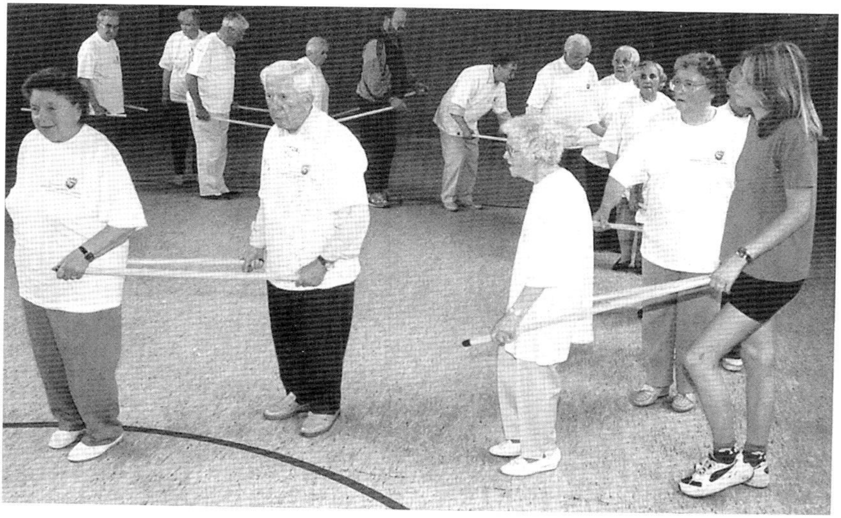

Abb. 36: Fortsetzung des Eisenbahnspiels

Name: Sieben Meilenstiefel
Funktion: Rhythmusschulung und Einüben einer angemessenen Schrittlänge
Spielregeln: Im Abstand von etwa einer Schrittlänge liegen Gymnastikstäbe oder Seilchen auf dem Boden, sodass eine Gehstrecke erkennbar ist. Die Teilnehmer gehen mit möglichst gleich bleibend großen Schritten über die Stäbe.
Anmerkungen: Stäbe oder Seilchen bergen die Gefahr, auszurutschen; besser geeignet sind Bodenstreifen, die am Boden haften und nach Benutzung leicht wieder entfernt werden können.
Geräte: Seilchen, Gymnastikstäbe, Bodenstreifen

Name: Seiltanz
Funktion: Gleichgewichtsschulung
Spielregeln: Auf dem Boden werden Gymnastikseile ausgelegt. Die Teilnehmer sollen auf den Seilen balancieren, ähnlich einer Seiltänzerin im Zirkus.
Die Seile lassen sich durch die Spielfeldmarkierungen ersetzen.
Geräte: Seile, Spielfeldmarkierungen

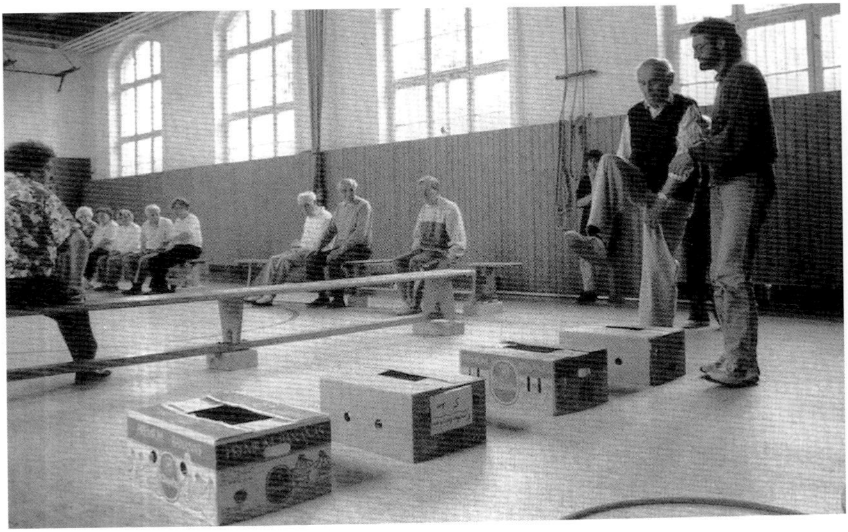

Abb. 37: Hürdenlauf. Deutlich zu sehen ist der überhöhte Krafteinsatz.

Name: Hürdenlauf
Funktion: Verbesserung der Gleichgewichtsfähigkeit und des Beinhubes
Spielregeln: In Abständen, die in etwa einer Schrittlänge entsprechen, stehen kleine Kartons. Diese sind so hoch, wie die durchschnittliche Schritthöhe ist. Die Teilnehmer steigen über die Kartons und absolvieren so einen Parcours.
Anmerkungen: Diese Übung erfordert etwas Erfahrung. Unsichere Patienten benötigen eventuell Hilfestellung.
Geräte: Kartons, Schaumstoffwürfel

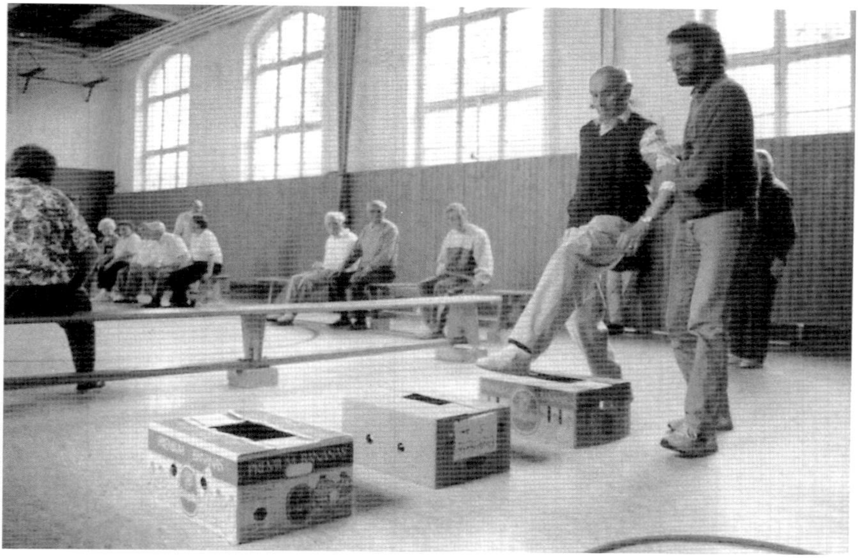

Abb. 38 Hürdenlauf. Fortsetzung von Abb. 37(Zu hoher Krafteinsatz).

Name: Eine Wanderung durchs Moor
Funktion: Verbesserung der Gleichgewichtsfähigkeit
Spielregeln: Die Teilnehmer sollen über eine auf dem Boden liegende Weichbodenmatte gehen.
Anmerkungen: Beim Auf- und Abstieg ist eventuell Hilfestellung zu leisten. Das Überqueren der Matte erfordert ein hohes Maß an Konzentration und Koordination. Es empfiehlt sich, einen Partner neben der Matte als Sicherung gehen zu lassen. **Geräte:** Weichbodenmatte

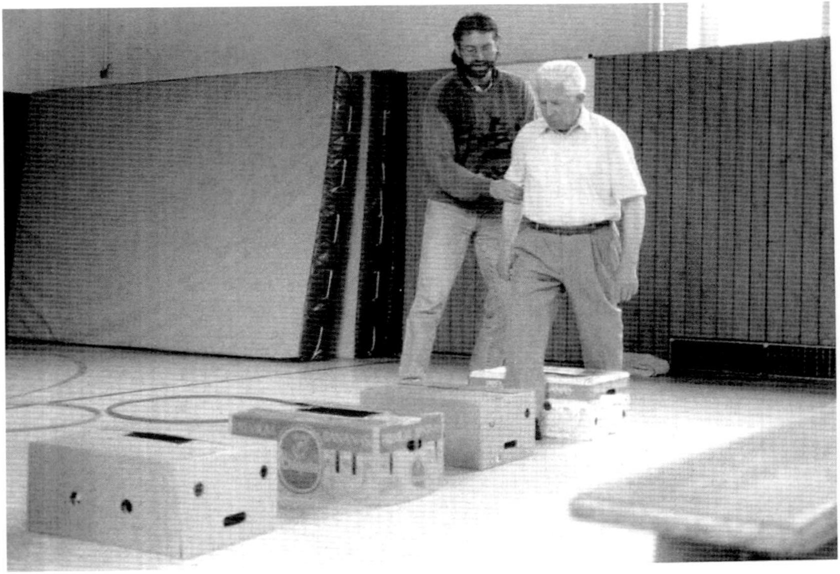

Abb. 39: Hürdenlauf. Der Beinhub ist zu flach und vorderes und hinteres Bein laufen nicht koordiniert.

Name: Wanderung durchs Moor
Funktion: Verbesserung der Gleichgewichtsfähigkeit
Spielregeln: Eine auf vielen Gymnastikbällen liegende Turnmatte soll überquert werden. Um die Matte herum ist aus vier weiteren Matten eine Umrandung gebaut worden, um ein Wegrollen der Bälle zu verhindern.
Anmerkung: Hier ist eine Hilfestellung unerlässlich. Sehr sichere Patienten können mit lockerer Handhaltung begleitet werden, unsichere Patienten werden beidseitig gestützt. Besonders der Auf- und Abstieg bilden Hemmschwellen. Auch hier sind Hilfen, z.B. durch kurzzeitiges Stützen, sinnvoll.
Variation: Die Gymnastikbälle können durch Medizinbälle ersetzt werden. Der Stand auf der Matte ist dadurch etwas sicherer, das Gehen aber erschwert.
Geräte: Gymnastikbälle, Turnmatten, Medizinbälle

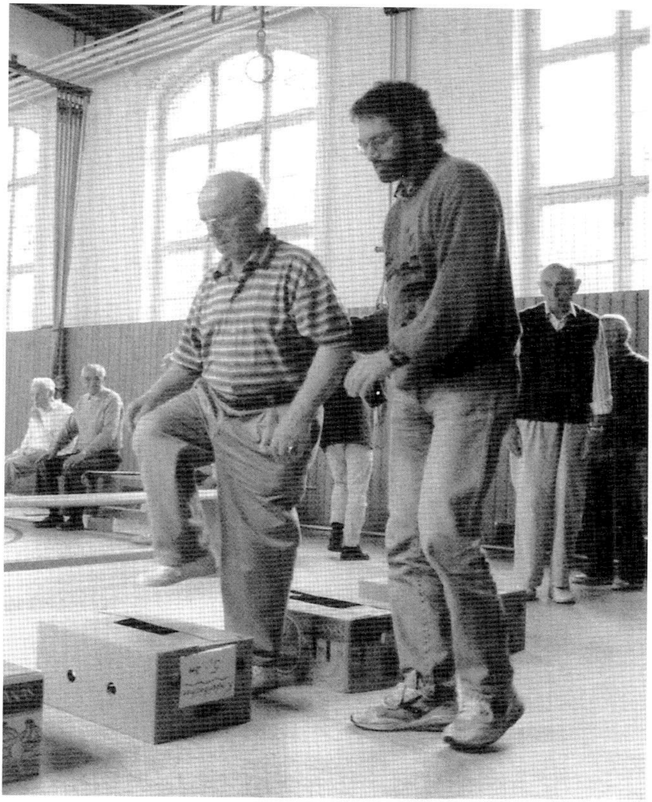

Abb. 40: Hürdenlauf. Koordinierter Bewegungsablauf, guter Beinhub.

Name: Rundgang
Funktion: Schulung der Koordination und des Rhythmusgefühls
Spielregeln: Aus Gymnastikreifen wird ein Kreis gelegt. In je einem Reifen steht ein Teilnehmer. Auf ein akustisches oder visuelles Zeichen setzt sich die Gruppe im Uhrzeigersinn in Bewegung und tritt jeweils in die Reifen.
Anmerkung: Bewegungssichere Teilnehmer werden diese Übung als zu leicht empfinden. Hier lässt sich der Schwierigkeitsgrad erhöhen, indem der Übungsleiter die Richtung während der Bewegungsausführung ändert. Dies lässt sich durch

die Vereinbarung konkreter Zeichen, z.B. gerade und ungerade Zahlen für die Bewegungsrichtung, noch steigern.
Variation: Sehr sichere Teilnehmer können rückwärts und vorwärts gehen.
Geräte: Gymnastikreifen

Name: ZickZack
Funktion: Koordinationsübung
Spielregeln: Mit Pilonen wird eine ca. 1,50 Meter breite Gasse gebildet. Am Ende der Gasse steht ein kleiner Kasten als Ruhepunkt. Die Pilonen sind seitlich versetzt. Die Teilnehmer gehen im Wechsel von der linken zur rechten Seite und umgekehrt, ohne die Geschwindigkeit und Bewegungsausführung zu ändern.
Anmerkungen: Die Übung ist besonders als Einstiegsübung geeignet.
Geräte: Pilonen, kleiner Kasten

Name: Sidestepp
Funktion: Variation der Schrittlänge
Spielregeln: Teppichfliesen werden in unterschiedlich großen Abständen und seitlich versetzt auf den Boden gelegt. Sie sollen nun in einer fließenden Bewegung überquert werden.
Geräte: Teppichfliesen

Name: Treppensteigen
Funktion: Schulung der Gehmotorik (Treppen steigen)
Spielregeln: Aus großen und kleinen Kästen wird eine Kastentreppe erstellt. Die Treppe soll überquert werden.
Anmerkungen: Auf ausreichende Hilfestellung ist zu achten.
Geräte: große und kleine Kästen, Turnmatten

Name: Gangreihe
Funktion: Koordinationsübung zur Behebung von Start- und Stopschwierigkeiten
Spielregeln: In einer Reihe liegen abwechselnd eine Turnmatte und ein Gymnastikreifen. Beginnend mit dem Reifen wird der Parcours durchlaufen. Im Reifen

wird jeweils angehalten und wieder angegangen, die Matte überquert und im nächsten Reifen wieder angehalten. Dies wird mehrfach wiederholt. Bewegungssichere Teilnehmer können mit Hilfestellung auch rück- oder seitwärts gehen.
Geräte: Turnmatten, Gymnastikreifen

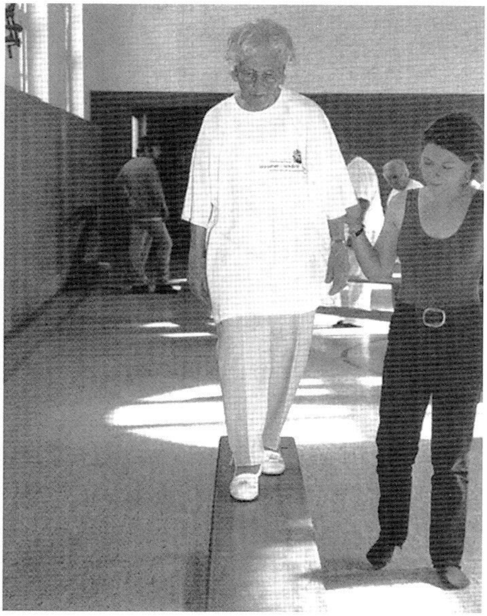

Abb. 41: Die Brücke. Eine schwierige Gleichgewichtsübung

Name: Die Brücke
Funktion: Gleichgewichtsschulung
Spielregeln: Die Teilnehmer überqueren eine Langbank, die links und rechts durch Matten gesichert ist.
Variation: Die Bank wird umgedreht, so dass die schmale Seite als Gehstrecke dient.
Die Bank wird mit der schmalen oder der breiten Fläche auf drei kleine Kästen gestellt und ist als eine Art Brücke zu überqueren. Die Bank wird mit der breiten oder schmalen Seite auf eine Weichbodenmatte gestellt und soll überquert werden.

Anmerkungen: Je nach Schwierigkeitsgrad und Leistungsfähigkeit der Gruppe ist für eine ständige Sicherung und Hilfestellung zu sorgen. Insbesondere das Aufsteigen auf die „Brücke" wird vielen Teilnehmern Schwierigkeiten bereiten.
Geräte: Langbank, Turnmatten, kleine Kästen, Weichbodenmatte

Name: Die Wippe
Funktion: Gleichgewichtsschulung
Spielregeln: Eine Langbank wird mit der schmalen Seite nach unten über ein Reuterbrett (Sprungbrett) gelegt, sodass sie etwa in der Mitte aufliegt. Eine Seite steht nun hoch. Die Teilnehmer überqueren die Bank und müssen ab der Mitte durch Verlagern des Körpergewichts die hoch stehende Seite der Bank auf den Boden drücken, um an das andere Ende zu kommen.
Anmerkungen: Um nicht alle Hausmeister zu verärgern, empfiehlt es sich, die Enden der Bank zu unterlegen (z.B. durch eine Turnmatte).
Variation: Die Übung erzeugt starke Bewegungsreize, die durch ein Überqueren mit geschlossenen Augen noch verstärkt werden können. In jedem Fall ist zu sichern und Hilfestellung zu geben.
Geräte: Langbank, Reuterbrett, Turnmatten

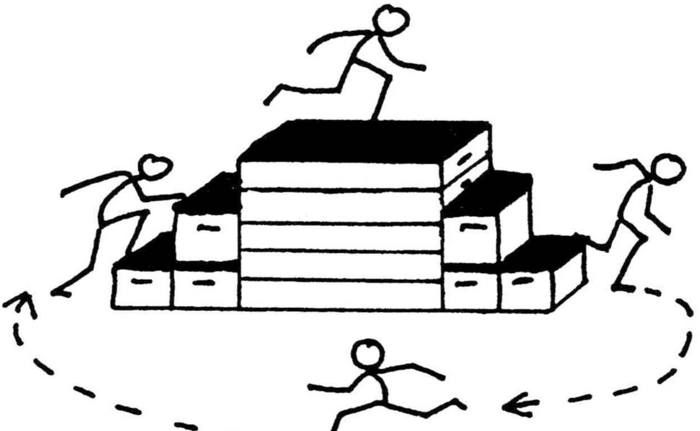

Abb. 42: Kastentreppe (aus: KOSEL, 1994)

Name: Gehschule
Funktion: Gehschule
Spielregeln: Ein Turnbarren wird mit Matten gesichert und so aufgebaut, dass die Holme etwas über hüfthoch sind. Der Abstand zwischen den Holmen entspricht etwas mehr als Schulterbreite. Die Teilnehmer sollen nun gesichert durch den Barren Gehübungen ausführen.
Anmerkungen: Diese Übung ist besonders für rekonvaleszente und sehr bewegungsunsichere Teilnehmer geeignet. Beim Einstieg in den Barren ist eventuell Hilfestellung zu leisten.
Geräte: Barren, Turnmatten

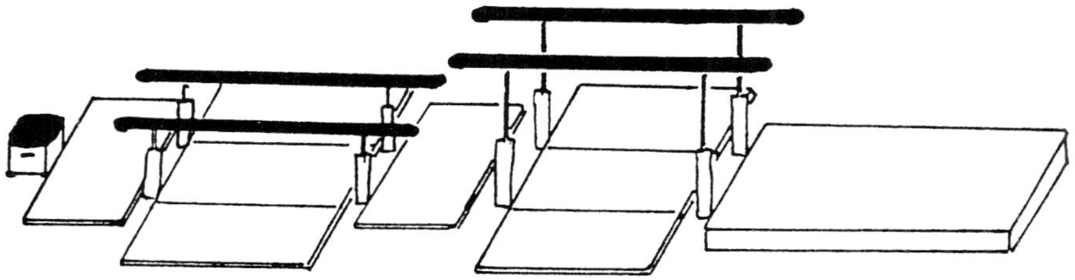

Abb. 43: Gehschule (aus: KOSEL 1994).

Name: Das Verkehrsspiel
Funktion: Schulung der Alltagsmotorik
Spielregeln: Durch Seile oder Gymnastikstäbe wird ein Zebrastreifen simuliert. Weiter befinden sich in der Halle auf verschiedenen großen Kästen Ampelanlagen (simuliert durch grüne, gelbe und rote Bälle). Die Teilnehmer durchlaufen diesen Hindernisparcours und müssen sich nach den Zeichen richten, die von Helfern gewechselt werden. Vor dem Zebrastreifen muss grundsätzlich angehalten werden. Die Ampelanlagen zeigen durch die Bälle die jeweilige Bewegungsform an. Die Schrittgeschwindigkeit während der Übungen wird durch verschiedene Musikstücke angegeben.

Variation: Die Bewegungsgeschwindigkeit lässt sich auch durch kleine Geschichten vorgeben (Winterschlussverkauf, Frühlingsspaziergang, fünf Minuten vor Ladenschluss usw.).
Geräte: große Kästen, Gymnastikstäbe, verschieden farbige Gymnastikbälle

Name: Tunnel
Funktion: Engpass überwinden
Spielregeln: Vier hohe Kästen werden schulterbreit nebeneinander gestellt. Die Gasse wird durch zusätzliche Kastenteile noch erhöht. Über den Kästen liegt eine Weichbodenmatte, so dass ein dunkler Gang entsteht. Die Teilnehmer sollen mit Anlauf ca. fünf Meter vor dem Tunnel beginnen und ohne die Geschwindigkeit zu reduzieren, durch den Tunnel gehen. Unsichere Teilnehmer benötigen eventuell Hilfestellung durch verbale oder taktile Anweisungen. Der Tunneldurchgang soll mehrmals hintereinander wiederholt werden.
Variation: Die Halle wird verdunkelt oder alle Lichtquellen gelöscht. Nur am Ausgang des Tunnels steht ein Licht (Kerze, Taschenlampe).
Geräte: große Kästen, Weichbodenmatte, Kerze oder Taschenlampe

Name: Stadtbummel
Funktion: Koordinationsübung
Spielregeln: Der folgende Parcours soll als „Stadtbummel" durchgeführt werden und simuliert verschiedene alltägliche Anforderungen.
Durch versetzte Pilonen wird ein Engpass geschaffen, der eine Art Gang darstellt. Turnmatten liegen hintereinander. Die Anfänge der Matten sind durch untergelegte Stäbe oder Holzbohlen erhöht und simulieren so Bordsteinkanten. Gymnastikstäbe liegen quer zur Laufrichtung und müssen vorsichtig überstiegen werden. Sie simulieren Straßenbahnschienen. Durch Keulen wird ein sich verengender und wieder weiter werdender Gang geschaffen, der eine Baustellenverengung für Fußgänger darstellen soll. Medizinbälle werden in einem Gang in den Weg gelegt und müssen umgangen werden. Sie simulieren Blumenkübel (z.B. in Fußgängerzonen). Der oben beschriebene Tunnel wird ebenfalls aufgebaut und simuliert eine Unterführung. Die Kastentreppe gehört auch dazu. Die Weichbodenmatten mit untergelegten Bällen simulieren Kopfsteinpflaster und unebenen Untergrund, die Wippe eine schlecht gesicherte Baustelle. Die auf Kästen aufgelegte Langbank stellt eine Brücke dar. Am Ende des Stadtbummels stehen kleine Kästen zum Ausruhen als „Eiscafé Gemütlich".

Anmerkungen: Leistungsschwächere Teilnehmer benötigen eventuell Pausen während des Parcours. Kleine Kästen als Sitzgelegenheiten können hier als Ruhezonen dienen.
Geräte: siehe Spielregeln

5.6 Sing- und Klatschspiele

Name: Der Zimmermannsklatsch
Funktion: Koordinationsübung
Spielregeln: Es handelt sich hierbei um eine Abwandlung eines Sing- und Klatschspiels wie es Zimmermänner häufig bei der Kränzung eines Hauses aufführen. Es sitzen sich zwei Spieler so gegenüber, dass sich ihre Handflächen bei ausgestreckten Armen gut berühren können. Es wird nun eine festgelegte Folge von leichten Übungen einstudiert. Dies kann wie folgt aussehen:

1. Beide Spieler klatschen mit beiden Handflächen auf ihre jeweiligen Oberschenkel.
2. Dann klatschen sie mit ihrer rechten Handfläche in die rechte Handfläche des Partners, also diagonal und wieder auf die jeweiligen Oberschenkel.
3. Sie verfahren genauso mit der linken Handfläche und auch wieder auf beide Oberschenkel.
4. Sie klatschen jetzt mit beiden Handflächen in beide Handflächen des Partners. Die Oberschenkel nicht vergessen.
5. Jetzt sind die Oberschenkel des Partners dran. Es wird analog zu den Händen vorgegangen. Nach jeder Berührung der Oberschenkel des Partners werden zuzunächst die eigenen Oberschenkel mit beiden Händen berührt.

Es bedarf einiger Zeit, bis diese Übungsfolge beherrscht wird. Es empfiehlt sich, zunächst jede Einzelübung isoliert zu üben und dann schrittweise aufzubauen. Singen während der Übung erleichtert es, einen Rhythmus einzuhalten. Es wird solange geübt, bis die ganze Gruppe, also alle Paare, synchron alle Übungsabfolgen im Takt durchspielen können.
Eine mögliche Variation ist, die Geschwindigkeit zu erhöhen oder zusätzliche Körperteile, wie zum Beispiel die Hüften oder Schultern, hinzuzunehmen.

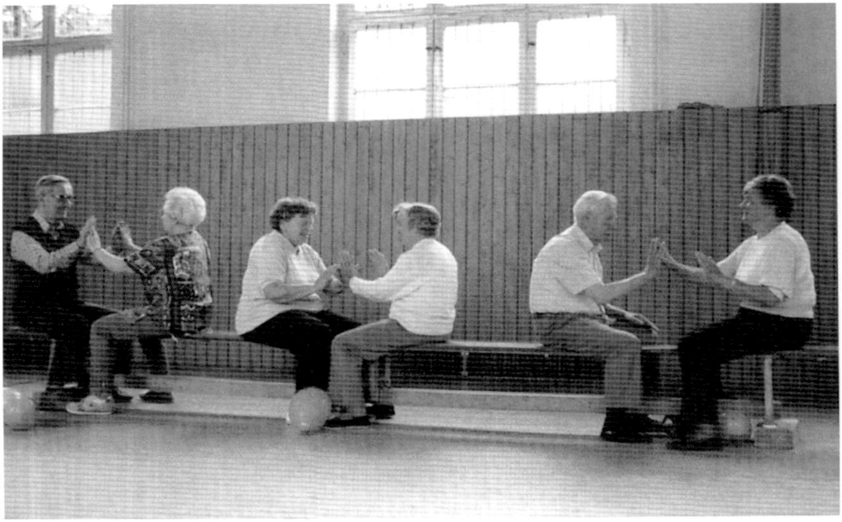

Abb. 44: Der Zimmermannsklatsch

Name: Die Tante in Marokko
Funktion: Koordinations- und Sprachübung
Spielregeln: Die Spieler sitzen sich in einem Kreis gegenüber. Der Spielleiter ist für die Durchführung des Spieles verantwortlich und macht die Übungen zunächst vor, die dann von den Spielern nachgemacht werden.

Hab `ne Tante in Marokko
und die kommt, ja sie kommt
Hab `ne Tante in Marokko
und die kommt, ja sie kommt.
Die Füße werden zum Rhythmus des Gesanges mitbewegt.
Hab `ne Tante in Marokko
Hab `ne Tante in Marokko
Hab `ne Tante in Marokko
und die kommt, ja sie kommt

Wie oben
Eingefügt wird jeweils nach „sie kommt“, „Hurra“ mit freudigem Hochziehen der Arme.

Und sie kommt auf zwei Kamelen
wenn sie kommt
hoppel poppel
Die Reitbewegung wird nachgemacht.
und sie kommt auf zwei Kamelen
und ...
und ...
wenn sie kommt
Hurra, hoppel poppel

Und sie schießt mit zwei Pistolen
wenn sie kommt
piff paff
Das Schießen wird nachgemacht.
... wie oben und dann hurra, hoppel poppel, piff paff

Und wir braten uns ein Schwein
wenn sie kommt
krrk krrk
Das Schlachten des Schweines zum Beispiel Durchschneiden der Kehle wird simuliert.
... wie oben. Im weiteren Verlauf werden hurra usw. aufgegriffen und wiederholt. Der Refrain verlängert sich also ständig um eine Tätigkeit oder Gestik bzw. Aussage.
Und dazu trinken wir ein Bier
wenn sie kommt
Gluck, Gluck
Das Trinken wird simuliert.
... wie oben
Und dann kommt ein Telegramm,
dass sie **nicht** kommt.

oooooh
Trauer ausdrücken
... weiter wie oben

Und dann kommt ein Telegramm,
dass sie **doch** kommt
aaaah
Freude bekunden
und dann kommt ein Telegramm,
dass sie **doch** kommt
aaaah
Freude
und dann kommt ein Telegramm
und dann kommt ein Telegramm
und dann kommt ein Telegramm,
dass sie doch kommt
hurra
hoppel poppel
piff paff
krrrk krrrk
gluck gluck
ooooh
aaaaah

... und wiederholen.

Das Singspiel lässt sich mit etwas Phantasie beliebig verlängern oder verändern. Wichtig ist, dass Gesang, Mimik und Gestik als eine Art Minischauspiel zusammenpassen.
Anmerkungen: Wenn der Spielleiter nicht unbedingt ein begnadeter Sänger ist, so ist das nicht weiter problematisch. Die meisten Patienten kennen wesentlich mehr dieser Spiele, als die in der Regel doch mindestens 30 Jahre jüngeren Übungsleiter, und werden gerne hier die Führung übernehmen.

Name: Ein Hut, ein Stock, ein Regenschirm
Funktion: Koordinations- und Sprachübung
Spielregeln: Die Spieler stehen hintereinander. Sie legen die Hände auf die Schultern oder Hüften des Vordermannes. Alle beginnen gleichzeitig zu marschieren, beginnend mit dem rechten Fuß. Dabei wird folgender Text gesprochen, die Betonung erfolgt jeweils auf dem rechten Fuß.

Und eins
Solange gezählt wird, marschiert die Gruppe vorwärts. „Und" erfolgt jeweils mit dem linken Fuß, die Zahl auf dem rechten Fuß.
und zwei
und drei
und vier
und fünf
und sechs
und sieben
und acht

ein Hut	*Die Spieler deuten mit der rechten Hand auf den Kopf.*
ein Stock	*Die rechte Hand bewegt einen imaginären Stock.*
ein Regenschirm	*Ein imaginärer Regenschirm wird über den Kopf gehoben.*
und vorwärts	*Der rechte Fuß wird nach vorne gesetzt.*
rückwärts	*Der rechte Fuß wird hinter den Körper gesetzt.*
seitwärts	*Der rechte Fuß wird nach rechts außen gestellt.*
ran	*Der rechte Fuß wird wieder an den linken gestellt.*

Das Spiel beginnt jetzt mit „und eins" *noch einmal von vorne.*

Anmerkungen: Das Spiel ist von vielen Festen oder Karnevalsaufführungen bekannt und lässt sich mit einer Gruppe nach längerem Üben auch mit Requisiten (Hut, Stock ...) aufführen.
Material: eventuell ein Hut, ein Stock oder ein Regenschirm

Name: Zeigt her Eure Füße, zeigt her Eure Schuh
Funktion: Koordinationsübung, Singspiel
Spielregeln: Die Teilnehmer sitzen sich im Kreis gegenüber. Das folgende Lied wird mit kleinen Übungen verbunden.
Zeigt her Eure Füße,
Die Füße werden auf die Zehenspitzen nach vorne gestellt.

Zeigt her Eure Schuh
Die Füße werden auf die Hacken gestellt.
wir schauen den fleißigen Handwerkern zu
Die Füße werden auf die Sohlen zurückgestellt.
Sie sägen, sie sägen
sie sägen den ganzen Tag.
Die Sägebewegung wird nachgemacht.

Das Spiel wird dann wie zuvor fortgesetzt und andere handwerkliche Tätigkeiten werden hinzugenommen. Jede Tätigkeit wird aber im Refrain ständig wiederholt.
Anmerkungen: Das ganze Singspiel lässt sich in einer Gruppe mit überwiegend Frauen natürlich auch als: „Wir schauen den fleißigen Hausfrauen zu" spielen. Es werden dann putzen, kochen, backen usw. als Tätigkeit angeführt.

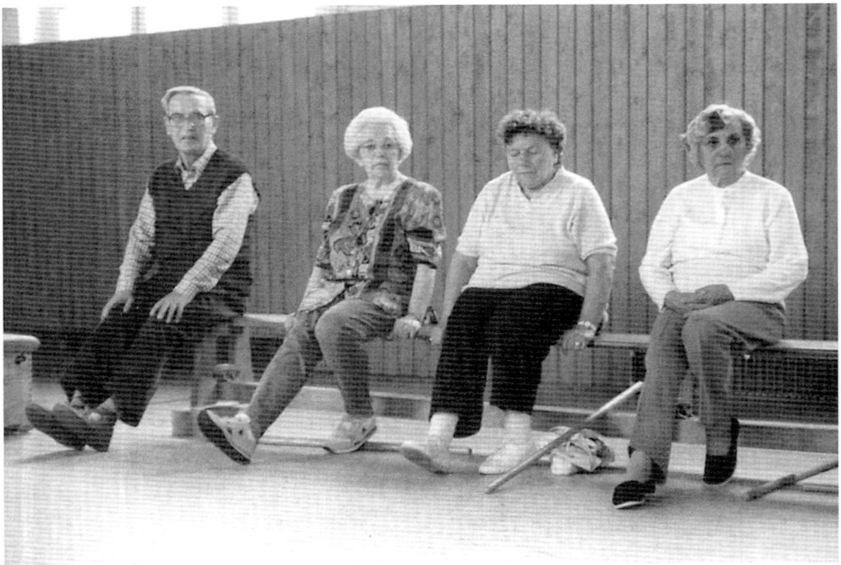

Abb. 45: Zeigt her Eure Füße, zeigt her Eure Schuh.

Name: Ilse Bilse Spinne
Funktion: Singspiel
Spielregeln: Die Spieler sitzen sich im Kreis gegenüber. Zu dem folgenden Reimen sollen kleine Übungen ausgeführt werden.

Ilse Bilse Spinne, wie lang dein Faden ist
Ein Spinnenfaden wird mit den Händen ausgemessen.
kam der Regen runter und der Faden riss.

Die Finger bewegen sich als Regen von oben nach unten und lassen dann den Faden reißen.

Dann kam die Sonne und leckt den Regen auf
Die Hände beschreiben die Sonne und der Regen wird mit der Zunge symbolisch aufgeleckt.
Ilse Bilse Spinne krabbelt wieder rauf
Die Hände beschreiben die krabbelnde Spinne.

Name: Antje, Mariantje
Funktion: Singspiel
Spielregeln: Die Spieler sitzen sich im Kreis gegenüber. Zu dem folgenden Reimen sollen kleine Bewegungsspiele durchgeführt werden.

Antje, Mariantje komm zu uns ins Dorf
Die Spieler bewegen die Beine im Sitzen.
Da fliegen die Vögel, da klappert der Storch
Die Spieler „fliegen" und „klappern" mit nach vorne ausgestreckten Armen.
Da tanzt die Maus und da fidelt die Laus
Die Spieler haken sich ein und schunkeln, dann wird das Fideln imitiert.
Und da schaut auch der Kater zum Fenster raus
Die Hände beschreiben einen Fensterrahmen und die Spieler schauen hindurch.

Name: Ein kleiner Matrose
Funktion: Singspiel
Spielregeln: Die Spieler sitzen sich im Kreis gegenüber. Der folgende Text wird nachgespielt.

Ein kleiner Matrose umsegelte die Welt
Die Spieler drehen symbolisch an einem Steuerrad.

Er liebte ein Mädchen, das hatte gar kein Geld
Beide Hände werden theatralisch aufs Herz gelegt, die Finger werden wie zum Geld zählen bewegt
Das Mädchen muss sterben und wer war schuld daran?
Die Spieler „sterben", der rechte Zeigefinger wird drohend erhoben
Ein kleiner Matrose in seinem Liebeswahn
Der weinende Matrose wird nachgestellt.

Anmerkungen: Die Übungen können natürlich umgeändert und auf die Bedürfnisse der jeweiligen Gruppe abgestellt werden. So kann das Spiel auch im Gehen durchgeführt werden.

Name: Das Flugzeug
Funktion: Singspiel
Spielregeln: Die Teilnehmer bewegen sich durch den Raum. Der folgende Text wird nachgespielt.

Ich sitz in meinem Flugzeug und schau hinab aufs Land
Die Spieler „fliegen“ mit ausgebreiteten Armen und schauen auf den Boden.
Da unten stehen Leute, die winken mit der Hand
Die Spieler winken.
Dann dreh ich eine Schleife, ihr Leute sollt es sehen
Die Spieler „drehen“ eine Schleife.
Wie ich in meinem Flugzeug kann um und um mich drehen
Die Spieler drehen sich mehrfach.
Dann geh ich langsam runter, mein Ziel soll ... sein.
Die Spieler simulieren die Landung und nennen einen Zielort (in der Regel die Heimatstadt).
Und morgen flieg ich weiter, denn Fliegen das ist fein.
Die Spieler „fliegen“ wieder.

Anmerkungen: Der Text erscheint etwas kindlich, wird von den Spielern aber selten so wahrgenommen. Der Text kann während des Spiels auch von der ganzen Gruppe nachgesprochen werden.

Name: Der Wind
Funktion: Singspiel
Spielregeln: Die Spieler bewegen sich durch den Raum. Der folgende Text wird nachgespielt.

Jetzt kommt der Wind, er saust und braust
Die Spieler gehen durch den Raum und spielen den Wind nach.

und fegt alle Blätter vom Baum herunter
Die Spieler „torkeln" wie fallende Blätter durch den Raum.

da tanzen sie lustig, da tanzen sie munter
Die Spieler tanzen durch den Raum.

sie wirbeln und drehen, sie fliegen im Kreise
Die Spieler drehen sich im Kreis.

und sinken am Ende der fröhlichen Reise
Die Spieler setzen sich auf ihre Plätze.

zur Erde ganz leise.
und lassen sich zusammensacken.

Name: Die vier Jahreszeiten
Funktion: Gymnastikübung, Koordinationsübung
Spielregeln: Die Spieler sitzen sich im Kreis gegenüber. Sie sollen pantomimisch die Jahreszeiten nachspielen. Bei einigen Übungen müssen sie aufstehen und durch den Raum gehen.

1. Der Frühling

Erwachen durch Recken und Strecken, Blüten öffnen sich durch Ausbreiten der Arme, gähnen, die Augen reiben.

2. Der Sommer

Die Sonne geht auf und dreht sich im Laufe des Tages, der Körper wird gestreckt und der Rumpf gedreht, Baden durch Nachmachen von Schwimmbewegungen der Arme und Beine, Abtrocknen simulieren, Sonnenbad nachspielen, eincremen, Eis essen.

3. Der Herbst

Die Blätter fallen von Baum. Es regnet, wird durch Geräusche und Arm- und Handbewegungen imitiert. Es stürmt, die Bäume bewegen sich hin und her. Das Korn wird geerntet, dreschen nachspielen.

4. Der Winter

Durch den hohen Schnee stapfen, rutschen, frieren, mit den Armen warmklopfen, Hände reiben, Schultern hochziehen und fallen lassen, in die Hände hauchen, Schlittschuh laufen

Anmerkungen: Das Spiel erhält wesentlich mehr Dynamik, wenn die Spieler selbst das Spielgeschehen bestimmen. Außerdem assoziiert jeder etwas anderes mit den Jahreszeiten.

Name: Leineweber
Funktion: Koordinationsübung
Spielregeln: Die Spieler sitzen sich im Kreis gegenüber. Sie halten mit beiden Händen ein Seil gespannt vor sich. Zu dem folgenden Lied wird das Seil im Kreis weitergereicht, wobei rechts und links abwechselnd greifen. Auf die letzte Strophe, „Das Schiffchen durchzieht" wird mit überkreuzten Händen das Seil weitergereicht, dann die Richtung gewechselt und wie oben weitergeübt.

Wir weben den Leinen
den groben, den feinen
weben Leinen, weben Leinen
dann das Schiffchen durchzieht.

Material: Seil

Name: Zigeunerwalzer
Funktion: Koordinationsübung
Spielregeln: Die Spieler stehen sich in einem Kreis gegenüber. Jeder Spieler erhält einen Gymnastikball. Zur Musik „Zigeunerwalzer" werden die folgenden Übungen durchgeführt.

Teil A
Ball mit beiden Händen halten und zur rechten Seite strecken.
Schwingen - Schwingen und im Uhrzeigersinn drehen.
Schwingen - Schwingen und gegen den Uhrzeigersinn drehen.
wiederholen
Ball mit beiden Händen je zwei mal vor und ran.
Ball mit beiden Händen je zwei mal hoch und runter.

Ball mit beiden Händen je zwei mal nach rechts und ran.
Ball mit beiden Händen je zwei mal nach links und ran.

Je einmal
vor und ran,
hoch und runter
nach rechts und ran
nach links und ran.
wiederholen

Teil B
Je acht mal
Ball von der rechten Hand in die linke Hand werfen

Ball vorwärts um die Hände drehen.
Ball rückwärts um die Hände drehen.
Ball von der rechten Hand in die linke Hand werfen.

Beide Teile wiederholen.

Anmerkungen: Das Spiel lässt sich auch gut im Wasser durchführen.
Material: Gymnastikbälle

Name: Rosenwalzer
Funktion: Koordinationsübung
Spielregeln: Die Spieler stehen sich in einem Kreis gegenüber. Jeder Spieler hat einen Gymnastikreifen. Zur Musik „Der Rosenwalzer" werden die folgenden Übungen ausgeführt.

1. Übung
Der Reifen in der rechten Hand wird acht mal vor- und zurückgeschwungen,
Der Reifen in der linken Hand wird acht mal vor- und zurückgeschwungen,
Der Reifen wird acht mal, beginnend mit der rechten Hand, um den Körper geschwungen,
Der Reifen wird acht mal, beginnend mit der linken Hand, um den Körper geschwungen,
Der Reifen wird acht mal mit der rechten Hand vor dem Körper geschwungen,
Der Reifen wird acht mal mit der linken Hand vor dem Körper geschwungen,

Der Reifen wird acht mal mit gestreckten Armen über den Kopf geführt,
Der Reifen wird acht mal mit gestreckten Armen nach vorne und zurück geführt,
Die Arme mit dem Reifen kreuzen acht mal im Wechsel,
Der Reifen wird acht mal in Vorhalte mit den Fingern gedreht,
Der Reifen wird acht mal im Wechsel mit gestrecktem Arm über dem Kopf gedreht,
und acht mal wippen und im Wechsel den Reifen in Vorhalte drehen.

2. Übung
Hier wird paarweise geübt.
Acht mal sägen mit rechts
Acht mal sägen mit links
Acht mal öffnen und schließen im Wechsel
Acht mal den Reifen hoch und runter bewegen, jeweils rechts oben und links unten
Acht mal den Reifen hoch und runter bewegen, jeweils links oben und rechts unten
Acht mal sägen mit beiden Armen gleichzeitig
und beliebig wiederholen

Anmerkungen: Dieses Spiel gelingt natürlich nicht auf Anhieb, sondern muss schrittweise eingeübt werden. Es eignet sich wegen der Komplexität der Übungsabfolge und Einfachheit der einzelnen Bewegungen sehr gut als Training für das motorische Gedächtnis. Auch als Wassergymnastik ist die Übung gut geeignet.
Material: Gymnastikreifen

Name: Wenn die bunten Fahnen wehen
Funktion: Singspiel
Spielregeln: Die Spieler sitzen sich im Kreis gegenüber. Zum Text der bekannten Musik sollen kleine Übungen nach freier Interpretation der Spieler durchgeführt werden.

Wenn die bunten Fahnen wehen
geht die Fahrt wohl übers Meer.
Woll`n wir ferne Länder sehen,
fällt der Abschied uns nicht schwer.
Leuchtet die Sonne, ziehen die Wolken,

klingen die Lieder weit übers Meer.
Leuchtet die Sonne, ziehen die Wolken,
klingen die Lieder weit übers Meer.
Sonnenschein ist unsere Wonne,
wie er lacht am lichten Tag.
Doch es geht auch ohne Sonne,
wenn sie mal nicht scheinen mag.

Blasen die Stürme, brausen die Wellen,
singen wir dem Sturm unser Lied.
Blasen die Stürme, brausen die Wellen,
singen wir dem Sturm unser Lied.

Wenn die bunten Fahnen wehen,
geht die Fahrt wohl übers Meer.
Woll`n wir ferne Länder sehen,
fällt der Abschied uns nicht schwer.

Leuchtet die Sonne, ziehen die Wolken,
klingen die Lieder weit übers Meer.
Leuchtet die Sonne, ziehen die Wolken,
klingen die Lieder weit übers Meer.

Name: Wir lieben die Stürme
Funktion: Singspiel
Spielregeln: Die Spieler sitzen sich im Kreis gegenüber und führen zum Text der bekannten Musik kleine Übungen nach ihrer eigenen Vorstellung durch.

Wir lieben die Stürme,
die brausenden Wogen,
der eiskalten Winde
raues Gesicht.
Wir sind schon der Meere
so viele gezogen,
und dennoch sank unsere
Fahne nicht.
Heio, heio, heio, heio, heio, heio,
heio-heio-o, heio-o

Wir treiben die Beute
mit fliegenden Segeln,
wir jagen im Sturmwind
das Schiff vor uns her.
Wir stürzen an Deck,
und wir kämpfen wie Löwen,
und kehren wir heim
klingt es übers Meer.
Heio, heio, heio ...
Die erste Strophe wird wiederholt.

Anmerkungen: Es ist nicht nur ungleich geselliger, wenn die Spieler selbst singen, anstatt eine Cassette zu spielen, sondern das Spiel erfüllt so zusätzlich noch die Funktion einer Sprach- bzw. Sprechübung.

Name: Dschingis Khan
Funktion: Sitztanz nach Edith Borgmann, Musik von der Gruppe Dschingis Khan: (Polidor Single 885879/7), 4/4 Takt, Vorspiel: 10 Takte
Spielregeln: Die Spieler sitzen sich im Kreis gegenüber und führen den folgenden Tanz aus, der zuvor in einzelnen Elementen eingeführt wurde.

Takt	Übung
1	4 mal mit beiden Händen auf die Knie klatschen
2	4 mal in die Hände klatschen
3	rechten Arm, Hand zur Faust geballt hochstrecken, dann linken Arm
4	Wiederholung von Takt 3
5 - 8	Wiederholung von Takt 1 - 4
9	2 mal beide Ellbogen nach außen bewegen
10	2 mal angewinkelte Arme seitlich strecken als Scherenbewegung, die Handflächen sind dabei nach vorn gerichtet
13	erst den rechten, dann den linken gestreckten Arm rechts seitlich nach unten führen (Rhythmus lang, lang)
14	wie Takt 13: rechter Arm, linker Arm, rechter Arm (Rhythmus: kurz, kurz, lang)
15 - 16	gegengleich: links rechts links rechts links lang lang kurz kurz lang

Der Tanz beginnt von vorne und endet mit der Musik.
Anmerkungen: Die Musik ist sehr schnell. Einige Teilnehmer werden eventuell Schwierigkeiten haben, die Bewegungen im Takt auszuführen. Die Ausführung kann in diesem Fall auf jedem zweiten Takt erfolgen. Die Gesamtübung wird dadurch nicht wesentlich gestört.
Material: Tonträger und Abspielgerät

Name: Träumerei
Funktion: Sitztanz nach Edith Borgmann, Musik ADE - G 74 Arkade, ¾-Takt, Vorspiel: Vier Takte, Koordinationsübung
Spielregel: Die Spieler sitzen sich im Kreis gegenüber und führen den Tanz zunächst schrittweise durch. Der Tanz besteht aus drei Teilen, die unabhängig voneinander durchgeführt werden können. Beschrieben ist die vollständige Ausführung.

Takt	Übung
1 - 8	nacheinander alle Finger je zwei mal auf die Daumen tippen und wieder strecken
9 - 16	Wiederholung von Takt 1 -8
Zwischentakte	
17 - 18	noch zwei mal die kleinen Finger auf die Daumen tippen

Teil B

Takt	Übung
1 - 2	zwei mal mit der rechten Hand über die rechte Schulter greifen
3 - 4	zwei mal mit der rechten Hand über die linke Schulter greifen
5 - 8	mit der rechten Hand vor dem Körper zwei liegende Achten beschreiben
9 - 16	gegengleich
17 - 32	Wiederholung von Takt 1 - 16 Teil B

Teil C

Takt	Übung
1 - 2	rechte Schulter vorziehen und zurücknehmen
3 - 4	gegengleich
5 - 12	zweimalige Wiederholung von Takt 1-4

13 - 16 einmal mit beiden Schultern gleichzeitig nach hinten kreisen
Diese ganze Folge wird ohne die beiden Zwischentakte 17-18 wiederholt. Es folgt nochmals Teil A.

Schluss Die rechte Hand beschreibt eine liegende Acht

Die linke Hand gegengleich = Vier Takte
Beide Hände beschreiben einen Kreis = Vier Takte
Der Tanz wird bis zum Ende der Musik fortgesetzt.

5.7 Übungen und Spiele zur Entspannung und Schulung der Körperwahrnehmung

Name: Kreisel
Funktion: Gleichgewichtsübung, aufrechte Körperhaltung
Spielregeln: Der Teilnehmer steht auf einem Therapiekreisel. Die Füße stehen auf den Außenrändern des Kreisels. Der Teilnehmer wird an jeder Hand von einem Helfer gestützt. Wichtig ist, dass er zunächst eine gerade Körperhaltung einnimmt. Das Gleichgewicht wird durch die Helfer unterstützt.
Anmerkungen: Ziel ist es, zunächst „nur" die gerade Körperhaltung beizubehalten und den Blick von den Füßen nach vorne zu richten. Die Übung muss so lange duchgeführt werden, bis der Teilnehmer ohne größere Gleichgewichtsstörungen aber mit Helferunterstützung, auf dem Kreisel sicher stehen kann.

Variation: Als nächste Übung wird der Einsatz der Helfer langsam reduziert. Der Teilnehmer soll selbständig sein Gleichgewicht finden und nur noch in der Anfangsphase oder in Notsituationen Hilfe von außen erfahren.
Anmerkungen: Je nach Fortschreiten der Krankheit können die Teilnehmer nach einiger Zeit alleine und sicher stehen. Die Gefahr, dennoch das Gleichgewicht zu verlieren, ist aber nicht gebannt. Ein Helfer muss ständig zur Verfügung stehen. Diese Funktion kann auch eine Sprossenwand übernehmen, an der sich der

Übende festhalten, wenn er sicher steht, wieder loslassen und im Notfall wieder festhalten kann.

Variation: Motorisch sehr leistungsfähige Teilnehmer können nach einiger Zeit ohne Hilfsmittel sicher stehen. Sie können dann mit dem Gleichgewicht „spielen“, indem sie den Körperschwerpunkt verlagern und das Gewicht vom rechten auf das linke Bein verlagern. Nach einiger Zeit beginnt dann die Kreisbewegung, von der das Gerät seinen Namen erhalten hat.
Geräte: Therapiekreisel

Name: Wippe
Funktion: Gleichgewichtsübung
Spielregeln: Die oben beschriebene Übung kann in ähnlicher Form auch auf einer Wippe durchgeführt werden. Ein stabiles, etwa hüftbreites und 50 cm langes Brett liegt auf einer massiven Holz- oder Kunststoffrolle. Der Teilnehmer steht so auf dem Brett, dass die Rolle unter dem Brett genau zwischen seinen Beinen liegt. Das Körpergewicht soll, wie oben beschrieben, zunächst über die gerade Körperhaltung aufgebaut werden. Auch hier sind Helfer notwendig. Bei bewegungssicheren Teilnehmern ist ein vor ihm stehender Helfer, der beide Hände fasst, ausreichend. Die Verlagerung des Körpergewichts nach rechts oder links, hilft, den optimalen Druckpunkt zu finden.

Variation: In einer Steigerung des Schwierigkeitsgrades steht der Teilnehmer ohne direkte Hilfe auf dem Brett. Er versucht bewusst, das Körpergewicht von der rechten auf die linke Seite zu verlagern und die Wippe in Bewegung zu versetzen.
Anmerkungen: Um ein Fallen und damit verbundene Verletzungen zu vermeiden, ist die ständige Sicherung auch noch so leistungsfähiger Teilnehmer zu jedem Zeitpunkt zu gewährleisten.

Variation: Die Wippe kann auch längs gestellt werden. Ein Fuß ist nach vorne und der andere in Schrittlänge nach hinten gesetzt. Diese Übung stellt aber kaum kalkulierbare Risiken dar. Eine aufrechte Körperhaltung setzt hier eine gut ausgeprägte Stützmuskulatur voraus, über die die wenigsten Patienten noch verfügen. Außerdem entsteht in der Wadenmuskulatur und auf der Achillessehne durch die Verlagerung des Körpergewichts und durch die stark erhöhte Muskelspannung eine starke Druckerhöhung, die leicht zu schwer wiegenden Verletzungen führen kann. Der Verlust des Gleichgewichtes nach vorne kann noch leicht durch einen

Ausfallschritt nach vorne ausgeglichen werden. Nach hinten ist dies kaum möglich und würde Verletzungen zur Folge haben.
Geräte: Wippe

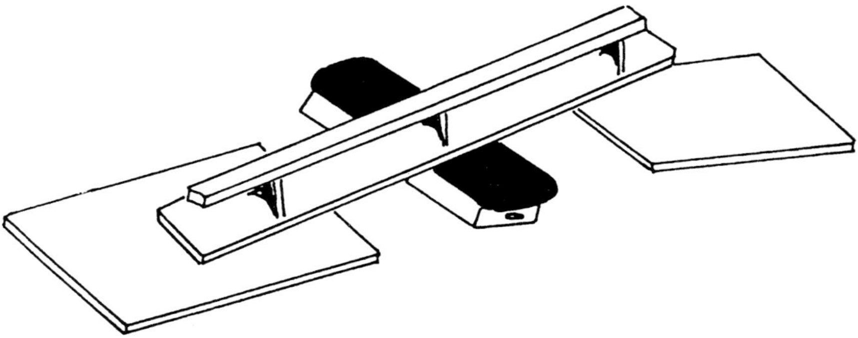

Abb. 46: Eine Wippe für Fortgeschrittene (aus: KOSEL 1994)

Name: Vertrauensspiel
Funktion: Schulung des Gleichgewichtes, Eisbrecherspiel
Spielregeln: Die Teilnehmer stehen in einem engen Kreis um einen Teilnehmer in der Kreismitte. Dieser soll sich ganz steif machen und Körperspannung aufbauen. Er schließt die Augen und bleibt in der Mitte des Kreises regungslos stehen. Die anderen Teilnehmer setzen einen Fuß in Schrittlänge nach vorne, sodass sie einen festen Stand haben. Sie berühren den Mittelmann mit beiden Händen, sodass er festen Körperkontakt von allen Seiten hat. Er wird nun durch leichten Druck von außen hin- und herbewegt. Der Bewegungshub wird klein gehalten und die Bewegungsgeschwindigkeit ist ebenfalls gering. Der Mittelmann kann so im Kreis, aber auch durch den Kreis bewegt werden. Nach einiger Zeit wird der Mittelmann gewechselt.
Anmerkung: Es handelt sich bei dieser Übung um eine Art Entspannungsübung, die viel Vertrauen voraussetzt. Sie muss langsam und ruhig durchgeführt werden. Der Mittelmann darf nie Angst haben, dass er losgelassen wird. Die Übung muss in Ruhe, ohne zu sprechen, durchgeführt werden, denn vom Mittelmann wird zur Aufrechterhaltung der Körperspannung sehr viel Konzentration verlangt.

Variation: Die Aufstellung erfolgt, wie oben beschrieben. In diesem Fall wird der Mittelmann jedoch nicht mehr direkt berührt. Vielmehr versuchen die im

Kreis stehenden Teilnehmer nur durch Nähern der Hände, durch Aufbau von Muskelspannung in den Armen und Händen und durch die indirekte Übertragung der eigenen Körperwärme, den Mittelmann zu bewegen.
Nach kurzer Zeit gerät der Mittelmann in Bewegung und bewegt sich von der empfundenen Wärme-(Kraft-)quelle zur anderen Seite. Sehr empfängliche Teilnehmer können so regelrecht durch den Kreis „gesteuert" werden. Der Mittelmann wird gewechselt, so dass jeder Teilnehmer die Übung einmal durchführt.
Anmerkung: Dies setzt bei allen Beteiligten hohe Konzentration und Bewegungserfahrung voraus. Auch darf die Kleidung des Mittelmannes nicht zu dicht sein, da die Körperempfindungen sonst gestört sind.

Name: Körperwahrnehmung
Funktion: Körperwahrnehmung, Beweglichmachung der Fußmuskulatur
Die Füße sind durch jahrzehntelanges Tragen von häufig ungesundem Schuhwerk unbeweglich geworden. Die Fußmotorik ist verkümmert und die Fußmuskulatur hypotrophiert. Eine gesunde Fußmuskulatur bzw. -motorik ist aber die Basis für alle Geh- und Gleichgewichtsübungen, soll das Ziel die Ökonomisierung der Gehmotorik sein.
Spielregeln: Die Teilnehmer sitzen auf Bänken in einem Kreis. Sie haben sich zuvor die Schuhe und Strümpfe ausgezogen. Vor ihnen auf dem Boden liegen Gymnastikseile, die mit den Füßen berührt und hin und herbewegt werden sollen. Die Teilnehmer versuchen, die Seile mit den Zehen zu greifen und anzuheben.
Anmerkungen: Ältere Menschen haben oft Schwierigkeiten, sich in der Öffentlichkeit Schuhe und Strümpfe auszuziehen. Dies resultiert zum einen aus der Schwierigkeit, sich an- und auszuziehen, aber auch aus persönlichen Schamgrenzen. Die Strümpfe sind verschmutzt oder zerrissen. Die Füße sind teilweise deformiert (Hühneraugen, Mangeldurchblutung) oder riechen nicht besonders gut. Die Übung sollte in der Stunde zuvor angekündigt werden, um jedem die Möglichkeit zu geben, sich darauf einzustellen. Die Übung lässt sich auch in Strümpfen durchführen, was oft nicht als so intim verstanden wird, wie die Barfußübung.

Variationen: Die Seile können durch Zeitungen, Papierservietten, Stifte, kleine Bälle usw. ergänzt werden. Geeignet sind alle Gegenstände, die sich mit den Zehen gefahrlos greifen lassen. Besonders motorisch begabte Teilnehmer können versuchen, aus den Seilen Figuren zu legen oder die Zeitung oder das Papier mit den Füßen zu falten.

Name: Sinneswahrnehmung durch die Füße
Funktion: Taktile Wahrnehmung durch die Füße
Spielregeln: In der Halle verteilt liegen an verschiedenen Stationen Gegenstände auf dem Boden. Die Teilnehmer werden in beliebiger Reihenfolge mit verbundenen Augen an die Stationen geführt. Dort erfühlen sie mit den Füßen die Gegenstände und versuchen, diese zu bestimmen. Der begleitende Partner bestätigt die Wahrnehmung und hilft bei der Durchführung der Übung. Verwendet werden können nahezu alle Gegenstände, bei deren Berührung es beim Überschreiten nicht zu hohem Druckschmerz oder Verletzungen kommen kann. Die Stationen sind räumlich begrenzt, so können die zu ertastenden Gegenstände zum Beispiel in kleinen Kästen oder in Gymnastikreifen liegen. Um die Wahrnehmung noch nachhaltiger zu gestalten, kann der Weg zu den einzelnen Stationen über Teppichfliesen führen. Hier sind einige mögliche Gegenstände:
Korken, Murmeln, Gummibänder, Knöpfe, Papier, Zeitungen, Papierkneuel, kleine Softbälle, Bleistifte, Gymnastikstäbe aus Kunststoff, Plastiktüten, Stoffbeutel, Papiertüten usw.
Anmerkungen: Die Übung fordert eine hohe Konzentration und muss deshalb in einer ruhigen und entspannten Atmosphäre durchgeführt werden. Die Teilnehmer sollen nur leise sprechen, auch um sich nicht gegenseitig die Lösungen vorwegzunehmen. Es empfiehlt sich, leise Entspannungsmusik abzuspielen.
Geräte: diverse Kleinteile, Augenbinden, Gymnastikreifen oder kleine Kästen

Name: Sinneswahrnehmung durch die Hände
Funktion: Schulung der taktilen Wahrnehmung
Spielregeln: Die Übung wird - ähnlich der oben beschriebenen - mit den Händen durchgeführt. Im Raum verteilt stehen Tische und Sitzgelegenheiten. Auf den Tischen verdeckt liegen Gegenstände, die mit verbundenen Augen ertastet werden sollen. Die Teilnehmer gehen von Station zu Station. Dort verbindet ihnen ein Stationsleiter die Augen, und sie sollen die Gegenstände erraten. So werden alle Stationen durchlaufen.

Variationen: Die Gegenstände können auch in nicht einsehbaren Säckchen (Krabbelsäcke) erfühlt werden. Allerdings kann die Form der Gegenstände häufig in Umrissen von außen erkannt werden und hilft bei der Identifikation. Es bietet sich an, in jeden Sack verschiedene, aber von der Oberflächenbeschaffenheit ähnliche Gegenstände zu legen. Dies erhöht den Schwierigkeitsgrad und auch den Reiz der Übung.

Mögliche Gegenstände: Nüsse, Erbsen, Linsen, Bohnen, Modellautos, Wundereier, Plastiklöffel, Strohhhalme ... usw.
Geräte: diverse Kleinteile, Augenbinden, Tische, Sitzgelegenheiten, Krabbelsäckchen

Variationen: Die zuvor beschriebene Übung kann auch mit Holzbrettern mit verschieden rauen oder feinen Oberflächen durchgeführt werden. Die Bretter sind, je nach Beschaffenheit der Oberfläche, in eine Reihenfolge oder Ordnung zu bringen.
Anmerkung: Die Bretter können mit Schmirgelpapier mit unterschiedlicher Körnung selbst erstellt werden. Es müssen nicht unbedingt die sehr teuren Psychomotorikgeräte gekauft werden. Die Holzbrettchen können auch für die Fußübung verwendet werden.
Geräte: Holzbrettchen

Name: „Schnupperkurs"
Funktion: Die Sinneswahrnehmung beschränkt sich nicht nur auf die taktile Wahrnehmung. Im Sinne einer ganzheitlichen Schulung sollen auch die übrigen Sinne Berücksichtigung finden.
Spielregeln: Die Teilnehmer erhalten an verschiedenen Stationen verschließbare Gefäße mit unterschiedlichen Substanzen. Diese Substanzen sollen durch Riechen bestimmt werden.
Mögliche Substanzen sind zum Beispiel: Gewürze, Essig, Honig, Schokolade, Blüten verschiedener Pflanzen, Erde usw.
Geräte: verschließbare Gefäße, diverse Geruchsträger

Name: Feinschmecker
Funktion: Geschmackssinn
Spielregeln: Die Übung wird ähnlich der des Geruchsssinns durchgeführt. Die Teilnehmer erhalten diesmal kleine Löffel. Sie sollen aus den Gefäßen Proben entnehmen und die Inhalte bestimmen.
Mögliche Inhalte sind zum Beispiel: Zucker, Salz, Honig, Pfeffer, Ingwer, andere Gewürze usw.

Variation: Es ist häufig sehr schwierig, die Inhaltsstoffe genau zu bestimmen. Es ist einfacher, die Geschmacksstoffe bestimmten Kategorien wie sauer, süß, salzig usw. zuzuordnen.
Geräte: verschließbare Gefäße, kleine Löffel oder Stäbchen aus Holz

Name: Ohrwurm
Funktion: Schulung der auditiven Wahrnehmung
Spielregeln: Im Raum verteilt hängen verschiedene Klangkörper an verschiedenen Stationen. Die Teilnehmer werden mit verbundenen Augen von Station zu Station geführt und sollen die Klangkörper bestimmen. Die Stationen werden dann gewechselt.
Anmerkungen: Es entsteht eine Klangfülle, die die Wahrnehmung u.U. stark beeinträchtigt. Möglich ist auch, Stationen aufzubauen, an denen verschiedene Klangkörper zu erraten sind. Dadurch ließe sich die Anzahl der Stationen deutlich reduzieren.
Geräte: Triangel, Hupe, Fahrradklingel, Flöte, Pfeifen usw.

Variation: Die Teilnehmer sollen auf Tonträger aufgenommene Geräusche erraten und Zeichnungen zuordnen. Mögliche Geräusche: Lokomotive, Auto, Tiere, Rascheln der Bäume usw.
Geräte: Tonträger und Abspielgerät, Zeichnungen

Name: Irrgarten
Funktion: Verbesserung der Orientierungsfähigkeit
Spielregeln: In der Halle wird ein Irrgarten aufgebaut. Die Wände werden durch dicke Matten oder Kästen gebildet. Die Teilnehmer werden mit verbundenen Augen durch den Parcours geführt. Ihre einzige Orientierungshilfe besteht darin, dass der vor ihnen gehende Helfer mit einer Triangel ein Signal gibt, dem sie durch den Irrgarten folgen sollen.

Variation: Der Weg durch den Irrgarten kann natürlich auch ertastet werden, indem man sich zum Beispiel an einem Seil langhangelt. Diese Übung setzt aber gut ausgebildete motorische Fähigkeiten voraus und birgt auch große Verletzungsrisiken.
Die wenigsten Parkinsonbetroffenen werden diesen Irrgarten so bewältigen können.
Geräte: diverse Großgeräte, Augenbinden, Triangel

Name: Der Raum der Klänge
Funktion: Schulung der auditiven Wahrnehmung
Spielregeln: In einem kleinen Raum werden verschiedene Klangkörper oder Geräuschquellen aufgestellt, so dass ein Gehweg entsteht, wenn sie der Geräuschstärke nach angesteuert werden. Die Teilnehmer betreten nun einzeln mit verbundenen Augen und in Begleitung eines Helfers den Raum. Die Geräuschquellen sollen nun der Reihenfolge nach angesteuert werden. Steht der Teilnehmer kurz vor einer Geräuschquelle, wird diese ausgeschaltet oder das Geräusch wird deutlich leiser und ein anderes Geräusch bestimmt den Weg. Dies geschieht so lange, bis der Raum einmal durchquert worden ist.
Anmerkungen: Der Helfer sichert den Weg und achtet darauf, dass der Teilnehmer nicht zu schnell durch den Raum geht oder an Gegenstände stößt. Um die Orientierung zu erleichtern, sollen nur solche Geräusche ausgewählt werden, die als angenehm und in keinem Fall als bedrohend empfunden werden.
Geräte: Geräuschquellen (z.B.: Glocken, Triangel; Gong), Augenbinden

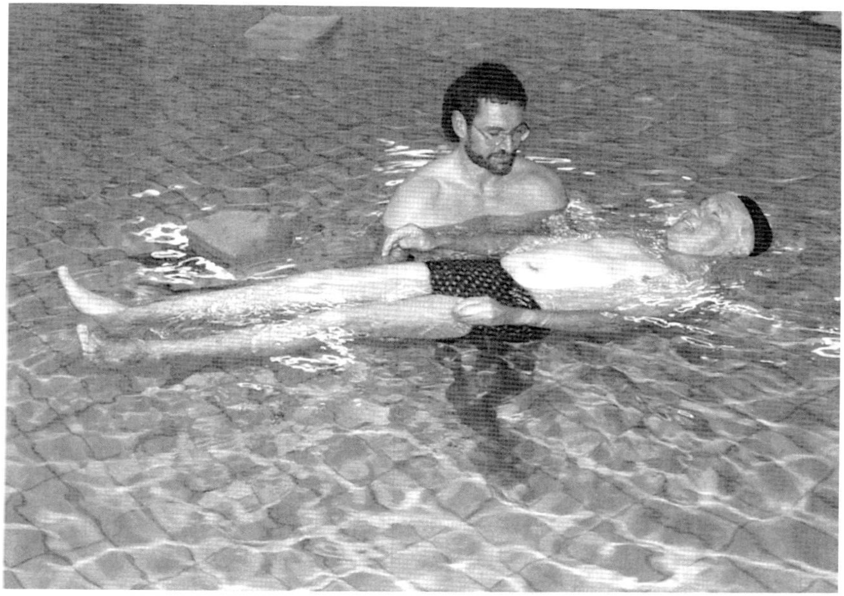

Abb. 47: Entspannung kann man auch auf dem Wasser finden (vgl. Kapitel 6)

5.8 Gehirnjogging

Gehirnjogging oder Brainjogging sind Übungen zur Erhaltung der geistigen Aktivität. Ähnlich wie eine Muskulatur atrophiert, wenn sie nicht trainiert wird, so werden auch Gedächtnisleistungen schwächer. Gedichte oder Lieder, die man häufig anwendet, bleiben im Gedächtnis erhalten und können jederzeit reproduziert werden, während solche, die lange nicht benutzt wurden, nur schwer fehlerfrei wiedergegeben werden können. Aber Brainjogging hat noch eine weitere große Bedeutung für Parkinsonpatienten.

Wenn man sich das menschliche Gehirn schematisch vorstellt, so besteht es aus zwei verschiedenen Hälften. Der rechten Gehirnhälfte werden kreatives und musisches Denken zugeschrieben, während die linke Hälfte für das logische Denken, Sprache und Analyse zuständig zu sein scheint (vgl. dazu auch Abb. 49). In der Regel vernachlässigt der Mensch des modernen Industriezeitalters die rechte Gehirnhälfte. Es wird in den meisten Berufen überwiegend die linke Gehirnhälfte benutzen. Ein Maler, Komponist oder Autor wird auch die rechte Gehirnhälfte mitverwenden, doch leider ist in den meisten Berufen Kreativität nicht unbedingt gefragt. Aus der Psychomotorik und Kinesiologie ist bekannt, dass die Bewegungen nachhaltiger gelernt werden, die über Kreuz durchgeführt werden. Auf diese Weise scheinen beide Gehirnhälften koordiniert zu werden. Im Sportförderunterricht verbindet man so zum Beispiel das Training von Leseschwächen mit motorischen Übungen und kommt nachhaltig zu Verbesserungen sowohl der Motorik wie der Leseschwäche. Diese Funktion übernehmen die meisten Sing- und Klatschspiele, da sich die Bewegungen häufig kreuzen und gleichzeitig Sprache und Mimik und Gestik geübt werden.

Brainjogging bedeutet aber auch ein Training des Gedächtnis. Durch Assoziation lassen sich alltägliche Verrichtungen besser durchführen. So kann man sich zum Beispiel den Einkaufszettel leichter merken, wenn man die Gegenstände mit Zahlencodes oder abstrakten Gegenständen versieht. Gedächtnis wird unterteilt in Wissensgedächtnis, Erfahrungsgedächtnis und Routine. Das *Wissensgedächtnis* wird häufig benutzt und die gespeicherten Daten häufig angewendet. Das *Erfahrungsgedächtnis* entsteht im Laufe eines Lebens und enthält alle Ergebnisse aller jemals stattgefundenen Ereignisse. Dies sind sowohl kognitive wie auch affektive oder motorische Ereignisse. Es ist der wohl wichtigste Speicher des Menschen, der ständig ergänzt und erneuert wird. Was man erfährt oder tut, behält man nachhaltiger, nämlich im Langzeitgedächtnis, als was man nur sieht oder hört. Gehandelte Erfahrung gehört zum wichtigsten Lerngut, nicht nur in der Schule.

Brainjogging muss also sowohl auf Erfahrungen zurückgreifen wie kreativ und logisch arbeiten, will es beide Gehirnhälften ansprechen und koordinieren. Günstig ist es, diese Übungen mit motorischen Übungen, die Überkreuzbewegungen beinhalten, zu verbinden. Das Gedächtnis wird unterschieden in Ultra-Kurzzeitgedächtnis, Kurzzeitgedächtnis und Langzeitgedächtnis. Dieses gilt es zu trainieren, indem neue Informationen mit alten verknüpft werden oder aus der Verknüpfung alter Erfahrungen neue Erfahrungen entstehen.

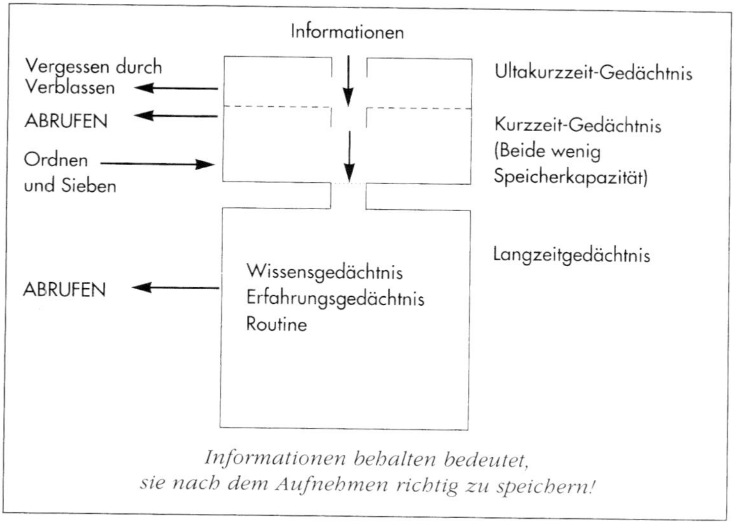

Abb. 48: Schematische Darstellung des Gedächtnis (aus: DEUTSCHE PARKINSON VEREINIGUNG 1996,166)

Name: Ich gehe in den Zoo
Funktion: Verbesserung der Merkfähigkeit
Spielregeln: Die Teilnehmer sitzen im Kreis. Nach dem Prinzip „Ich packe meinen Koffer“ beginnt der erste Teilnehmer: „Ich gehe in den Zoo und sehe ein Tier.“ Er macht ein für dieses Tier typisches Geräusch nach und ahmt mit Gesicht und Händen typische Tierbewegungen nach. Der zweite Spieler wiederholt den Ersten und ergänzt um ein weiteres Tier. Der Dritte ebenso und so weiter.

Variation: Wenn dies beherrscht wird, kann jeder Spieler die Tiere um seinen Vornamen erweitern. Also zum Beispiel. „Alfred geht in den Zoo und sieht einen Ameisenbär, Ilse geht in den Zoo und sieht einen Igel.“ ...
Anmerkungen: Das Spiel ist sehr amüsant und verbindet im Sinne der Psychomotorik kognitive und affektive Lernebenen.

Name: Die einsame Insel
Funktion: Verbesserung der kreativen Intelligenz, Kommunikationsfähigkeit
Spielregeln: Die Spieler sitzen im Kreis. Der Spielleiter gibt folgende Situation vor. Sie kreuzen mit dem Traumschiff in der Südsee. Sie erleiden Schiffbruch. Sie besteigen das Rettungsboot. Jeder Spieler darf einen Gegenstand mit ins Rettungsboot nehmen, der lebenserhaltend sein soll. Jeder soll seinen Gegenstand benennen und die Gegenstände der vorhergehenden Spieler wiederholen. Die Auswahl des eigenen Gegenstandes muss kurz begründet werden, auch diese Begründung muss mit wiederholt werden. Zum Beispiel dienen Streichhölzer zum Feuer machen.
Variation: Es dürfen nicht nur Gegenstände, sondern auch Ehepartner oder andere „idelle“ Werte mitgenommen werden.
Die Frage des Spielleiters, ob die Ausrüstung für sechs Wochen auf der Insel ausreichend wäre, soll von allen Spielern diskutiert werden.
Anmerkungen: Die Diskussion kann zu einer Traumreise ausgebaut werden.

Name: Wähle eine Bühne dieser Welt
Funktion: kreatives Denken
Spielregeln: Die Teilnehmer sitzen im Kreis. Der Spielleiter gibt die Situation vor. „Sie werden für eine beliebige herausragende Leistung auf einer beliebigen Bühne dieser Welt geehrt. Sie sollen sich für diese Ehrung mit einer kurzen Rede bedanken.“ Mögliche Beispiele sind die Verleihung des Friedensnobelpreises, die Ehrennadel des Hausfrauenbundes, der Oskar für die beste männliche Hauptrolle in Hollywood usw. Jeder Spieler muss eine Bühne und Ehrung benennen und eine Rede halten. Das Publikum applaudiert.
Anmerkungen: Das Publikum darf bei sehr lebendigen Darbietungen ins Geschehen zum Beispiel - durch spontane Gratulation - eingreifen, so dass eine kleine Aufführung entsteht.

Name: Die Fliege
Funktion: Überkreuzkoordination
Spielregeln: Zu der Musik von „New York, New York" (Liza Minelli, Ariola) werden die folgenden Bewegungen zum abgebildeten Text durchgeführt. Die Geschwindigkeit des Gesangs und somit die Bewegungen steigern sich zunehmend.

Da hat das Hottepferd sich einfach umgekehrt
Der rechte Zeigefinger beschreibt einen Kreis von der linken zur rechten Schulter

und hat mit seinem Stert die Fliege abgewehrt
Die linke Hand klatscht in die rechte Hand und wird über die rechte Schulter geführt.

doch die Fliege war nicht dumm
mit dem linken Zeigefinger an die rechte Schläfe tippen.

und fliegt mit viel Gebrumm
beide Arme sind angewinkelt und schlagen wie Flügel.

einfach um das Hottepferd herum
Der rechte Zeigefinger führt einen Kreis von der linken zur rechten Schulter aus.

da hat das Hottepferd ... usw.
siehe oben.

Name: Die Regenwürmer
Funktion: Überkreuzkoordination
Spielregeln: Zu dem Lied „Die Regenwürmer" werden die folgenden Übungen ausgeführt.

Text:

1. Hörst du die Regenwürmer husten: chu-chu wenn sie durchs dunkle Erdreich ziehn, wie sie sich winden und dann verschwinden auf Nimmerwiedersehn. Und wo sie waren, da ist ein Loch, und wenn sie wiederkommen ist es immer noch, noch, noch...

Bewegungen:
- mit beiden Händen auf die eigenen Oberschenkel schlagen
- mit beiden Händen auf die Oberschenkel des Nachbarn schlagen
- mit beiden Händen wieder auf die eigenen Oberschenkel schlagen
- mit beiden Händen auf die Oberschenkel des linken Nachbarn schlagen usw.

Anmerkungen: Die Bewegungen und das Singen können immer schneller, lauter und leiser werden.

6 Gymnastik und Spiele im Wasser

6.1 Einführung

Nahezu alle Übungen, die an Land durchgeführt werden, lassen sich auch im Wasser durchgeführen. Das Element Wasser bietet wegen seiner spezifischen physikalischen Eigenschaften einige Vorteile. Bei einer für Parkinsonpatienten zu empfehlenden Wassertemperatur von 32 - 35 Grad Celsius, wie sie in den meisten Lehrschwimmbecken vorzufinden ist, wirkt das Wasser stark muskelrelaxierend und entspannend. Patienten, die aufgrund ihres stark erhöhten Muskeltonus, über Schmerzen klagen, fühlen sich im warmen Wasser deutlich wohl. Übungen zum Aufrichten der Wirbelsäule oder zur Streckung der Gliedmaßen (Beugetonus der Parkinsonpatienten) lassen sich im warmen Wasser leichter durchführen und werden subjektiv von den Patienten als weniger schmerzhaft empfunden. Insbesondere Patienten, die unter starken Muskeldysbalancen leiden, werden für einige Zeit wieder aufrecht gehen oder stehen können. Langsame Bewegungen fallen leichter, denn ein Teil der Haltearbeit der Stützmuskulatur wird durch den Wasserwiderstand ersetzt.

Der Mensch wird physikalisch gesehen durch den Wasserauftrieb leichter. Dieser Auftrieb wirkt stark gelenkschonend und lässt sich gut für eine sanfte Gymnastik nutzen. Der hydrostatische Druck führt zu einer Blutvolumenverschiebung aus den oberflächlichen Hautgefäßen in den Brustraum. Die Herzfrequenz wird abgesenkt und ökonomischer. Die Ausatmung wird durch den Druck auf den Brustkorb vertieft und die Einatmung durch den hydrostatischen Druck erschwert. Dies kräftigt die Atemmuskulatur und führt zu einer Verbesserung der Vitalkapazität, die insbesondere bei älteren Menschen eingeschränkt ist. Die Vitalkapazität von Parkinsonpatienten entspricht oft nicht mehr der Hälfte der von gleichaltrigen Gesunden. Die Einschränkung der Beweglichkeit des Brustkorbes durch den Rigor und Muskeldysbalancen sind hierfür die Ursachen. Häufig bei Parkinsonpatienten auftretende Durchblutungsstörungen der Beine werden durch Gymnastikformen, bei denen die Beine möglichst weit unter der Wasseroberfläche sind, durch eine Verbesserung des venösen Rückflusses gebessert.

Becken mit einer Wassertiefe von 1,20-1,40 Metern und rutschfestem Boden sind sehr günstig. Das Wasser bzw. der Wasserwiderstand lassen sich gut für Gehübungen nutzen. Gleichgewichtsübungen fallen durch die unterstützende Wirkung leichter und die Angst, zu fallen, schwindet. Dies gilt auch für viele Ballspiele. Hilfreich für alle Formen der Gymnastik am Beckenrand sind Haltestangen in Höhe der Wasseroberfläche. Das Greifen der Überlaufrinne oder des Beckenrandes erfordert viel Kraft und führt schnell zu Verkrampfungen in Armen und Schultern.

Viele Parkinsonpatienten lernen wieder zu schwimmen, wenn sie die entsprechende Anleitung und Hilfen bekommen. Die alte Form des Brustschwimmens mit ständig aus dem Wasser gehobenen Kopf ist sehr ungünstig. Die ohnehin schon verspannte Schulter- und Nackenmuskulatur wird noch zusätzlich belastet. Auch erfordert dieser Schwimmstil zu viel Kraft. Günstiger ist ein ständiger Wechsel von Absenken des Kopfes zum Ausatmen unter Wasser und Einatmen über Wasser. Dies kann in einem Verhältnis 1:1 geschehen. Die die Ganzkörpermuskulatur beanspruchende Sportart Schwimmen ist eine ausgezeichnete Koordinationsschulung. Dabei kann es zu für Parkinsonpatienten typischen motorischen Ausfallerscheinungen kommen. Die folgende Bewegungsbeschreibung soll diese typischen Erscheinungen wiedergeben.

Beginnen die Patienten das Schwimmen aus dem Stand vom Beckenboden aus, ist zunächst eine unsichere Abkippbewegung nach vorne zu beobachten. Dies dauert einige Sekunden an und wird von sehr hektischen Armbewegungen zur Stabilisierung des Körpers im Wasser begleitet. Ist die Körperlage erst einmal stabilisiert, setzen die Beinbewegungen ein und der Patient schwimmt relativ gleichmäßig und koordiniert. Eine zweite Störquelle ist das Beenden des Schwimmens. Können sich die Patienten am Rand, an Haltegriffen oder an einem Partner festhalten, gelingt es ihnen auch, den Körperschwerpunkt abzusenken und die Füße auf den Boden zu setzen. Sie ziehen sich dann an der Hilfe hoch, bis sie einen sicheren Stand erreicht haben. Erhalten sie diese Hilfe nicht, rudern sie mit den Armen und versuchen so, die Schwimmbewegung zu bremsen. Dies gelingt häufig nicht und der Auftrieb wird noch erhöht. Der Patient liegt dann mit dem Oberkörper und Gesicht auf dem Wasser. Die Beine sind angewinkelt, die Füße berühren nicht den Boden. Er ist nicht in der Lage, sich durch Abkippen des Beckens selbständig aufzurichten. Diese Endposition kann auch auftreten, wenn der Patient während des Schwimmens ermüdet. Er kippt dann seitlich, in der Regel nach links, ab und liegt mit dem Gesicht und Oberkörper auf dem Wasser. Gleichzeitig werden die Schwimmbewegungen eingestellt oder unkoordiniert, so dass die stabile Schwimmlage verloren geht. Die Patienten können die Schwimmbewegung ohne fremde Hilfe nicht erneut beginnen. Tauchen die Patienten noch zusätzlich mit dem Kopf unter Wasser ab, verlieren sie gänzlich die räumliche Orientierung. Diese Situationen lassen sich durch eine gute Dosierung der Belastungen und durch ausreichend Hilfen im Wasser vermeiden. Parkinsonpatienten dieses Stadiums dürfen nie alleine schwimmen gehen oder sich im Wasser aufhalten.

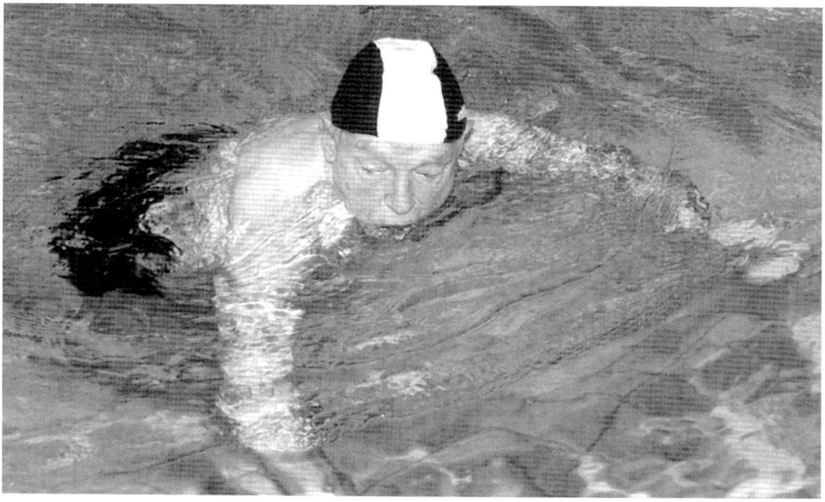

Abb. 49: Ein geübter Schwimmer. Trotzdem ist deutlich die ungünstige Lage des Körpers im Wasser, aufgrund der Muskelsteifigkeit im Schultergürtel, zu erkennen.

6.2 Risiken und Gefahren

Wassergymnastik und Spiele im Wasser sind bei Beachtung der entsprechenden Aufsichtspflicht und bei ausreichend Helfern relativ ungefährlich. Einige Risiken sollen dennoch erwähnt werden. Die hohe Wassertemperatur und das ständige Überwinden des Wasserwiderstandes verursachen eine hohe Herz-/Kreislaufbelastung. Die Patienten sind schneller als bei den gleichen Übungen an Land erschöpft. Zusätzlich entsteht, abhängig von der Wassertiefe, ein Druck auf das Gefäßsystem, der sich bei zu langem Aufenthalt im Wasser ebenfalls belastend auf das Organsystem auswirkt. So kann sich der positive Effekt der Muskelrelaxation umkehren und der Muskeltonus noch erhöht werden. Es empfiehlt sich, bei vorbelasteten Teilnehmern Puls- und Blutdruckkontrollen durchzuführen. Die Aufenthaltszeit im Wasser sollte maximal 20-30 Minuten nicht überschreiten. Auch hier gilt wieder - wie bei den Übungen zu Lande - das deutliche Nachlassen der gebundenen Motorik als Abbruchkriterium.

Viele Patienten - es können durchaus auch Nichtschwimmer, die nie in ihrem Leben schwimmen gelernt haben, in der Gruppe sein - verhalten sich sehr ängstlich und unsicher. Fallen sie im Wasser, besteht die Gefahr, dass sie die Orientierung verlieren und nicht mehr alleine in die aufrechte Haltung zurückgelangen können. Die folgende Bewegungsbeschreibung soll dies verdeutlichen.
Der Patient geht zunächst aufrecht durch das Wasser. Die Körpervorneigung nimmt im Verlauf der Zeit zu. Die zunächst großen und gleichmäßigen Schritte werden kleiner und der Beinhub wird immer geringer. Der Patient hebt die Füße kaum noch vom Boden an. Er fängt an zu trippeln und verlagert das Körpergewicht noch weiter nach vorne. Die Rumpfneigung nach vorne und häufig auch die zur Seite nimmt weiter zu. Der Patient verliert das Gleichgewicht und versucht, sich im Wasser abzustützen. Für kurze Zeit gelingt dies auch. Der Druck des Körpers auf die Wasseroberfläche wird zu hoch und der Patient fällt wie in Zeitlupe ins Wasser. Die Füße berühren nicht mehr den Boden. Die Versuche, den aufrechten Stand durch Schlagen mit den Armen zurückzugewinnen, führen zum Gegenteil. Der Patient liegt mit dem Oberkörper und Gesicht im Wasser. Die Oberschenkel liegen auf dem Wasser, die Unterschenkel und Füße hängen im Wasser. Der Patient hat keinen festen Widerstand, der ihm ein selbständiges Aufrichten ermöglichen würde. Häufig kippt er zusätzlich noch zur Seite ab. Es ist ihm nicht möglich, den Körperschwerpunkt abzusenken und die Füße wieder auf den Beckenboden zu setzen. Unter anderem die Muskelsteifigkeit verhindert das dazu notwendige Aufrichten des Rumpfes. Erfährt der Patient einseitige Unterstützung, so kippt er zur anderen Seite ab. Es ist besser, ihn an beiden Armen oder an den Schultern wieder aufzurichten.
Um diese von Patienten als traumatisch erlebte Situation nicht entstehen zu lassen, müssen zunächst Entängstigungsübungen vorangehen und ständig das Verhalten bei Gleichgewichtsverlust geübt werden. Ist die Gruppe insgesamt sehr unsicher, so benötigt man viele Helfer, wie zum Beispiel die Ehepartner. Stehen nicht ausreichend Helfer zur Verfügung, so kann die Gruppe sich selbst helfen, indem nur Partnerübungen oder alle Übungen in Kreisform mit Handfassung durchgeführt werden. Das entbindet den Übungsleiter aber in keinem Fall von der Aufsichtspflicht. Die Gruppe sollte nicht mehr als maximal 10-15 Betroffene umfassen. Anderenfalls kann ein Übungsleiter nicht mehr den Überblick über die gesamte Gruppe wahren.

Eine große Belastung für die Teilnehmer kann die An- und Umkleidephase werden. Oft ist die Schwimmhalle nur für eine kurze Zeit angemietet, die das An- und Umkleiden beinhaltet. Es empfiehlt sich hier, die Begleiter oder Ehepartner der Betroffenen mit einzubinden, sonst sind die Patienten schon nach dem Umziehen so unter Druck geraten, dass sie bei den Übungen nur noch an das folgende anstrengende Umziehen denken. Eine Entspannung wäre so kaum noch möglich. Ein weiteres Hindernis kann der Zugang zum Schwimmbecken sein. Die Treppen sind oft sehr rutschig. Die Leitern können nur wenige Patienten benutzen. Sie sind viel zu steil. Hier muss schon die erste Hilfestellung ansetzen. Das gilt genauso für den Weg zurück.

Ob der Übungsleiter mit ins Wasser geht und dort die Übungen anleitet, ist abhängig von der Zahl der Betreuer und ob die Rettungssicherheit gewährleistet ist. Beaufsichtigt außerhalb des Beckens ständig eine weitere Person mit Rettungsfähigkeit die Gruppe, so kann der Übungsleiter zu den Patienten ins Wasser gehen. Viele Übungen lassen sich im Wasser besser nachvollziehen, als wenn sie nur vom Beckenrand angeleitet werden. Dies gilt vor allem für Übungen gegen den Wasserwiderstand. Im Wasser kann der Übungsleiter leichter einzelne Teilnehmer korrigieren oder taktile Hilfen geben. Andererseits kann er dann nicht so gut jeden einzelnen Teilnehmer im Blick haben. Die Lösung dieses methodischen Problems ist von der individuellen Gruppenzusammensetzung und den jeweiligen Rahmenbedingungen abhängig und sollte von Fall zu Fall von jedem Übungsleiter selbst entschieden werden.

6.3 Eisbrecher- und Kennenlernspiele

Name: Guten Tag
Funktion: Kennen lernen
Spielregeln: Die Teilnehmer gehen im Wasser umher. Sie bewegen sich von Person zu Person, indem sie immer eine Hand des Partners greifen und erst dann zum nächsten Partner gehen, wenn sie dessen Hand halten. Dabei begrüßen sie sich mit Namen.
Anmerkungen: Die Übung wird langsam durchgeführt. Durch die ständige Handfassung wird ein sicherer Stand gewährleistet und die Gefahr, zu fallen, minimiert.

Name: Polka
Funktion: Kennen lernen
Spielregeln: Die Patienten gehen - wie oben beschrieben - durch das Becken. Sie bewegen sich von einem Partner zum anderen, indem sie sich einseitig einhaken

und mit einer halben Drehung zum nächsten Partner gehen und dort wieder einhaken.
Anmerkung: Die Bewegung soll etwas schwungvoller ausgeführt werden. Der Raum im Wasser wird begrenzt.

Name: Namen nennen
Funktion: Namensspiel, Entängstigung
Spielregeln: Die Teilnehmer finden sich partnerweise zusammen. Ein Partner sagt mit dem Kopf unter Wasser seinen Namen. Der Partner über Wasser soll den Namen hören. Die Partner wechseln.
Anmerkungen: Das Verstehen des Namens ist kaum möglich, dafür ist die Schallleitfähigkeit von Wasser zu schlecht. Das Spiel dient vielmehr als Atemübung und um die Angst vor Wasser im Gesicht zu nehmen.
Variation: Beide Partner sind mit dem Gesicht unter Wasser und nennen sich ihre Namen.
Geräte: eventuell Chlorbrillen

Name: Geräte transportieren
Funktion: Atemübung, Entängstigung
Spielregeln: Die Teilnehmer finden sich partnerweise zusammen. Jedes Paar erhält einen kleinen, leichten schwimmfähigen Gegenstand. Dieser soll nun durch wechselseitiges Pusten durch das Wasser bewegt werden. Der Gegenstand darf nicht durch Wellenbewegungen bewegt werden.
Anmerkungen: Das Spiel kann auch einzeln gespielt werden. Mögliche Gegenstände sind zum Beispiel Tischtennisbälle, Korken, Wundereibehälter, kleine gesäuberte Joghurtbecher, Luftballons usw.
Variation: Die Paare oder einzelnen Spieler treten gegeneinander in einer Art Wettkampf an, bei der die Gegenstände durch das Becken oder über eine vorgegebene Entfernung zu transportieren sind.
Geräte: siehe Anmerkungen

Name: Luftballonstaffel
Funktion: Wassergewöhnung
Spielregeln: Jeder Teilnehmer erhält einen Luftballon, den er durch antippen in der Luft halten soll. In einem nächsten Schritt bewegen sich die Spieler durch das Becken und halten den Luftballon dabei weiter in der Luft.
Anmerkungen: Nach einiger Zeit sollen die Spieler die Arme und Schultern unter Wasser ausschütteln. **Geräte:** Luftballons

Name: Schiedsrichterspiel
Funktion: Entängstigung, Atemübung
Spielregeln: Die Übung wird paarweise durchgeführt. Ein Teilnehmer erhält eine Trillerpfeife. Er soll unter Wasser so laut wie möglich pfeifen. Sein Partner soll den Ton erkennen. Nach einiger Zeit wechseln die Spieler.
Anmerkungen: Der Spieler über Wasser dient als Hilfestellung und Sicherheit. Es ist kaum möglich, mehr als nur die aufsteigenden Wasserblasen zu hören. Die Übung trainiert insbesondere das expiratorische Atemvolumen. Die kleine Öffnung der Trillerpfeife setzt den Aufbau eines hohen Drucks vor der Ausatmung voraus. Diese Wirkung lässt sich noch erhöhen, indem Strohhalme oder andere Gegenstände mit enger Öffnung und engem Durchmesser verwendet werden. Es gilt dabei, je kleiner der Durchmesser ist, desto höher wird der Widerstand, den der Gegenstand dem Spieler entgegensetzt. **Material:** Trillerpfeife, Strohhalme

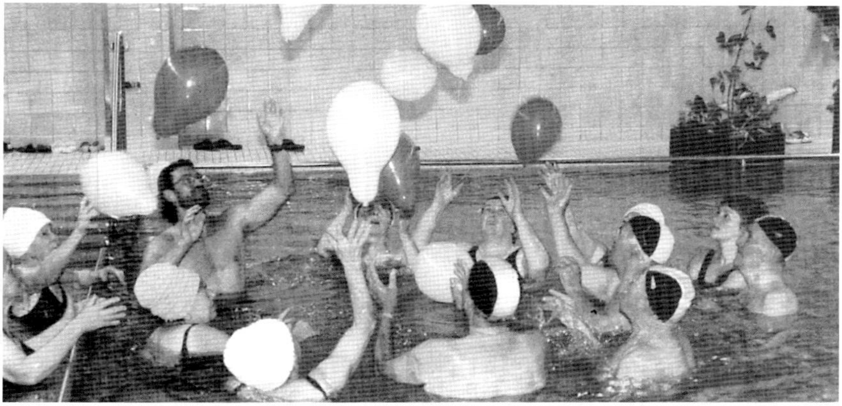

Abb. 50: Die Luftballonstaffel. Der Übungsleiter und mehrere Betreuerinnen nehmen zur Unterstützung teil.

Name: Kreisel
Funktion: Entängstigung, Wassergewöhnung
Spielregeln: Die Paare greifen über Kreuz die Hände. Beide Partner gehen bis zur Streckung der Arme auseinander und lehnen sich leicht nach hinten, bis sie Spannung zwischen den Körpern aufgebaut haben. Der Rücken bleibt dabei aufrecht und gerade. Die Spieler bewegen sich durch Drehbewegungen durch das Wasser.
Anmerkungen: Die Handhaltung muss fest sein. Lösen sich die Hände, kann es leicht geschehen, dass ein Partner ins Wasser fällt.

6.4 Übungen und Spiele zur Verbesserung der Koordination

Name: Sektkorken schießen lassen
Funktion: Kräftigung, Koordination
Spielregeln: Jeder Teilnehmer erhält einen Gymnastikball. Der Ball soll mit leicht gebeugten Armen vor dem Körper unter Wasser gedrückt werden. Die Teilnehmer können dabei in die Hocke gehen, um den Ball eventuell auf den Beckenboden zu drücken. Der Ball wird an seinem tiefsten Tauchpunkt losgelassen und schnellt mit einer kleinen Verzögerung nach oben.
Sehr geschickte Teilnehmer können nun versuchen, ihn zu fangen.
Variation: Die Übung wird abwechselnd mit nur einer Hand durchgeführt.
Anmerkungen: Der Ball darf nicht zu dicht am Körper unter Wasser gedrückt werden, sonst schnellt er den Teilnehmern ins Gesicht. Aus dem gleichen Grund muss der Oberkörper aufrecht gehalten werden.
Geräte: Gymnastikbälle

Name: Kanu fahren
Funktion: Koordinationsübung
Spielregeln: Jeder Teilnehmer erhält einen Gymnastikstab. Der Stab wird von der linken Hand am äußeren oberen Ende und von der rechten Hand im unteren Drittel gehalten. Die Teilnehmer stechen den Stab wie ein Kanupaddel abwechselnd links und rechts ins Wasser und bewegen sich so durch das Becken.
Anmerkungen: Für das Spiel wird etwas mehr Platz benötigt, sonst wird das Paddel leicht zum Schlaginstrument umfunktioniert.
Geräte: Gymnastikstäbe

Name: Gegenstände weiterreichen im Kreis
Funktion: Koordinationsübung, Funktionsgymnastik
Spielregeln: Die Teilnehmer stehen im Kreis. Gegenstände werden von links nach rechts, unter und über Wasser, über Kopf, durch die Beine usw. weitergereicht.
Variationen: Die Teilnehmer stehen hintereinander im Kreis oder bilden eine Reihe und geben die Gegenstände weiter.
Anmerkungen: Die Übungen dienen der Beweglichmachung und Dehnung. Sie sollen langsam und mit möglichst großer Streckung durchgeführt werden.
Geräte: Tennisringe, Gymnastikstäbe, Bälle, Pullbuoys, Schwimmbretter, Gymnastikreifen, Schwimmsprossen

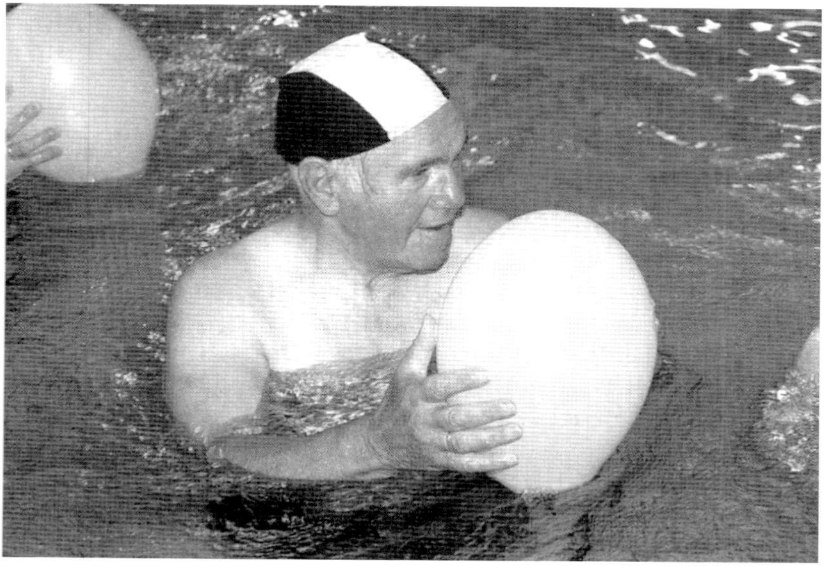

Abb. 51: Luftballons weiterreichen

Name: Alexis Sorbas
Funktion: Koordinationsübung, Kräftigung
Spielregeln: Die Teilnehmer stehen sich in einem Kreis in Handfassung gegenüber. Die Füße stehen hüftbreit auf dem Beckenboden. Zur Musik eines Sirtaki sollen die folgenden Tanzschritte ausgeführt werden.

Begonnen wird mit dem linken Fuß.
Das Körpergewicht wird mit einem kleinen Schritt nach vorne auf die Fußspitze verlagert.
Der Fuß wird zurückgesetzt.
Der linke Fuß wird nach links außen gestellt.
Der rechte Fuß wird angestellt.

Dieser Teil wird drei Mal wiederholt.
Dann wird genauso mit dem rechten Fuß verfahren.

Die Teilnehmer stehen wieder an der Stelle, an der sie begonnen haben.
Die Tänzer machen drei kleine Schritte zur Mitte und verbeugen sich voreinander.
Sie machen drei kleine Schritte rückwärts an den Ausgangsort zurück.

Dann beginnt der Tanz von vorne.
Das Tempo der Musik steigert sich im Verlauf des Tanzes erheblich.

Anmerkungen: Der Wasserwiderstand erschwert die Ausübung des Tanzes erheblich. Gleichzeitig wird aber die Ausführung der Schrittfolgen stabilisiert. Je nach Geschwindigkeit der Musik, wird die Übung in einem spaßigen Chaos enden, da nicht alle Teilnehmer mithalten können. Dies ist ein durchaus erwünschter Effekt, der individuelle Schwächen nicht so sehr auffallen lässt. Der Tanz hat auch nur entfernte Ähnlichkeit mit dem Original, wird aber den Fähigkeiten der Teilnehmer eher gerecht.
Variationen: Volkstänze aller Art, Folklore oder American Squaredance können im Wasser einstudiert werden. Sie sind hervorragende Koordinationsübungen.
Geräte: Abspielgerät, Sirtaki auf Tonträger

Name: Quallenspiel
Funktion: Koordinationsübung
Spielregeln: Im Becken werden viele größere Bälle verteilt. Diese Bälle stellen Feuerquallen dar. Sie dürfen bei der Durchquerung des Beckens nicht berührt werden. Im Laufe des Spieles wird das Wasser immer mehr in Bewegung versetzt, so dass eine Durchquerung immer schwieriger wird.
Anmerkungen: Bei motorisch schwachen Teilnehmern kann ein Helfer mitgehen und Hilfestellung geben. Die Ausweichbewegungen müssen zunächst nicht so schnellkräftig durchgeführt werden. Der Helfer soll lediglich den sicheren Stand

gewährleisten oder den Teilnehmer sichern. Die Ausweichbewegung kann in der Regel selbständig durchgeführt werden.
Geräte: große Bälle, zum Beispiel Niveabälle

Name: Catch as catch can
Ziel: Reaktion, Koordination
Durchführung: Die Teilnehmer stehen im Kreis. Ein bis drei Teilnehmer stehen in der Mitte. Ein leichter Ball wird über die Kreismitte zugeworfen und soll abgefangen werden. Die Fänger wechseln, wenn sie den Ball berührt oder abgefangen haben.
Bemerkung: Es besteht die Gefahr der Übermotivation. Die Fänger kippen leicht seitlich weg und benötigen dann eventuell Hilfe beim Aufstehen. Die Fänger wechseln auch, wenn die Spieldauer zu lange wird.

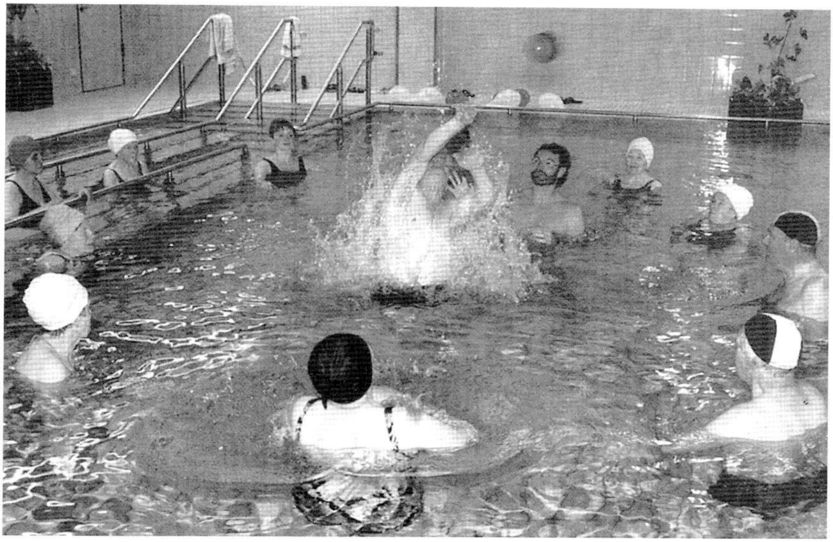

Abb. 52: Catch as catch can. Bei so viel Dynamik staunt selbst der erfahrene Übungsleiter.

6.5 Übungen und Spiele zur Entspannung und Schulung der Körperwahrnehmung

Name: Pendel
Funktion: Körperwahrnehmung, Entspannung
Spielregeln: Die Teilnehmer stehen sich in einem engen Kreis gegenüber. Ein Teilnehmer, der in der Mitte des Kreises steht, baut Körperspannung auf und macht sich ganz steif. Er schließt die Augen. Er wird nun von den Anderen sanft hin- und herbewegt. Nach einiger Zeit wechseln die Teilnehmer.
Anmerkungen: Anders als zu Lande lässt sich der Bewegungshub im Wasser deutlich erhöhen, da das Wasser einen Widerstand gibt und somit die Belastung für die haltenden Teilnehmer deutlich geringer ist. Zusätzlich werden die glukkernden Geräusche des Wassers und die stimulierende Wärme als sehr angenehm empfunden. Der Teilnehmer darf zu keinem Zeitpunkt Angst haben, dass man ihn ins Wasser fallen lässt.

Name: Toter Mann
Funktion: Entspannungsübung
Spielregeln: Die Teilnehmer erhalten Auftriebshilfen, die es ihnen ermöglichen, sicher auf dem Wasser zu liegen. Eine entspannende Musik wird abgespielt und die Teilnehmer lassen sich auf dem Wasser treiben. Die leicht schaukelnde Bewegung auf dem Wasser, in Verbindung mit der Wärme und den Wassergeräuschen, wirkt ausgesprochen entspannend und beruhigend.
Anmerkungen: Einige wenige Teilnehmer kommen ohne Auftriebsmittel aus. Die meisten werden aber eine Unterstützung im Bereich der Lendenwirbelsäule, der Beine und des Kopfes benötigen. Besonders geeignet sind hier Schwimmbretter oder Schwimmsprossen. Zum Aufstieg auf die Schwimmhilfen und nach der Übung beim Absteigen werden Helfer benötigt.
Es dürfen nicht zu viele Teilnehmer gleichzeitig im Wasser treiben, da es sonst zu Kollisionen kommen kann. Der Übungsleiter und die Betreuer müssen darauf achten, dass die Teilnehmer nicht an den Beckenrand stoßen und sich verletzen. Gelegentlich kann es vorkommen, dass Teilnehmer das Gleichgewicht verlieren und ins Wasser abkippen. Befinden sie sich zu diesem Zeitpunkt in einer tiefen Entspannung, benötigen sie sofort Hilfe beim Aufstehen. Es hat sich bewährt, während der Übung einige Helfer, die nicht an der Übung teilnehmen, im Wasser zu postieren, um rechtzeitig und ohne größere Störungen für die anderen Teilnehmer eingreifen zu können. **Geräte:** Abspielgerät, Schwimmhilfen, Entspannungsmusik, zum Beispiel von Kitaro

Name: Blindenhund
Funktion: Körperwahrnehmung
Spielregeln: Ein Partner stellt sich aufrecht hin und baut Körperspannung auf. Der andere Teilnehmer steht hinter ihm und stützt den Rücken. Eine Hand kann dabei die Brustwirbelsäule, die andere Hand die Lendenwirbelsäule stützen. Der vordere Partner lehnt sich nun leicht nach hinten und kippt das Becken nach vorne. Dabei soll es nicht zu einer Hohlkreuzhaltung kommen. Das Körpergewicht bleibt auf den Füßen. Der hintere Partner schiebt den Vordermann durchs Wasser, der leichten Widerstand ausübt. Nach einiger Zeit wird gewechselt.
Anmerkungen: Der hintere Partner hält seine Arme leicht angewinkelt, um besseren Körperkontakt zu wahren und eventuell den Druck besser ausgleichen zu können. Der Vordermann darf sich nicht zu weit zurücklehnen, sonst verlagert sich das Körpergewicht von den Füßen und er kippt nach hinten weg.

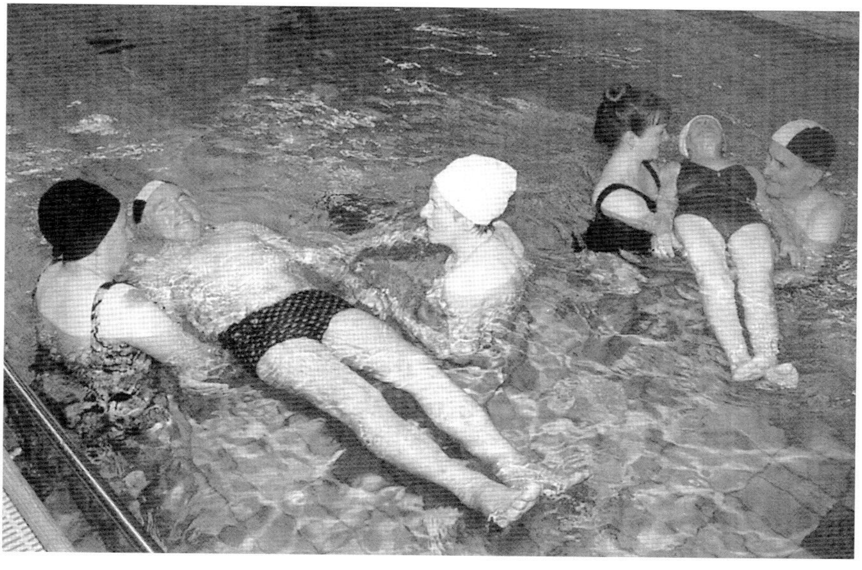

Abb. 53: Auf Händen tragen, Entspannung auf dem Wasser

Name: Auf Händen tragen
Funktion: Entspannung, Körperwahrnehmung, Entängstigung
Spielregeln: Ein Teilnehmer legt sich auf den Rücken. Er versucht, sich möglichst gerade auszustrecken und Körperspannung aufzubauen. Zwei oder mehrere weitere Teilnehmer helfen ihm dabei. Wenn die Beine gestreckt sind, das Becken nach vorne oben gekippt ist und der Kopf nach hinten auf dem Wasser aufliegt, bewegen die Helfer den Teilnehmer langsam durch das Wasser. Kann er diese Körperhaltung nicht alleine aufrecht erhalten, so können die Helfer mit den Händen Gesäß, Schultern und Füße stützen. Einige Patienten können diese Körperspannung *als toter Mann* längere Zeit beibehalten.
Variation: Gelingt es nicht, ausreichend Körperspannung aufzubauen oder stehen nicht ausreichend Helfer zur Verfügung, kann der Auftrieb durch Geräte unterstützt werden. Ein in den unteren Rücken gelegtes Schwimmbrett, Bälle oder Luftballons zwischen den Füßen oder Beinen oder ein vor der Brust gehaltener Auftriebskörper erfüllen diese Funktion.
Anmerkungen: Der auf dem Wasser liegende Teilnehmer fühlt sich schwerelos und entspannt. Es ist aber darauf zu achten, dass sich alle Teilnehmer ruhig verhalten und nicht zu starke Wellenbewegungen entstehen. Auch bei der Benutzung von Auftriebskörpern ist eine Hilfestellung bis zur Stabilisierung und eine ständige Überwachung während der Übung notwendig.
Geräte: Niveabälle, Pullbuoys, Schwimmbretter, andere Schwimmhilfen

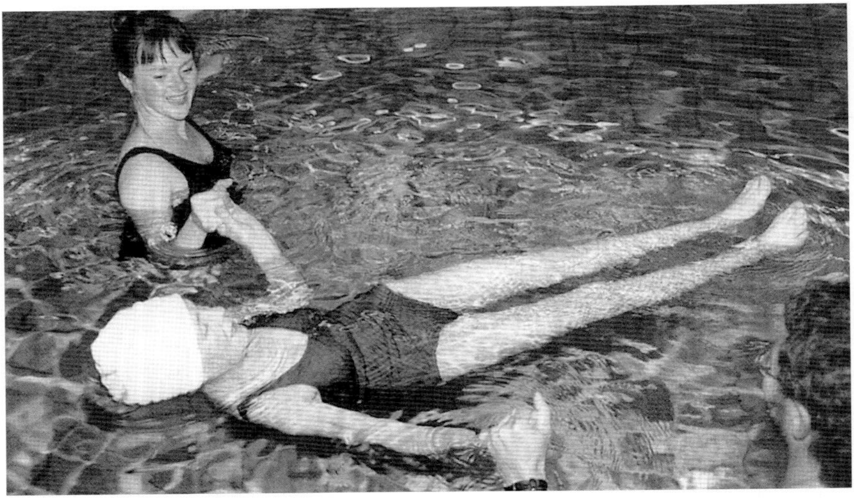

Abb. 54: Entspannung in der Kreisaufstellung

6.6 Übungen und Spiele zur Verbesserung der Gehökonomie

Name: Schiebewettkampf
Funktion: Gehübung
Spielregeln: Jeder Teilnehmer erhält ein Schwimmbrett. Dieses liegt vor ihm im Wasser. Das Brett wird seitlich links und rechts, dicht vor dem Körper gehalten. Es soll nun in einer Art Wettlauf durch das Becken geschoben werden.
Anmerkungen: Das Brett wird leicht auf das Wasser gedrückt, dadurch kann sich der Patient leichter aufrichten und den Rücken strecken. Gleichzeitig wird mit der aufrechten Körperhaltung die Gehbewegung erleichtert und ökonomischer.
Variation: Das Brett wird hinter dem Rücken gehalten und auf das Wasser gedrückt. Die Teilnehmer müssen sich dazu gegen den Wasserwiderstand aufrichten und das Becken nach vorne kippen. **Geräte:** Schwimmbretter

Name: Gehübungen
Funktion: Ökonomisierung der Gehbewegung, Koordinationsschulung
Spielregeln: Die Teilnehmer gehen durch das Wasser und ziehen die Arme je nach Wassertiefe durch oder unter Wasser nach.
Variationen:

- Die Schrittlänge wird größer. Die Arme unterstützen die Vorwärtsbewegung durch Schwimmbewegungen. Dies können Armzüge des Brust- oder Kraulschwimmens sein.
- Die Arme schwingen gegengleich bis Hüfthöhe mit.
- Die Knie werden bei der Vorwärtsbewegung hochgezogen, die Arme werden schwungvoll gegengleich nach vorne bewegt.
- Die Beine werden abwechselnd nach vorne bis zur Hüfthöhe gestreckt. Der gegengleiche Arm wird in Richtung der Fußspitze des gestreckten Beines bewegt.
- Beim Storchengang wird im Wechsel ein Bein gebeugt und das Knie in Richtung Brust geführt. Das Bein wird dann anschließend nach vorne ins Wasser gestreckt.
- Der Storchengang ist auch rückwärts möglich. Die Streckung des Beines erfolgt nach hinten, der Fuß wird hinter dem Körper auf dem Boden aufgesetzt.
- Beim Rückwärtsgehen unterstützen die Arme die Bewegung, indem sie wie beim Rückenkraulen über Wasser nach hinten und dann wieder unter Wasser nach vorne geführt werden.
- Beim Seitgehen wird ein Bein zur Seite gespreizt, der Fuß seitlich auf den Boden aufgesetzt und das andere Bein dann schwungvoll nachgezogen.

Anmerkungen: Bei bewegungsunsicheren Teilnehmern können die Übungen auch zu zweit oder dritt mit Handfassung durchgeführt werden. Die Übungsabfolge und genaue Durchführung ist wesentlich von der Wassertiefe abhängig. Bei den genannten Übungen wird von brusttiefem Wasser ausgegangen.

6.7 Funktionsgymnastik

Name: Übungen mit dem Tau
Funktion: Funktionsgymnastik, Koordinationsschulung
Spielregeln: Die Teilnehmer stehen in einem Kreis. Sie halten ein zusammengeknotetes Tau in den Händen. Sie gehen so weit auseinander, bis das Tau gespannt ist. Die Körperhaltung ist aufrecht, die Füße stehen fest auf dem Boden. Jeder Zweite lehnt sich nun mit steifem Rücken nach hinten und streckt die Arme. Nach einiger Zeit wird gewechselt.
Anmerkungen: Beim Zurücklehnen ist darauf zu achten, dass der Körperschwerpunkt nicht hinter das Tau verlegt wird, sonst rutschen die Teilnehmer unter dem Tau durch oder kippen seitlich weg.
Variationen: Die Teilnehmer stehen aufrecht um das Tau. Die Arme sind angewinkelt und das Tau ist gespannt. Das Tau wird nun seitlich durch Greifen der linken und rechten Hand weitergegeben, bis es einmal im Kreis durchgereicht wurde.

- Das Tau wird mit überkreuzten Armen weitergegeben.
- Das Tau wird hinter dem Rücken weitergegeben.
- Das Tau wird unter Wasser weitergegeben.
- Das Tau wird auf Brusthöhe oder über dem Kopf weitergereicht.
- Das Tau wird abwechselnd unter Wasser und über den Kopf geführt. Dies geschieht rhythmisch, aber nicht zu schwungvoll.
- Die Teilnehmer fassen das Seil mit der rechten Hand und bewegen sich rechts und links herum im Kreis. Anschließend wird die Handfassung gewechselt.
- Abwechselnd werden das rechte und das linke Bein zur Kreismitte unter dem Seil durchgestreckt. Der Rücken bleibt dabei aufrecht.
- Das Tau wird mit gestreckten Armen niedrig gehalten, der Rücken bleibt aufrecht. Jeder zweite Teilnehmer steigt nun über das Tau in die Kreismitte. Dort greifen sie das Tau, wie beschrieben, und die außen stehenden Teilnehmer folgen ihnen in die Kreismitte. Der Rückweg wird auf die gleiche Weise bewältigt.
- Das Tau wird auf Schulterhöhe gehalten. Jeder zweite Teilnehmer geht unter dem Tau durch zur Kreismitte und hält dann das Tau, wie beschrieben fest. Die

anderen Teilnehmer folgen und retour. Die Höhe, in der das Tau gehalten wird, ist stark von der Körpergröße der Teilnehmer und der Wassertiefe abhängig. Tauchen ist bei dieser Übung nicht erwünscht.

- Das Tau wird auf Hüfthöhe gehalten. Jeder zweite Teilnehmer senkt den Körperschwerpunkt ab, indem er sich am Tau festhält und die Beine und Hüfte nach vorne in die Kreismitte streckt. Dabei wird Körperspannung aufgebaut. Anschließend wird gewechselt.
  Die Beine werden wie oben zur Körpermitte gestreckt und dann mit den Beinen das Wasser bewegt. Die Bewegung erfolgt aus dem Becken mit gestreckten Beinen und nicht aus dem Knie durch Beugen und Strecken des Unterschenkels. Die Übung erfolgt wie zuvor beschrieben. Die Teilnehmer fahren Fahrrad im Wasser.
- Jeder zweite Teilnehmer setzt sich mit den Füßen zur Kreismitte auf das Tau. Das Tau wird nun im Kreis bewegt und Karussell gefahren.
- In der Kreismitte befinden sich Gegenstände, zum Beispiel Bälle. Die Teilnehmer bewegen sich mit dem gespannten Tau durch das Becken, ohne diese Gegenstände in der Kreismitte mit dem Tau zu berühren.
- Das Tau liegt unter Wasser auf dem Boden. Die Teilnehmer gehen über das Tau. Dies ist eine gute Gleichgewichtsübung und gleichzeitig eine angenehme Stimulation für die Füße.
- Ein Teil der Gruppe steht in dem Kreis und fasst das Tau mit der linken Hand. Die außerhalb des Kreises stehenden Teilnehmer greifen das Tau ebenfalls mit der linken Hand. Sie stehen der anderen Gruppe gegenüber. Abwechselnd geht jetzt eine Gruppe vorwärts und die andere Gruppe rückwärts. Dabei ist wieder auf aufrechte Körperhaltung zu achten.
- Der größte Teil der oben beschriebenen Übungen lässt sich auch zu Lande oder im Wasser mit einem Schwungtuch durchführen.

Anmerkungen: Nach jeder Übung tauchen die Teilnehmer mit den Schultern unter Wasser und schütteln die Arme, Schultern und Beine aus.
Geräte: Sisaltau

Name: Schwingen
Funktion: Funktionsgymnastik
Spielregeln: Die Partner stehen sich in Handfassung gegenüber. Sie schwingen die Arme in einem großen Kreis durch das Wasser. Eine Hälfte des Kreises ist über und die andere Hälfte unter Wasser.

Variationen:

- Die Arme werden wie beim Holzsägen vor- und zurückbewegt. Dabei kann das Tempo gesteigert werden oder ein Partner bremst den anderen leicht, der diesen Widerstand überwinden muss.
- Die Partner drücken die Handflächen gegeneinander und versuchen sich leicht gegenseitig wegzuschieben.
- Die Partner stehen sich gegenüber und halten sich an den Händen. Die Arme schwingen parallell locker zur rechten und linken Seite. Das Körpergewicht wird dabei jeweils von einem auf den anderen Fuß verlagert. Die Bewegung durch das Wasser wird kräftig, die Bewegung in der Luft locker und so hoch und weit wie möglich durchgeführt.
- Die Partner stehen sich gegenüber. Sie fassen sich an den Händen. Zeitgleich wird der rechte Arm nach rechts oben und der linke Arm nach links oben geschwungen, anschließend wieder in der Mitte zusammengeführt und ausgelokkert. Die Aufwärtsbewegung ist schwungvoll, die Abwärtsbewegung wird langsam und bremsend durchgeführt.
- Die Partner stehen sich dicht gegenüber. Die Arme werden gegengleich nach vorne und hinten geschwungen. Der Schwung kann durch Ziehen des nach hinten bewegten Armes oder durch Druck des nach vorne bewegten Armes erfolgen.
- Diese Übungen lassen sich gut mit Geräten, die von den Partnern zu fassen sind, durchführen. Hierfür eignen sich Gymnastikstäbe, Tennisringe oder Seilchen. Der größere Abstand zum Partner nimmt der Übung einen großen Teil der tatischen Beanspruchung und ermöglicht größere Schwingungsamplituden.

Anmerkungen: Die Übungen dürfen nicht zu schwungvoll durchgeführt werden. Es ist auf eine bewusste und rhythmische Durchführung zu achten. Kräftigungsübungen im Schulter- und Nackenbereich dürfen nicht zu häufig und intensiv durchgeführt werden, um den erhöhten Muskeltonus nicht zusätzlich noch zu steigern. Die Körperhaltung muss stets aufrecht sein. Bei der Ausführung ist darauf zu achten, dass nicht der Partner durch den Schwung mitgerissen wird. Die Übungen müssen ein ständiges und koordiniertes Führen und Nachgeben beinhalten.

Geräte: Gymnastikstäbe, Tennisringe, Seilchen

Name: Partnerübungen mit Stäben

Funktion: Funktionsgymnastik

Spielregeln: Die Partner stehen hintereinander. Sie halten die Enden von zwei Stäben fest. Die Arme werden wechselseitig vor- und zurückgeschwungen. Die

Übung wird schwungvoll und rhytmisch durchgeführt. Sie gehen durch das Bekken und schwingen dabei die Stäbe im Gegentakt zu den Beinen vor und zurück. Der Hintermann bestimmt die Geschwindigkeit. Nach einiger Zeit wechseln Hinter- und Vordermann.

Variationen:
- Die Stäbe werden seitwärts parallel tief unter und hoch über Wasser bewegt, so dass ein großer Kreis beschrieben wird.
- Die Arme kreisen gegeneinander, so dass zwei gegenläufige Kreise beschrieben werden.
- Die Partner stehen auf dem Stab und versuchen, ihn langsam über den Boden zurollen.

Geräte: Gymnastikstäbe

Name: Busfahren
Funktion: Alltagssituationen nachspielen
Spielregeln: Die Teilnehmer stehen hintereinander und halten sich an den Schultern fest. Der Übungsleiter gibt nun Spielsituationen vor.
Die Teilnehmer fahren Bus. Sie gehen in der Gruppe durch das Wasser oder gehen auf der Stelle. Sie neigen sich leicht nach links oder rechts, je nachdem, in welche Richtung eine Kurve gefahren wird. Sie bewegen sich nach vorne und zurück, wenn der Bus wieder anfährt oder bremst. Einzelne Teilnehmer steigen aus, indem sie die Handfassung lösen und nacheinander die Beine wie bei einer Stufe beugen. Sie stellen sich dann wieder an das Ende der Busgruppe.
Variationen: Andere nachzuspielende Situationen sind zum Beispiel der Herbststurm bis zum Orkan oder ein Sommerschlussverkauf mit Hektik und Gedränge.
Anmerkungen: Die Spielsituationen sollten allen Teilnehmern bekannt sein. Die Gruppe sollte sich gut kennen, sonst wird der teilweise enge Körperkontakt als unangenehm empfunden.

Name: Gymnastik im Wasser
Funktion: Funktionsgymnastik im Hang
Spielregeln: Die Teilnehmer stehen mit dem Rücken zur Beckenwand und fassen mit ausgestreckten Armen die Stange. Der Körper hängt senkrecht im Wasser. Die geschlossenen Beine werden durch seitwärts Beugen in der Hüfte in Richtung

der Wasseroberfläche gebracht. Der Rücken bleibt dabei ständig an der Beckenwand.

Variationen:

- Die Beine werden nun senkrecht angehockt und die Teilnehmer versuchen, die Knie aus dem Wasser zu heben. Auch hier bleibt der Rücken an der Becken wand.
- Die Beine schwingen angehockt leicht nach links und rechts.
- Die gestreckten, geschlossenen Beine beschreiben im Wasser vor dem Körper einen Kreis.
- Der Körper hängt ins Wasser. Ein Bein wird im Wechsel gebeugt und der Teilnehmer versucht es an die jeweilige Seite des Beckenrandes durch Rotation in der Hüfte zu bringen.
- Das gestreckte rechte Bein schwingt seitlich ·nach rechts außen und dann überkreuzt es zur Mitte das linke Bein. Dann wird die Übung mit dem linken Bein wiederholt.

Anmerkungen: Alle genannten Übungen lassen sich beliebig weiter variieren. Sie erfüllen die Funktion der Beweglichmachung und Kräftigung, der für Parkinsonpatienten wichtigen Muskelgruppen Hüfte, unterer Rücken, Beine und Bauch. Das Halten des Körpers am Beckenrand kann unter Umständen sehr anstrengend sein. Die Arme und Schultern werden nach jeder Übungsphase ausgeschüttelt. Der Griff der Stange verlangt einige Beweglichkeit, sollte diese nicht mehr gegeben sein, kann die Stange auch durch zwei seitlich stehende Partner ersetzt werden. Manche Lehrschwimmbecken haben keinen Tiefwasserteil. Die Übungen können dann mit ausschließlich angehockten Beinen ausgeführt werden. Eine Hohlkreuzhaltung ist zu vermeiden und die Teilnehmer sind dahingehend zu sensibilisieren und korrigieren.

Name: Funktionsgymnastik im Wasser
Funktion: Übungen in der Bauchlage
Spielregeln: Die Hände fassen die Stange, die Teilnehmer stehen mit dem Gesicht zum Beckenrand. Der Körper wird von den Händen bis zu den Füßen gestreckt. Die Fußspitzen berühren gerade noch den Boden. Der Körper wird nun leicht nach links und rechts gedreht.

Variationen:

- Die nach hinten gestreckten Beine werden unter dem Körper angehockt und wieder nach hinten gestreckt. Bei der Beugung wie bei der Streckung werden die Beine abwechselnd leicht nach links und rechts gedreht.
- In der Bauchlage wird mit den Beinen im Wasser Fahrrad gefahren.

- Die gestreckten Beine schlagen aus der Hüfte ähnlich wie beim Kraulbeinschlag das Wasser.
- Abwechselnd und gegengleich wird ein Bein zur Brust angehockt und das andere nach hinten gestreckt.
- Die rechte Hand greift an die Stange, die linke Hand greift unter Wasser etwa auf Hüfthöhe an den Beckenrand. Der Körper dreht sich leicht zur Seite. Die Beine werden angehockt und wieder gestreckt.
- Der gestreckte Körper wird so abwechselnd nach links und rechts rotiert.

Anmerkungen: Auch bei diesen Übungen ist auf Hohlkreuzhaltung zu achten. Die Übungen verlangen teilweise eine hohe statische Haltekraft und werden nicht von jedem Patienten durchgeführt werden können. Hier kann Hilfestellung gegeben oder eine leichtere Übung ausgewählt werden.

Name: Gymnastik für Arme und Schultern
Funktion: Funktionsgymnastik
Spielregeln: Die Teilnehmer stehen sich in einem Kreis gegenüber. Die Übungen werden einzeln durchgeführt. Der Übungsleiter macht die Übungen vor und die Teilnehmer machen sie mit den ihnen gegebenen Einschränkungen nach.
Die Arme sind seitlich ausgestreckt. Sie werden vor dem Körper gekreuzt, so dass die rechte Hand die linke Schulter und die linke Hand die rechte Schulter berührt. Bei der Rückführung schieben die nach hinten gedrehten Handinnenflächen das Wasser auseinander.
Variationen:

- Die ausgestreckten Arme beschreiben in Vorhalte kleine Kreise, die zunehmend vergrößert werden, um zum Ende der Übung wieder klein zu werden.
- Die Arme hängen seitlich ins Wasser. Die Handflächen zeigen zur Wasseroberfläche. Die Arme werden nun langsam nach oben geführt, über dem Kopf zusammengeklatscht und wieder zurückgeführt.
- Die Arme liegen mit den Handflächen nach unten auf dem Wasser. Sie werden nun langsam abwechselnd zur linken und rechten Seite gedreht. Der Rumpf und das Becken bleiben dabei stehen. Der Rücken ist aufrecht zu halten.
- Die Arme liegen auf der Wasseroberfläche. Der rechte Arm wird langsam zur rechten Seite geschoben, gleichzeitig wird der linke Arm genauso zur linken Seite bewegt. Die Hände sollen in der Endphase hinter der Körperachse liegen, dabei muss der Oberkörper aufrecht gehalten werden.
- Die Arme werden vor dem Körper gekreuzt. Die Arme pendeln dabei vor dem Körper.
- Die Hände schlagen aus den Handgelenken leicht auf die Wasseroberfläche.

Die Bewegung wird zunehmend dynamischer, um anschließend ruhig auszuklingen.

- Die Hände schlagen wie oben beschrieben auf die Wasseroberfläche. Im Verlauf der Übung werden die Unterarme und dann die Oberarme hinzugenommen. Auch hier wird die Bewegungsintensität zunächst gesteigert, um dann wieder abzuklingen.
- Die Arme hängen seitlich ins Wasser. Die Teilnehmer gehen leicht in die Knie, so dass die Schultern unter Wasser sind. Die Schultern werden langsam hochgezogen, vorwärts und rückwärts gerollt.

Anmerkungen: Bei diesen Übungen wird brusttiefes Wasser vorausgesetzt. Werden die Übungen langsam durchgeführt, dienen sie überwiegend der Lockerung und Dehnung. Werden sie schwungvoll gegen den Wasserwiderstand durchgeführt, wirken sie überwiegend kräftigend. In jedem Fall sollten sich Lockerungsübungen anschließen.

Name: Gymnastik für den Oberkörper
Ziel: Funktionsgymnastik
Durchführung: Die Teilnehmer stehen sich in einem Kreis gegenüber. Der Übungsleiter erklärt die Übungen und macht sie vor. Aus der Grätschstellung wird der Oberkörper abwechselnd leicht nach rechts und links abgebeugt.
Variationen: Die Arme schwingen gegengleich zum Rumpf vor und zurück.
Die Hände werden unter den abwechselnd vor dem Körper gebeugten Beinen zusammengeklatscht. Der Rumpf wird dabei leicht nach vorne gebracht.
In Schrittstellung wird das Becken abwechselnd nach links oder rechts gedreht. Es entsteht eine dem Twist ähnliche Bewegung.
Anmerkungen: Bewegungsunsichere Teilnehmer verlieren bei der Seitbeuge leicht das Gleichgewicht und benötigen eventuell Hilfestellung. Bei der Seitbeuge ist darauf zu achten, dass die Bewegung axial zur Wirbelsäule ausgeführt wird.

7 Modellstunden

Die dargestellte Sportstunde ist ein Protokoll einer Stunde der BIELEFELDER PARKINSONSPORTGRUPPE. Sie wurde in leicht geänderter Fassung unter anderem in der Zeitschrift *Behinderte machen Sport* des BEHINDERTENSPORTVERBANDES NW abgedruckt.

7.1 Spiel und Sport mit Morbus Parkinsonbetroffenen

Einführung (ca. 5 Minuten)

Die Teilnehmer sitzen auf den im Viereck gestellten Sitzgelegenheiten. Informationen über Geselligkeiten und zukünftige Vorhaben werden ausgetauscht. Es wird u.a. verabredet, erkrankte, im Krankenhaus befindliche Teilnehmer zu besuchen. Der Übungsleiter nimmt an den Gesprächen aktiv teil.

Erwärmung und Einstimmung (ca. 5 Minuten)

Übung (Ü): Stille Post, Briefe werden durch den Kreis in Handfassung weitergegeben.
Ziel (Z): Psychische und physische Vorbereitung auf die Belastungsphase
Bemerkung (B): Auf Körperhaltung achten, aufrecht sitzen

Spezielle Belastungsphase, Teil A (ca. 25 Min.)

Ü: Kopf nach rechts, zur Mitte, nach links neigen; Kopf nach rechts, zur Mitte, nach links drehen
Z: Beweglichmachung, Lockerung Halswirbelsäule
B: Ohr zur Schulter, dabei Nachbarn freundlich anschauen
Ü: Klein machen und einrollen; groß machen und aufrichten
Z: Dehnung Rückenmuskulatur, Kräftigung Rumpfmuskulatur
B: Hohlkreuz vermeiden

Ü: Im Wechsel Schultern hochziehen und fallen lassen
Z: Beweglichmachung Schultergürtel
B: Gerader Rücken

Ü: Schultern kreisen
Z: Beweglichmachung Schultergürtel
B: Auf Körperhaltung achten, oft Ungleichgewicht der Körperseiten, Korrektur

Ü: Hände im Wechsel öffnen und schließen, dabei Arme zur Seite führen
Z: Verbesserung der Greifmotorik, Kräftigung der Arm- und Schultergürtelmuskulatur
B: Körperhaltung

Ü: Wolle wickeln, Unterarme um einander kreisen lassen
Z: Koordinationsschulung, Kräftigung Arm-, Schulter- und Brustmuskulatur
B: Richtung wechseln und Tempo steigern

Ü: Oberkörper gerade halten, auf die Oberschenkel abbeugen und wieder aufrichten
Z: Kräftigung bzw. Dehnung der Rückenextensoren
B: Rücken gerade halten, kein Hohlkreuz, Pressatmung vermeiden

Ü: Arme dazunehmen, beim Aufrichten einatmen, bzw. beim Ablegen ausatmen
Z: Koordination, Atemtechnik
B: Körpermasse erhöhen, Körperschwerpunkt verändern

Ü: Im Sitzen auf der Stelle gehen
Z: Kräftigung Bauch- und Beinmuskulatur, Koordination
B: Hände klatschen im Takt

Ü: Sauerkraut stampfen, Füße bewusst mit Druck, aber ohne Stoß oder Schlag aufsetzen
Z: Kräftigung der Bauch- und Oberschenkelmuskulatur
B: Knie bewusst hoch anheben, Achtung: sehr schwierige und anstrengende Übung

Ü: Grätschen der Beine und zusammenführen
Z: Kräftigung der Oberschenkelmuskulatur
B: Füße auf dem Boden, Rücken gerade

Ü: Beine im Kreis nachstellen
Z: Reaktion und Koordination
B: A setzt die Beine mit angehobenen Knien nach links, dann B usw. bis alle Beine nach links stehen.

Die Auswahl der Übungen ist willkürlich, sie können zum Teil auch mit Musik durchgeführt werden. Es ist auf ausreichend lange Pausen zu achten. Überlastungen sind u.a. an einem Nachlassen der motorischen Gebundenheit der Übungen zu erkennen. Das ist in jedem Fall zu vermeiden. Der Beobachtung, Korrektur und Hilfestellung bei den Teilnehmern kommt eine zentrale Bedeutung zu.

Spezielle Belastungsphase, Teil B: Hindernisparcours (ca. 25 Min.)

Es handelt sich hier um einen zeitgleich zu Teil A durchgeführten, speziellen sporttherapeutischen Belastungsteil. Einzelne Teilnehmer sollen zusätzlich, gelegentlich auch die ganze Gruppe, durch Teil A und B im Wechsel gezielt gefördert werden. Im Vordergrund stehen hier Übungen zur Förderung der Alltagsmotorik.Die Auswahl der Übungen ist ebenfalls beispielhaft.

Der Hindernisparcours besteht hintereinander aus:
Ü: Gehen auf der Linie: Knie bewusst anheben, Füße gerade aufsetzen
Z: Körperhaltung, Gangschule, Koordination
B: Bewegungskorrekturen geben, eventuell Hilfestellung

Ü: Durch ein senkrecht gestelltes Kastenteil steigen. Dabei soll die Bewegungsgeschwindigkeit nicht wesentlich reduziert werden.
Z: Behebung von Engpassschwierigkeiten
B: Aus Kästen oder durch Türdurchgänge können größere Engpässe geschaffen werden.

Ü: Training der Schrittlänge. Über auf dem Boden liegende Gymnastikstäbe steigen.
Z: Gangschule, Umgebungsanpassung
B: Abstände variieren, langsame Bewegungsausführung

Ü: Durchs Moor gehen: Über eine Weichbodenmatte gehen. Diese Übung ist auch seitwärts oder rückwärts durchführbar.
Z: Gleichgewichtsschulung, Koordination, Simulation weicher Untergründe zum Beispiel beim spazieren gehen.
B: Achtung: Die Übung ist sehr anstrengend, Teilnehmer fallen leicht, Hilfestellung

Der Hindernisparcours soll mit entsprechenden Pausen zwei- bis fünfmal durchlaufen werden.

Spielphase (ca. 20 Min.)

Hier können auch kleine Ballspiele im Sitzen angeboten werden. Der Schwerpunkt liegt im Folgenden auf Sprech- und Atemübungen

Ü: Töne verstecken. Viele verschiedene Töne liegen in einem großen Berg vor den Teilnehmern. „Wir versuchen jetzt das „Aaaa". Die Teilnehmer beugen sich zum Aaaa, heben es auf und sprechen ein langes und deutliches „Aaaa".
Z: Kräftigung der Atemmuskulatur, Atemschulung
B: Rücken gerade halten

Ü: Der Dirigent. Ein Wort mit einem langen Vokal wird ausgesucht, z.B. „Booooochum". Ein Teilnehmer mit guter Vitalkapazität fängt mit „Booo" an, gibt das Wort durch seitwärts drehen zu seinem linken Nachbarn weiter usw. bis der Vokal beim Dirigenten wieder angekommen ist. Der gibt mit den Händen ein Zeichen zum Abschluss und es ertönt ein donnerndes „...chum".
Z: Verbesserung Mimik und Gestik, Atemübung
B: Je nach Länge des Spieles ist Mogeln erlaubt. Das Spiel kann durch entsprechende Mimik und Gestik noch intensiver gestaltet werden. Mehrere Durchgänge, Wechseln des Dirigenten.

Ü: Die Teilnehmer sitzen mit dem Gesicht gegenüber, so dass sich ihre Hände berühren können. Die Taktfolge ist: Auf die Oberschenkel klatschen, Hände in die Hüfte stemmen, Hände vor der Brust zusammenklatschen, linke Hand über Kreuz mit der linken Hand des Partners zusammenführen, ebenso rechte Hand, beide Hände mit denen des Partners parallel zusammenführen, wiederholen. Optimal ist eine Kombination von Singen und Klatschen.
Z: Koordinationschulung, Verbesserung der psychischen Situation der Teilnehmer
B: Hilfen beim Setzen geben. Als Unterstützung eignet sich fast jedes Wanderlied, z.B. „Das Wandern ist des Müllers Lust".

Ausklang (5 Min.)

Den Ausklang bildet das Singen von Volksliedern zur Verbesserung der psychischen Situation der Betroffenen. Außerdem hat sich das Singen als eine hervorragende Sprechübung bewährt. Es kann sich ein Gespräch zwischen Übungsleitern, betreuendem Arzt und Teilnehmern anschließen.

7.2 Gymnastik und Spiele im Wasser mit Morbus Parkinsonbetroffenen

Die Sportstätte
Bei dem Schwimmbad handelt es sich um ein Lehrschwimmbecken der städtischen Krankenanstalten in Bielefeld Mitte. Die Wassertemperatur beträgt zwischen 32° und 34° Celsius. Der Zugang zum Schwimmbecken ist behindertengerecht. Es stehen ausreichend Haltemöglichkeiten sowie ein Sitzlift zur Verfügung. Das Becken ist zwischen 1,30 Meter 2,50 Meter tief und lässt sich sowohl für Tiefwasserübungen wie für Gymnastik im Stehen nutzen. Rund um den Beckenrand sind Handläufe angebracht. Außerdem steht ein separater Gang für Gehübungen zur Verfügung. Die Gruppe besteht aus maximal 12 Betroffenen, die von zwei Praktikantinnen, einem Zivildienstleistenden und dem Übungsleiter betreut werden.

Beispiel eines Stundenbildes von 45 Minuten
Die Teilnehmer gehen ins Wasser und begrüßen sich und die Betreuer. Allgemeine Hinweise werden ausgetauscht. Der Übungsleiter wird auf spezifische Probleme zum Beispiel der Verschlechterung des Gesundheitszustandes (Erkältung, Wetterlage usw.) oder gewünschte Übungen angesprochen. Er hat hier die Funktion eines zentralen Koordinators.

Erwärmung und Einstimmung (ca. 5 Min.)

Übung: Die Teilnehmer (T) bewegen sich im Wasser.
Ziel: Wassergewöhnung
Bemerkung: Einige Teilnehmer benötigen dabei Hilfestellung.
Diese Übung wird so oder in ähnlicher Form jedes Mal wiederholt, da die Teilnehmer teilweise, trotz langer Zugehörigkeit zur Gruppe, erneut sehr unsicher und ängstlich sind.

Spezielle Belastungphase, Teil A (ca. 15 Min.)
Übung: Kreisförmige Aufstellung: Die T. sollen etwa tennisballgroße, wasseraufsaugende Softbälle über Wasser ausdrücken und unter Wasser sich aufsaugen lassen.
Ziel: Schulung der Greifmotorik
Bemerkung: Ausreichend Pausen, Hand wechseln

Übung: Die Bälle sollen kreisen und möglichst schnell von Hand zu Hand gegeben werden - Richtung und Geschwindigkeit werden gewechselt.
Ziel: Beweglichmachung des Schultergürtels, Koordination
Bemerkung: Der Ball wird mit der linken Hand angenommen und der rechten weitergegeben bzw. umgekehrt.

Übung: Das Dominospiel: Die Teilnehmer stehen im Kreis in Handfassung. Auf ein Zeichen drehen sie sich Einer nach dem Anderen in der Hüfte nach links, ohne das in der Gruppenbewegung ein Bruch entsteht - Richtung wechseln - linke und rechte Rotation verbinden.
Ziel: Beweglichmachung Hüftgelenk, Koordination, Schulung Reaktionsvermögen
Bemerkung: Bewegungen sollen langsam, aber fließend durchgeführt werden.

Übung: Aufstellung wie oben, Arme werden nach oben gestreckt und fallen gelassen, Nachstellen lassen, im Wechsel anheben und fallen lassen.
Ziel: Beweglichmachung des Schultergelenkes
Bemerkung: Die Gesamtübung darf nicht zu lange dauern, Kettenreaktionen herbeiführen

Übung: Der Orkan: Die T. stehen im Kreis in enger Schulterfassung, durch vor- und zurückbewegen der Körper soll zwischen den T., also in der Mitte, ein möglichst hoher Seegang erzeugt werden.
Ziel: Allgemeine Kräftigung, Herz-/Kreislaufaktivierung
Bemerkung: Achtung: sehr anstrengend, auf ausreichend Pause achten, bei Wiederholung Lockerungsübungen dazwischenschalten.
Insgesamt sollen zwischen allen Übungen leichte Lockerungs- bzw. Dehnungsübungen durchgeführt werden. Nach dem Orkan wird bei einigen Teilnehmern eine Pulsmessung durchgeführt.

Spezielle Belastungsphase, Teil B (ca. 15 min.)
Es handelt sich bei dieser Gruppe um Teilnehmer mit akuten Schwierigkeiten oder neue Teilnehmer, die noch unsicher im Wasser sind. Die Gruppenstärke beträgt nicht mehr als vier bis fünf Personen, deren krankheitsbedingte Schwächen gezielt angegangen werden sollen. Teil B wird zeitgleich mit Teil A durchgeführt.

Übung: Die Teilnehmer sollen mit möglichst großen Schritten durch das Wasser gehen und dabei bewusst die Kniee anheben.
Ziel: Gehübung
Bemerkung: Die Gefahr zu fallen wird deutlich reduziert, das Wasser gewährt zusätzlichen Auftrieb. Einige Teilnehmer brauchen dennoch Hilfestellung.

Übung: Seitwärts gehen
Ziel: Koordination
Bemerkung: Beine nicht überkreuzen

Übung: Rückwärts gehen
Ziel: Koordination
Bemerkung: Oberkörper aufrecht

Übung: Gesicht auf das Wasser legen. Über Wasser einatmen und unter Wassser ausatmen.
Ziel: Entängstigung
Bemerkung: Augen unter Wasser öffnen, für wasserungeübte Teilnehmer

Übung: Auf verbale Anweisung Richtungsänderung im Wasser vornehmen.
Ziel: Gesamtkörperkoordination
Bemerkung: Hilfestellung bzw. Sicherung, hohe motorische Belastung. Achtung: Ohnehin im Wasser unsichere Teilnehmer haben große Angst zu fallen oder umzukippen, da es ihnen nahezu unmöglich ist, sich ohne fremde Hilfe wieder aufzurichten. Für eine ständige Betreuung ist zu sorgen. Es können auch Übungen zum wieder Aufrichten angeboten werden.

Spielphase (ca. 10 Min.)

Übung: Catch as catch can: Die Teilnehmer stehen im Kreis, ein bis drei Teilnehmer in der Mitte, ein leichter Ball wird zugeworfen und soll abgefangen werden.
Ziel: Reaktion, Koordination
Bemerkung: Alle zusammen; Achtung: Gefahr der Übermotivation und des Wegkippens! Die Fänger wechseln, wenn der Ball abgefangen wurde oder Spieldauer zu lange ist.

Ausklang (ca. 10 Min.)

Dieser Teil ist unverbindlich und wird nicht von allen Teilnehmern durchgeführt.
Freies Schwimmen: Eine ständige Überwachung ,eventuell jedes einzelnen Teilnehmers durch einen Betreuer oder Begleiter, ist unbedingt zu gewährleisten. Die meisten Patienten neigen, auch wenn sie gute und erfahrene Schwimmer sind, zu motorischen Blockierungen, die zu einem seitlichen Absinken und Verlust der Orientierung unter Wasser führen. Wegen der relativ großen Risiken ist das Schwimmen als alleiniger Therapieinhalt nicht geeignet, obwohl es eine ausgezeichnete Ganzkörperkoordinationsübung ist und alle Bereiche der Motorik (Kraft, Ausdauer, Beweglichkeit, Koordination), die für Parkinsonpatienten von Bedeutung sind, angesprochen werden.

8 Bewegung und Dopaminmangel

„Beim Parkinsonkranken besteht - wie ausführlich ausgeführt - ein mehr oder minder fortschreitender Mangel an Überträgerstoffen. Durch eine intensive Bewegungstherapie wird dieses Defizit nicht ausgeglichen, sondern vergrößert und auf lange Sicht der Krankheitsverlauf sicher ungünstig beeinflusst. Außerdem soll den Patienten durch die Bewegungsanforderungen nicht suggeriert werden, dass dies eine Heilbehandlung ist“ (BIRKMAYER/DANIELCZYK 1993, 89).
Diese Aussage von BIRKMAYER steht zunächst konträr zu der zentralen Aussage dieses Buches, „Ein Leben mit Bewegung“, die Folgen der Parkinsonkrankheit durch die geschilderten Maßnahmen mildern zu können. Die an die Patienten gestellten Aufgaben verbrauchen aber nicht mehr Dopamin, als dies gleichartige Übungen im Alltag täten. Die Beanspruchung wird durch biologische Adaptationen, zum Beispiel einer besseren Sauerstoffausnutzung und -versorgung in den peripheren Gliedmaßen, im Laufe der Zeit sogar herabgesetzt. Viele Gruppen im Behindertensport machen sich diesen Effekt zu Nutze. So unter anderem Patienten der peripheren arteriellen Verschlusskrankheit, die ihre Gehstrecke nachhaltig verlängern können, ohne die Krankheit als solche zu therapieren (vgl. WALDHAUSEN/KÖSTER/RÖSEL/HOLLENSTEIN 1996) oder Patienten der Multiplen Sklerose (vgl. KÖPPE/DIECKMANN 1997).
Ziel der Parkinsonsportgruppen ist auch nicht das Durchführen einer rein physiologischen Therapie, sondern vielmehr ganzheitlicher Maßnahmen im Sinne einer umfassenden Persönlichkeitsbildung. Das langläufige Bild von Sport und Bewegungstherapie muss hier zu Gunsten einer gruppendynamischen Arbeit geändert werden. Die an die Patienten gestellten Aufgaben sind eben nicht eindimensional, sondern vielschichtig. Die Trainingsreize werden unterschwellig gesetzt und sind nicht auf ein *optimales* Training im Sinne des Leistungssportes ausgelegt. Bewegung wird vielmehr als die Auseinandersetzung mit der sozialen Umwelt und sich selbst verstanden, ohne die ein erfülltes Leben nicht möglich ist. Außerdem stellt sich die Frage, welche Alternativen Patienten haben. Mit Fortschreiten der Krankheit wird die Gabe von Dopamin oder Agonisten und Comedikamenten zwangsläufig erhöht werden müssen. Ein Mensch, der Fähigkeiten - aus welchen Gründen auch immer - nicht übt, wird diese Fertigkeiten teilweise oder ganz verlieren. Für die Patienten würde dies eine völlige Abhängigkeit von der Medikation bedeuten. Diese kann ihnen aber auf keinen Fall ein Selbstwertgefühl oder den Lebensmut zurückgeben.

In der richtigen, alltagsbezogenen Gestaltung und Belastung liegt sicher der Schlüssel zu einer richtigen Dosierung der Inhalte der Sporttherapie. In einer zwischen 1987 und 1989 durchgeführten Untersuchung der BIELEFELDER PAR-

KINSONSPORTGRUPPE konnten CLARENBACH und KÖSTER im Gegenteil positive Auswirkungen von Bewegungsprogrammen auf Parkinsonpatienten nachweisen (vgl. KÖSTER/CLARENBACH 1990). So war eine - auch nicht vermutete - Senkung der Dosierung von L-Dopa Präparaten nicht nachzuweisen. Gleichwohl blieben die von BIRKMAYER vermuteten starken Erhöhungen ebenfalls aus. Die Patienten waren über einen längeren Zeitpunkt motorisch stabil. Krankheitsbedingte Schübe schienen sich zu verzögern. Nahmen Patienten nach einem Schub und damit verbundenen motorischen Verschlechterungen wieder an der Sporttherapie teil, so benötigten sie kürzere Zeit, um ihr motorisches Ausgangsstadium wieder zu erreichen. Offensichtlich blieb ein immer größerer Rest von motorischem Gedächtnis abrufbereit.

Insbesondere das soziale und psycho-soziale Umfeld der Patienten veränderte sich stark. Ein hoher Prozentsatz der Patienten suchte Wege aus der sozialen Isolation. Viele Patienten trauten sich wieder, Bus oder Straßenbahn zu fahren. Sie nahmen oft nach mehreren Jahren der sozialen Ausgrenzung wieder an Veranstaltungen auch außerhalb der Gruppe teil. Dazu trugen auch zwei Freizeiten der Gruppe in Dorfweil im Taunus bei, die neben einer täglichen Gymnastik und Übungen auch kurze Wanderungen und Ausflüge enthielten. Viele Teilnehmer sprachen sich zunächst gegen die Wanderungen aus, weil sie auch hier falsche Vorstellungen von den zu erwartenden Belastungen hatten. Die Wanderungen wurden so gestaltet, dass jeder Teilnehmer seinen Fähigkeiten gemäß daran teilnehmen konnte. Im Vordergrund stand eben nicht die körperliche Anstrengung (das Wandern), sondern Geselligkeit und Spaß in der Gruppe. Während beider Aufenthalte von jeweils zwei Wochen kam es zu keinen Zwischenfällen, die ein ärztliches Eingreifen hätten erforderlich werden lassen. Im Gegenteil, die Teilnehmer wurden deutlich gelöster und bewegungssicherer, obwohl das Gelände stark uneben war. Für viele Patienten war es das erste Mal seit vielen Jahren, dass sie wieder an Ausflügen (u.a. zum Kahlen Asten und nach Bad Homburg) teilnahmen. Vorher hatten sie sich das nicht zugetraut. Einige Patienten offenbarten nach einiger Zeit ungeahnte Fähigkeiten bei den abendlichen Bastel- und Spielstunden, die wir ihnen zuvor niemals zugetraut hätten. Selbst äußerst anspruchsvolle Spiele wie Mikado waren durchführbar.

„Ich fühle mich einfach besser und gelöster, wenn ich mich körperlich betätige und mit der Gruppe Sport treibe. Ich habe dann das Gefühl, zu etwas nütze zu sein und etwas zu können. Mir geht es nach leichten Erschöpfungen auch einfach gut, ich fühle mich dann rundherum wohl und entspannt.“ (Aussage eines Teilnehmers der Parkinsonsportgruppe in Bielefeld). Diese oder ähnliche Aussagen

hören wir häufig und werden uns auch von anderen Parkinsonsportgruppen zugetragen.
Natürlich darf Sport nicht so weit gehen wie im Fall eines Teilnehmers an einer Übungsleiterausbildung in der Sportschule Duisburg. Er war selbst Patient und erzählte von nahezu unglaublichen sportlichen Leistungen. So fuhr er bis zu 150km Fahrrad. Er behauptete, diese Strecke in sechs Stunden zurücklegen zu können. Er tat dies zwei Mal in der Woche. Während der physisch sehr anstrengenden Übungsleiterausbildung konnte er diese Leistungsfähigkeit aber nicht annähernd unter Beweis stellen. Im Gegenteil machte er einen nicht sehr belastbaren Eindruck. Zu diesen Lehrgängen gehören auch ausdauerorientierte Inhalte, an denen die Parkinsonerkrankten aber nicht hätten teilnehmen müssen. Der beschriebene Patient war während dieser Übungen plötzlich ungewöhnlich leistungsfähig und motorisch deutlich geschickter als in den Stunden zuvor. Auf hartnäckiges Nachfragen stellte sich heraus, dass er die Medikamentengabe von L-Dopa so steuerte, dass er mit den zu erwartenden Belastungen Schritt halten konnte. Er nahm zusätzlich Präparate ein. Er tat dies zum Beispiel auch vor seinen Fahrradfahrten. Im Wettkampfsport würde man das als einen klassischen Fall von Doping bezeichnen. Der Patient hatte so im Laufe der Jahre seine L-Dopa Einnahme um ein Mehrfaches erhöht. Eine so durchgeführte Sporttherapie wäre in der Tat im Sinne BIRKMAYERS schädlich und höchst gefährlich.

„Sehr häufig klagt die begleitende Gattin bei der Sprechstunde über die Faulheit ihres Mannes. Ich muss ihn jeden Tag zum Spaziergang zwingen, schon nach 15 Minuten ist er müde und will sich hinsetzen. Ich muss ihn dauernd auffordern, sich gerade zu halten. Zur Enttäuschung solcher Angehöriger muss man dann dem Patienten Recht geben und empfehlen, dass man sich bei allen Bemühungen an die Fähigkeit und vor allem an das individuelle Bedürfnis des Kranken zu halten hat“ BIRKMAYER/DANIELCZYK 1993, 89).
Ein täglicher 15-minütiger Spaziergang würde, zwangsweise ausgeführt, sicher auch viele nicht Erkrankte ermüden. Wichtig ist es, die Wünsche und Interessen des Patienten herauszufinden. Zwei oder drei Spaziergänge in der Woche, eventuell mit wechselnden Partnern oder in einer Gruppe, zu Zeiten, die er bestimmen kann, würden ihn sicher eher motivieren. Die Aktivitäten lassen sich auch leicht von den Jahreszeiten abhängig machen. Wer geht schon gerne bei Regen oder Schnee und Eis spazieren, wenn er zudem noch Angst hat, auf dem rutschigen Boden zu fallen? Viele kurze Wege über den Tag verteilt, erfüllen dieselbe Funktion. Ein Minigolfspiel an heißen Sommertagen erfüllt die Anforderungen an die Gehmotorik und schult unter anderem noch die Hand-Auge-Koordination. Außerdem macht es einfach Spaß.

Der positive Wert von körperlicher Aktivität für Morbus Parkinsonpatienten wird unter anderem auch von DUVOISIN (1989) beschrieben, der diese als *vernünftige Übungsbehandlung* benennt. Er fordert, um die mit der Akinese begründete, Parkinsonpatienten eigene Trägheit zu überwinden, eine täglich regelmäßige körperliche Betätigung. „Es ist eine alte Erfahrung, dass Patienten, die körperlich *fit* bleiben, sich auf lange Sicht besser fühlen als untrainierte Patienten" (DUVOISIN 1989, 142). Er beschreibt weiter einen Patienten, der vor der Erkrankung Langstreckenläufer gewesen war, der 10 Jahre nach Diagnose der Krankheit täglich noch zwei Kilometer joggt, ohne dass ihn dies beeinträchtigen würde. Ähnliche Fälle sind von Schwimmern bekannt.

ARNS/JOCHHEIM/REMSCHMIDT (1983, 85) fordern, Krankengymnastik gleichrangig mit der medikamentösen Therapie in den Therapieplan aufzunehmen. „Daher ist die *Krankengymnastik* gerade beim Parkinson-Kranken von besonderer Bedeutung, weil sie ihm hilft, die verbliebenen Fähigkeiten so gut wie möglich auszunutzen und ständig zu trainieren. ... wichtig ist eine stetige aktive Übung..." Mag man es nun *Sporttherapie*, *körperliche Aktivität*, *Bewegungstherapie* oder *Behindertensport* nennen, allen Maßnahmen gleich ist die Erkenntnis um die Bedeutung von Aktivität, welcher Art auch immer, für Parkinsonpatienten.

Der Schlüssel zu einem erfüllten bewegten Leben für Parkinsonpatienten liegt in der Kommunikation und Auseinandersetzung mit sich und der Umwelt. Dies sollte eigentlich auch für jeden gesunden Menschen selbstverständlich sein.

Das Ziel des Parkinsonpatienten muss es sein, aktiv zu werden und zu bleiben.

9 Das 1. bundesoffene Sportfest für Morbus Parkinsonbetroffene in Bad Salzuflen

9.1 Die Grundidee

Der folgende Text ist nicht als wissenschaftliche Abhandlung zu verstehen, sondern stellt vielmehr einen Erfahrungsbericht dar. Er soll anderen Mut machen, ähnliche Veranstaltungen ins Leben zu rufen. Ich möchte mit diesem Bericht unsere Erfahrungen schildern, von denen andere sicher profitieren können. Mögen einige Bereiche auch nicht übertragbar sein, so kann das Gesamtergebnis sicher problemlos Nachahmer finden. Natürlich sind uns als Veranstalter auch Fehler unterlaufen. Ich werde diese kennzeichnen und hoffe, damit wertvolle Hilfen geben zu können.

Angeregt durch ein Sportfest für Bechterewbetroffene, das der Autor im Auftrag der Deutschen Vereinigung Morbus Bechterew und des Behinderten Sportverbandes NW in Duisburg durchgeführt hatte, gab der Geschäftsführer der Deutschen Parkinsonvereinigung, Herr Mehrhoff, ein Sportfest für Parkinsonbetroffene in Auftrag. Die Veranstaltung sollte in erster Linie dazu beitragen, den Gedanken des Rehabilitationssports für Parkinsonbetroffene weiter bekannt zu machen. Wir erhofften uns eine Anschubwirkung zur Gründung zusätzlicher Sportgruppen, besonders über die Grenzen von Nordrhein-Westfalen hinaus.

Anders als bei dem Sportfest für „Bechtis“ waren hier zahlreiche Fragen zu klären, denn es lagen keinerlei Vorerfahrungen vor. Die Veranstaltung sollte bundesweit ausgeschrieben werden, es mussten Übernachtungsmöglichkeiten geschaffen werden, es sollte eine festliche Abendveranstaltung geben und das alles sollte natürlich in einem bezahlbaren Rahmen bleiben.

Das zunächst größte Problem war die Betreuung der Teilnehmer auf der Veranstaltung und die Auswahl der Stationen bzw. Übungen, die den Bedürfnissen der Teilnehmer gerecht werden sollten.

Bei den Sportfesten für andere Personengruppen war die Betreuung durch Übungsleiter aus den veranstaltenden Vereinen oder aus einem gezielt dafür ausgeschriebenen Übungsleiterlehrgang durchgeführt worden. Die Personengruppe der Parkinsonbetroffenen bedarf aber einer wesentlich intensiveren und gezielteren Betreuung. Auch ist hier eine tiefere Kenntnis des Krankheitsbildes notwendig, um die Teilnehmer nicht zu überfordern.

Dasselbe Problem stellte sich auch bei der Auswahl der Übungen, die parkinsongerecht sein mussten, gleichzeitig aber auch anregend und kreativ. Ein großer Teil der Übungen findet sich zwar in diesem Buch wieder, sie mussten aber auch fachgerecht vorbereitet und betreut werden. Dies bedeutete außerdem ein hohes Maß an Vorbereitung und Engagement.

Nachrangig waren Probleme wie die Auswahl des Ortes für die Sportveranstaltung, der Übernachtungsmöglichkeiten und der Abendveranstaltung.

Die größte Unbekannte bei dieser Veranstaltung war aber, dass niemand die Resonanz vorhersagen konnte. Würde die Idee, ein Sportfest für Parkinsonbetroffene zu veranstalten, überhaupt auf Interesse stoßen?

9.2 Die Organisation

Die Veranstaltung, die Deutsche Parkinsonvereinigung rechnete mit 300 Teilnehmern, war für einen Verein zu groß. Deshalb tat sich der ausrichtende Verein *Präventio –Verein für Gesundheitsförderung und -beratung e. V.–* dessen zweiter Vorsitzender der Autor ist, mit der Behindertensportgemeinschaft Bad Salzuflen und dem ESTA Bildungswerk in Bad Salzuflen zusammen. Die Veranstaltung wurde nach einigen Terminschwierigkeiten auf den 5. Mai 2001 festgelegt.

Die ursprüngliche Planung durch die deutsche Parkinsonvereinigung sah vor, dass zunächst vorrangig U 40-Patienten eingeladen werden sollten. Dies sind jüngere, in der Regel unter 40 Jahre alte Parkinsonpatienten. Es wurden alle durch die Selbsthilfeorganisation erfassten Personen angeschrieben. Dies bedeutete eine bundesweite Ausschreibung.

Die restlichen 100 Teilnehmer sollten sich aus den Gruppen und Vereinen der näheren Umgebung um Bad Salzuflen rekrutieren. Hier wurden alle Personen im Umkreis von 200 Kilometern angeschrieben. Mit der Anmeldung musste auch ein möglicher Übernachtungswunsch angegeben werden.

Die erste Resonanz auf die Ausschreibung war katastrophal. Es lagen sechs Wochen vor Beginn der Veranstaltung nur 40 Anmeldungen vor und die noch überwiegend aus der unmittelbaren Nachbarschaft des Veranstaltungsortes. Es hatten sich zudem nur sehr wenige U 40-, aber überwiegend ältere Parkinsonbetroffene angemeldet.

Sowohl der Behindertensportverband NW wie auch die Deutsche Parkinsonvereinigung starteten darauf eine erneute Werbekampagne durch Zeitungsartikel in den Verbandsorganen und insbesondere durch gezielte Anschreiben an mögliche Teilnehmer. Die Resonanz wurde zunächst nur wenig besser, bis schließlich 2-3 Wochen vor Beginn der Veranstaltung ein wahrer Boom an Anmeldungen einsetzte. Je näher die Veranstaltung kam, so schien es, desto zahlreicher wurden die Anmeldungen. Schließlich lagen ca. 200 Übernachtungswünsche vor und weitere 150 Personen hatten sich zum 1. bundesoffenen Sportfest für Parkinsonbetroffene angemeldet. Am Veranstaltungstag konnten die Organisatoren schließlich über 500 Besucher begrüßen.

Wie wir aus Gesprächen mit Besuchern erfuhren, fällt es Parkinsonbetroffenen offensichtlich schwer, sich schon sehr frühzeitig auf etwas festzulegen. Das aktuelle körperliche Empfinden spielt dabei sicher auch eine entscheidende Rolle. Außerdem stellte sich für viele Betroffene zunächst die Frage, ob sie den körperlichen Anforderungen überhaupt gewachsen sind. Sie konnten, da es die erste Veranstaltung dieser Art war, auch nicht einschätzen, was auf sie zukommen würde. Erfreulicherweise war die Resonanz dann aber doch gut. Hervorzuheben ist, dass Teilnehmer aus allen 16 Bundesländern vertreten waren. Wenn man die teilweise sehr weite Anreise bedenkt, ist dies sicherlich nicht selbstverständlich. Unter den Teilnehmern waren aber deutlich mehr ältere Parkinsonbetroffene als U 40-Betroffene.

Wie wir später erfuhren, hatten einige U 40-Betroffene ihre Anmeldung zurückgezogen, als sie hörten, dass auch ältere Parkinsonbetroffene teilnehmen würden.

9.3 Die Betreuerfrage

Das zweite Problem war, dass die Sportaktivitäten fachgerecht betreut werden mussten. Eine Betreuung durch Übungsleiter war nicht herzustellen, da in den beteiligten Vereinen keine Parkinsonsportgruppe bestand. Eine Kompaktausbildung wie im Falle der „Bechtis" war auch nicht möglich, da dazu nicht genügend Zeit vorhanden war.

Hier erwies sich die Kooperation mit dem *ESTA Bildungswerk* in Bad Salzuflen (*Die Europäische Studienakademie*) und deren Schule für Physiotherapie als Glücksgriff. Ein großer Teil der Schülerinnen und Schüler stand kurz vor dem Examen und kannte Rehabilitationssport aus zahlreichen Praktika. Das Krankheitsbild Morbus Parkinson ist Bestandteil der Ausbildung. In Kooperation mit dem Behindertensportverband NW erhielten die angehenden Physiotherapeuten eine verkürzte Übungsleiterausbildung. Viele Bereiche, die bereits aus dem Unterricht bekannt waren, konnten entfallen, gleichzeitig wurde die Ausbildung um einen angeleiteten Ideenwettbewerb *Sportfest* erweitert.

Es galt, nicht nur Ideen für Stationen zu entwickeln, sondern diese auch zu betreuen und Material, weitere Betreuer usw. zu organisieren. Beeindruckend war hier vor allem die gezeigte Kreativität und das Einfühlungsvermögen der angehenden Physiotherapeuten.

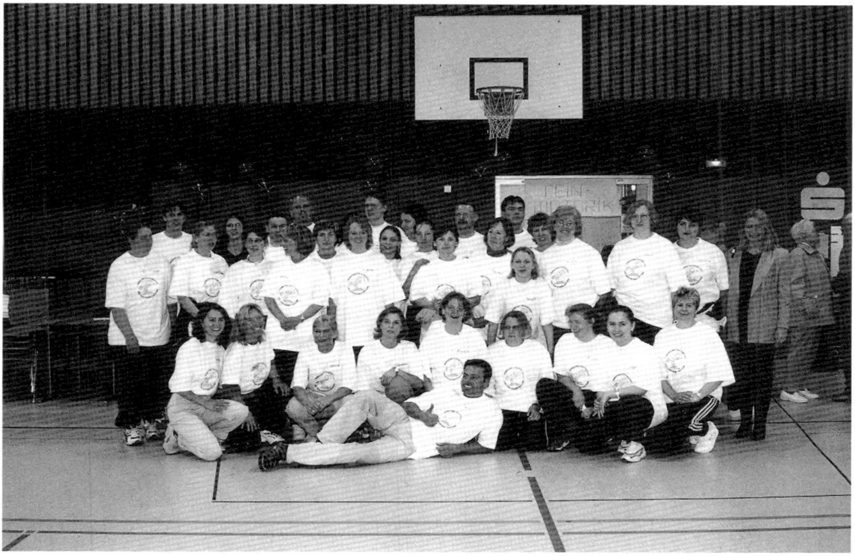

Abb. 55: Die Schülerinnen und Schüler des ESTA

9.4 Die Auswahl und Gestaltung der Stationen

Den Physiotherapeuten wurden acht Bereiche vorgegeben, die sie mit Inhalt und vor allem Leben füllen sollten. Dies sollte ausschließlich in spielerischer Form geschehen und einem Breitensportcharakter entsprechen. Die vorgegebenen Bereiche sind im Folgenden kursiv dargestellt. Es entstand das folgende Gesamtangebot mit zwölf Stationen:

1. *Schulung der Gehmotorik*
2. *Kleine Spiele*
3. *Tänze einmal anders*

4. *Atemübungen*

5. Einführung in das autogene Training

6. *Entspannungsformen*

7. *Übungen zur Schulung der Mimik und Gestik*

8. Spiele (Badminton, Indiaka, Frisbee usw.)

9. Kleine Tänze

10. *Stimmübungen*

11. *Schulung der Feinmotorik*

11. Café Parkinson (Verpflegung)

9.5 Der organisatorische Ablauf des Sportnachmittags

Als Veranstaltungsort diente das Schulzentrum Lohfeld in Bad Salzuflen. Hier standen sechs Sporthallen und eine Gymnastikhalle zur Verfügung. Außerdem konnten die Caféteria und drei Klassenräume genutzt werden. Aus Sicherheitsgründen wurde auf die Nutzung des Hallenbades verzichtet, weil der öffentliche Badebetrieb hätte hier weiterlaufen müssen.

Die Teilnehmer erhielten beim Eintreffen in den Sporthallen eine Laufkarte, auf der die einzelnen Stationen und die Örtlichkeiten angegeben waren. Die erste Station war durch die Organisatoren vorbestimmt, um einen zu großen Andrang in einigen Bereichen zu vermeiden und die Besucherströme etwas zu entzerren. Die übrigen Stationen konnten frei gewählt werden. Zu jeder Station gab es einen Zeitrahmen, sodass Anfang und Ende des jeweiligen Angebots deutlich gekennzeichnet waren. Jedes Angebot dauerte 45 Minuten. Lediglich das Angebot *Spiele* war ein offenes Angebot ohne zeitliche Begrenzung.

Eine Pause im Sinne einer Unterbrechung der gesamten Veranstaltung war nicht vorgesehen. Das Café Parkinson war ab ca. eine Stunde nach Beginn der Veranstaltung geöffnet und diente als Ruhezone und zusätzlicher Puffer.

In der Gesamtzeit konnten fünf Angebote besucht werden, ab drei besuchten Angeboten erhielten die Teilnehmer eine Erinnerungsmedaille. Die meisten Besucher nahmen denn auch drei Angebote wahr, nur wenige verfügten über mehr Kondition.

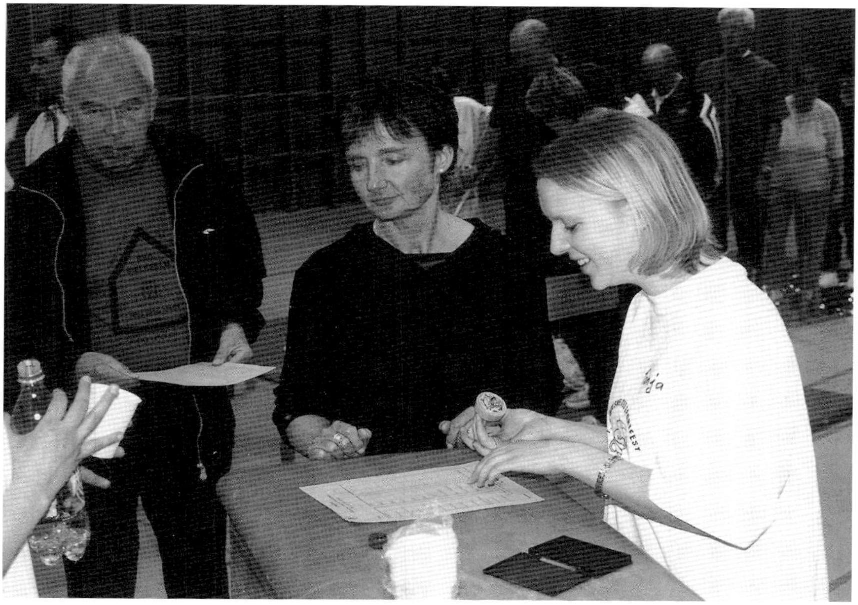

Abb. 56: Das Abstempeln der Laufkarten

9.6 Die Sportangebote

Im Folgenden sind die Sportangebote näher erläutert.

9.6.1 Schulung der Gehmotorik

Hier wurde ein Rundkurs aufgebaut, der sowohl in seiner Gesamtheit wie auch in einzelnen Stationen bewältigt werden konnte. Die Anordnung der einzelnen Stationen war so gewählt, dass immer ausreichend Ruhezonen vorhanden waren, wenn es zu anstrengend werden sollte. So musste unter anderem eine Kastentreppe überstiegen, auf einer Langbank balanciert und eine Art Irrgarten bewältigt werden. In der Mitte der Station stand ein Pavillon, wo man sich ausruhen und etwas zu trinken bekommen konnte.

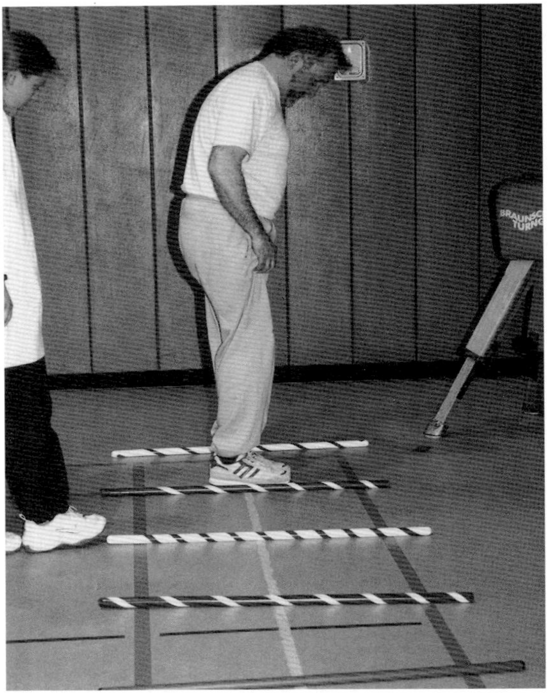

Abb. 57: Übungen zur Schulung der Gehmotorik

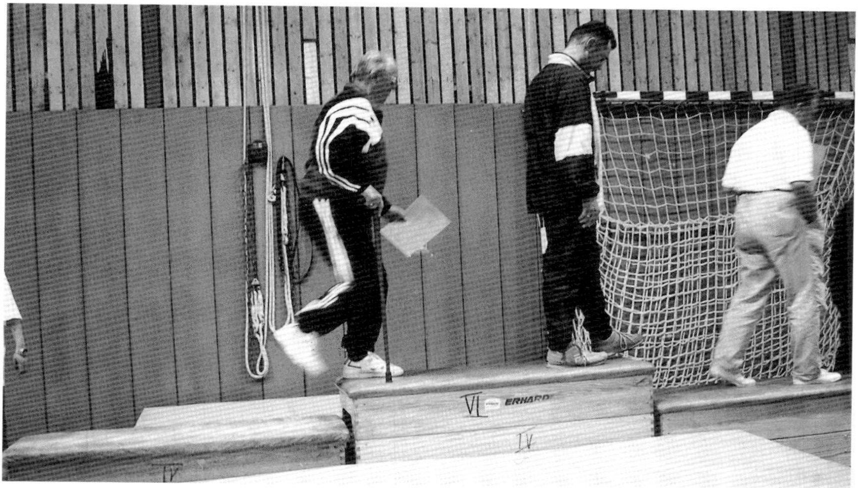

Abb. 58: Die Kastentreppe

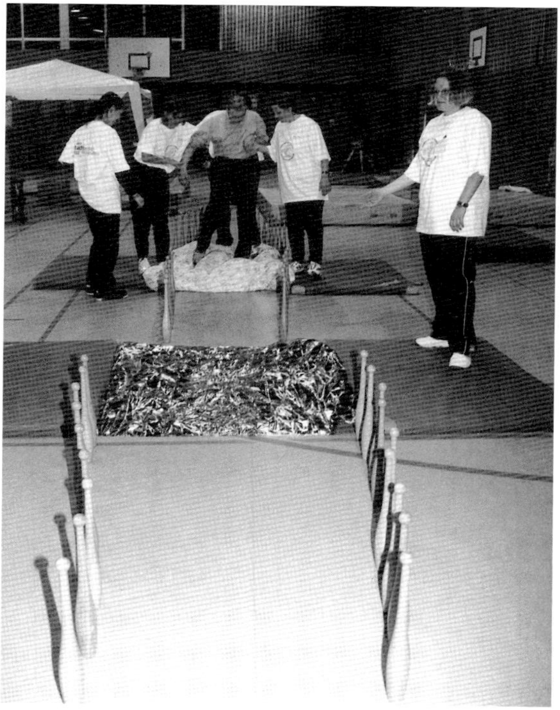

Abb. 59: Ein Sinnesparcours für die Füße - Teil I

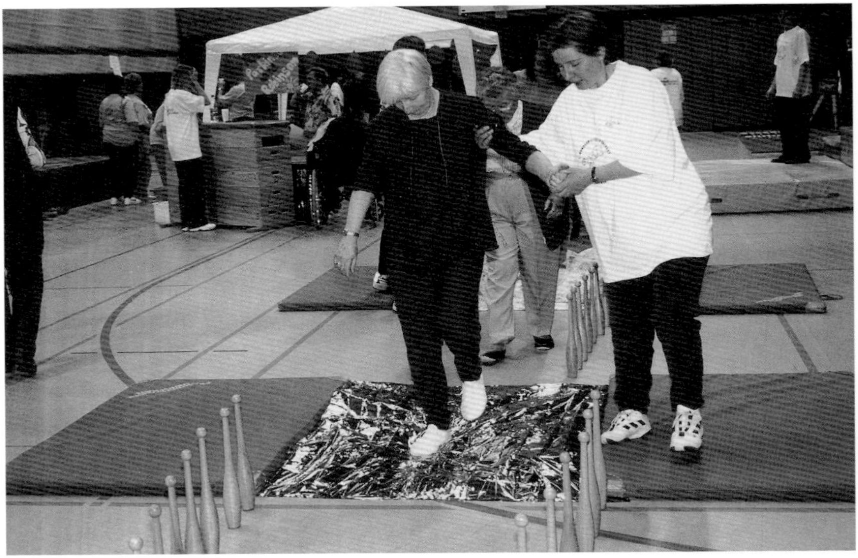

Abb. 60: Ein Sinnesparcours für die Füße - Teil II

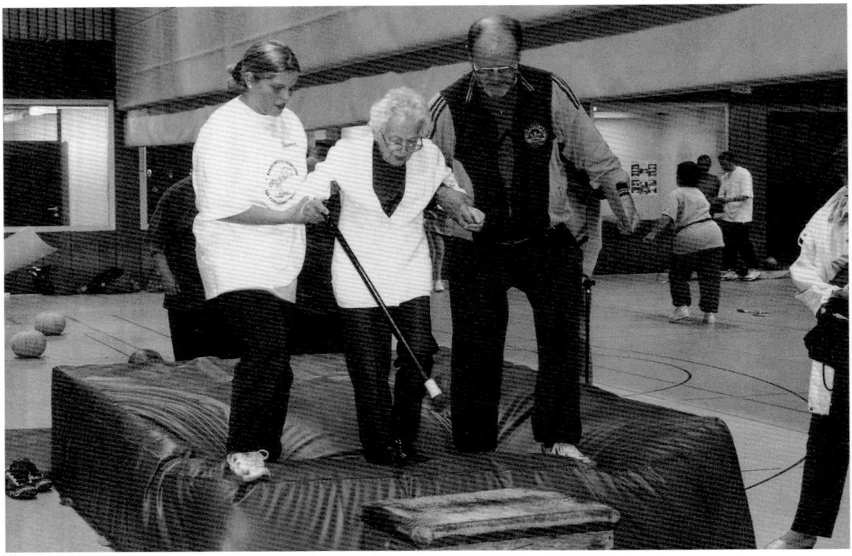

Abb. 61: Mit 82 Jahren noch voll im Leben

9.6.2 Kleine Spiele

Dieser Bereich erforderte besonders viel Kreativität. Es wurden Zielübungen angeboten, bei denen verschiedene Gegenstände in unterschiedlich große und unterschiedlich weit entfernte Behältnisse zu werfen waren. Auf einem Sinnesparcours waren Substanzen und Gegenstände zu erfühlen, zu erschmecken und zu erriechen. Dazu gab es verschiedene Spiele mit dem Schwungtuch. Alle Übungen konnten im Sitzen wie auch im Stehen durchgeführt werden.

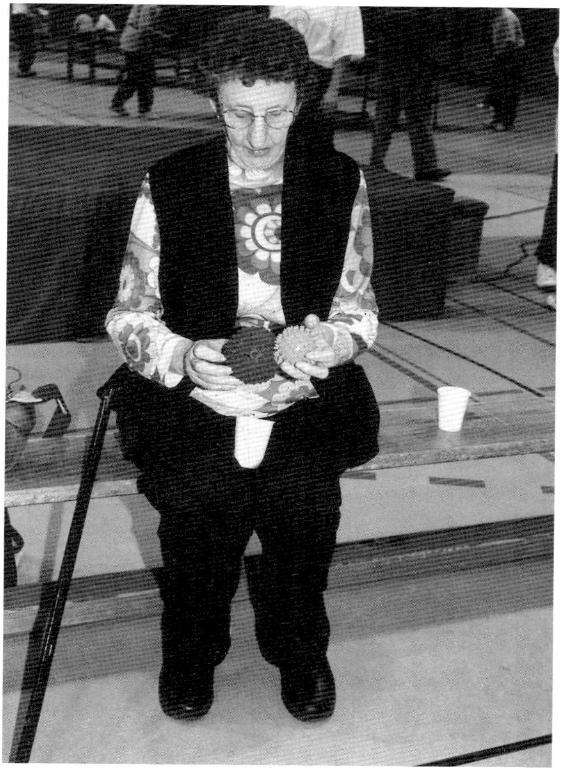

Abb. 62: Volle Konzentration

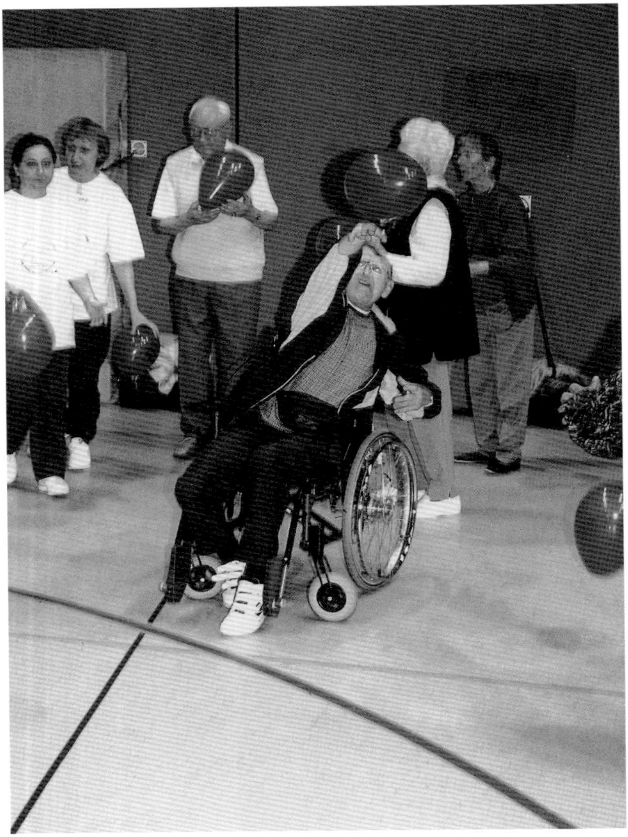

Abb. 63: Auch im Rollstuhl voller Schwung

9.6.3 Tänze einmal anders

Hier wurden überwiegend Sitztänze mit einfachen Koordinationsabfolgen angeboten, die insbesondere auch von schwerer Betroffenen durchgeführt werden konnten. Zur großen Überraschung und Freude der Organisatoren verselbstständigte sich dieser Bereich, indem die Besucher selbst Ideen entwickelten und eigene Tänze, zum Teil sogar als Gruppenvorführung anboten. Hervorzuheben ist hier die Parkinsonsportgruppe der Behindertensportgemeinschaft Bielefeld mit der 82-jährigen Mimi an der Spitze, die mehrfach auftrat. Mimi war gleichzeitig die älteste Teilnehmerin der Veranstaltung.

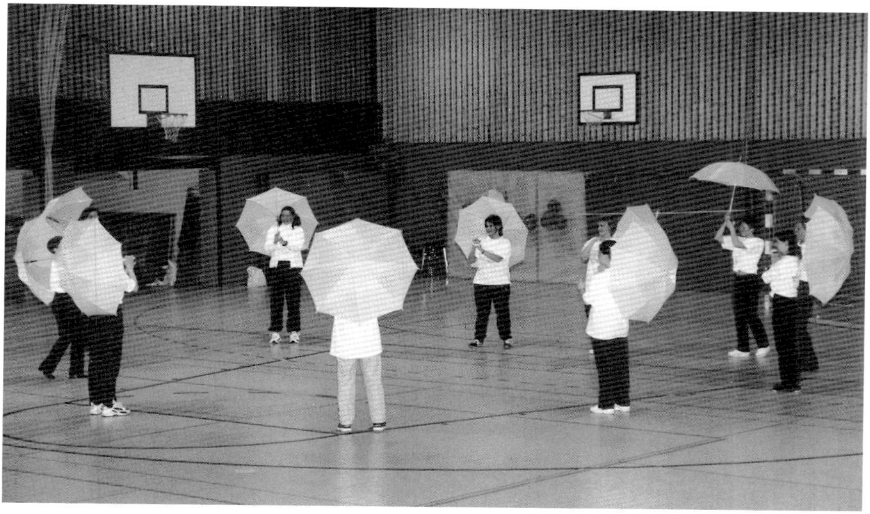

Abb. 64: Der Regenschirmtanz (ohne Sturm)

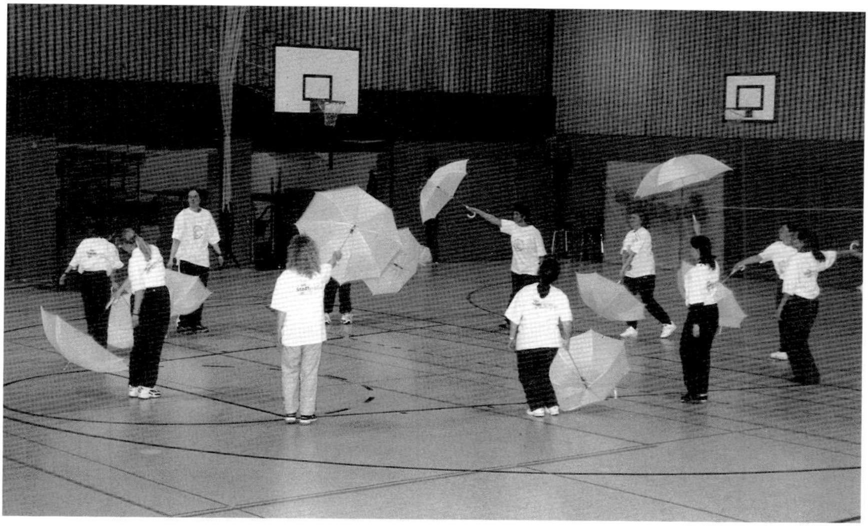

Abb. 65: Der Regenschirmtanz (mit Sturm)

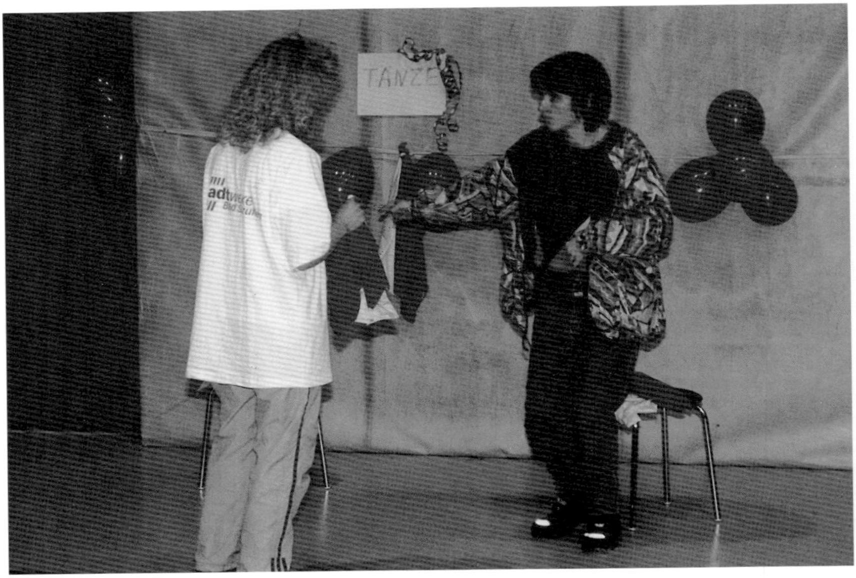

Abb. 66: Die letzten Vorbereitungen

9.6.4 Atemübungen

Wer hier ausschließlich therapeutische Übungen erwartete, war positiv enttäuscht. Diese Station war mit eine der fröhlichsten. Es wurde viel gesungen und gelacht. Es war diese positive Stimmung, die sich auf das gesamte Sportfest übertrug.

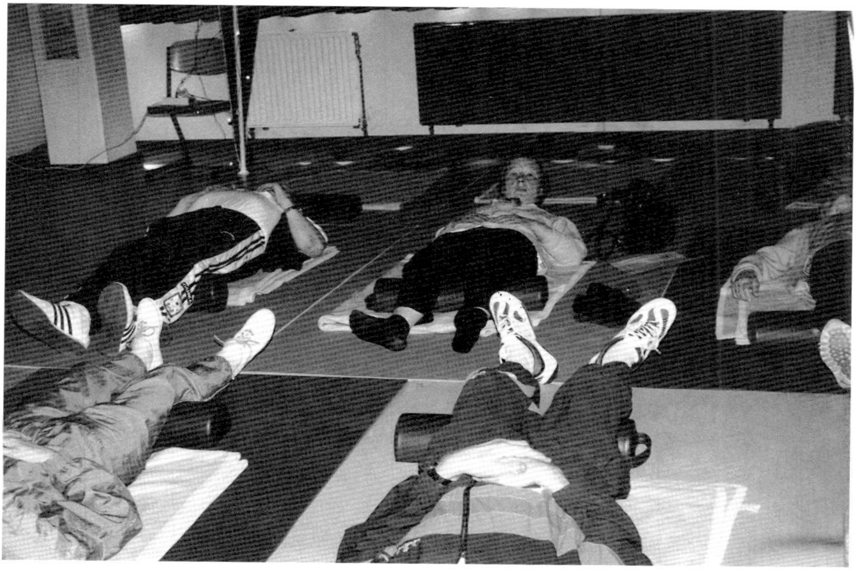

Abb. 67: Entspannen bei Atemübungen

9.6.5 Einführung in das autogene Training

Dieses Angebot war von den übrigen Stationen räumlich getrennt, um die notwendige Ruhe zu gewährleisten. Obwohl die Räumlichkeiten etwas versteckt lagen, wurde das Angebot sehr gut besucht. So gut, dass eine weitere Zeiteinheit angeboten werden musste.

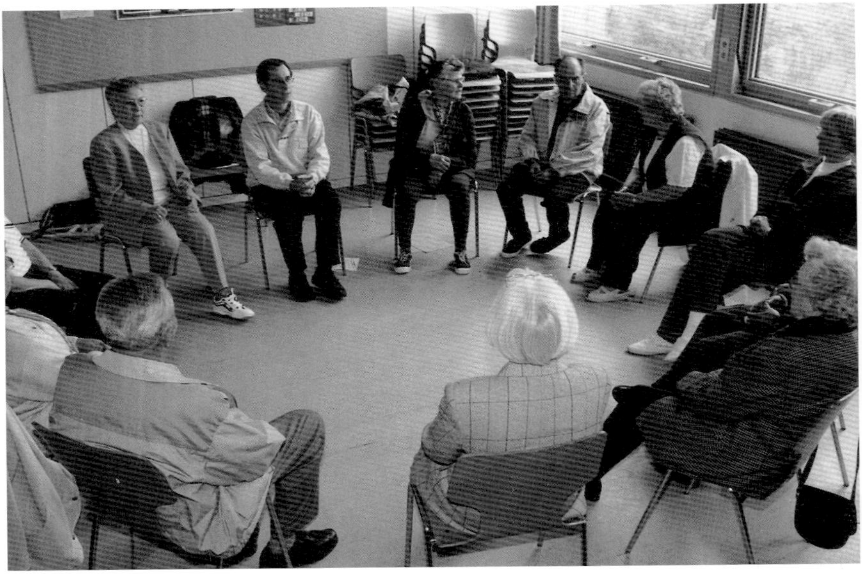

Abb. 68: Einführung in das autogene Training

9.6.6 Entspannungsformen

Auch dieses etwas weniger normierte Angebot war sehr gut besucht. Die Physiotherapeuten hatten den Klassenraum in einen Entspannungsraum verwandelt. Die Fenster waren durch bunte Tücher abgedunkelt worden und als Lichtquelle diente ein spezielles Entspannungslicht. Die richtige Atmosphäre wurde noch durch eine Duftlampe unterstützt. Eingesetzt wurden Entspannungsverfahren wie Tiefenmuskelentspannung nach JACOBSON, Traumreisen oder Reisen durch den Körper.

Um die Teilnehmer nicht zu stören und vor allem die Atmosphäre nicht zu zerstören, wurden hier keine Aufnahmen gemacht.

9.6.7 Übungen zur Schulung der Mimik und Gestik

Angeboten wurden Kleine Spiele und pantomimische Darstellungen zur Simulation alltäglicher Verrichtungen, z.B. Aufstehen oder Gerüche empfinden usw.

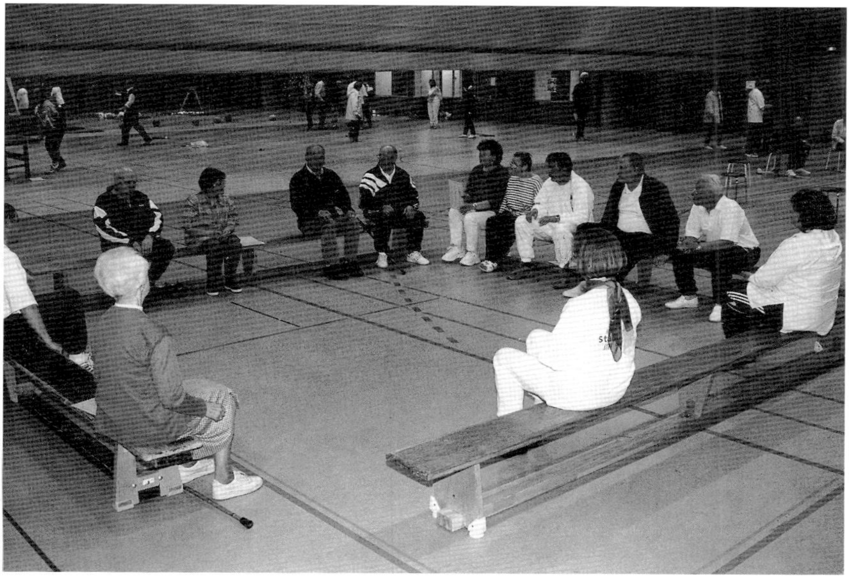

Abb. 69: Übungen der Mimik und Gestik

9.6.8 Spiele

Diese Station war aus der Not entstanden, da das eigentliche Angebot *Feldenkrais* wegen Absage des externen Anbieters nicht zu Stande gekommen war. Dieses Notangebot erwies sich als absoluter Glücksgriff. Die Veranstalter hatten bei der Auswahl der Übungen an die Parkinsonbetroffenen gedacht, aber eventuelle Begleiter und Betreuer außer Acht gelassen. Die konnten sich hier austoben. Bemerkenswert war aber die relativ hohe Zahl Parkinsonbetroffener, die trotz deutlicher Erkrankung noch Tischtennis oder Federball spielen konnten.

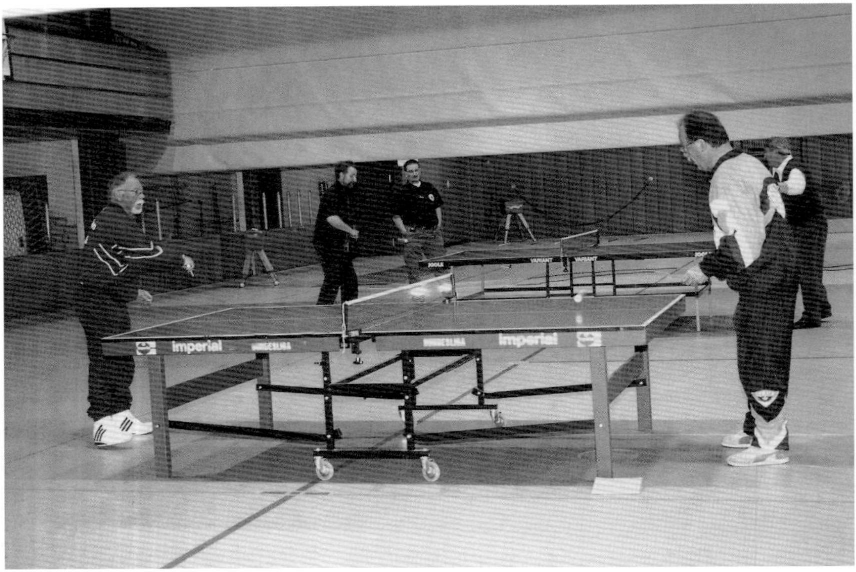

Abb. 70: Tischtennis war sehr beliebt.

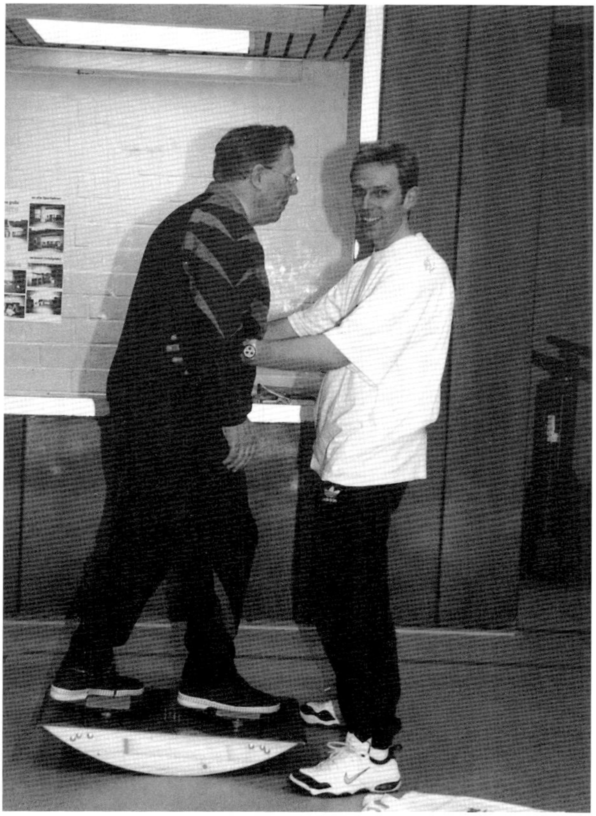

Abb. 71: Die Therapiewippe

9.6.9 Kleine Tänze

Dies war mit Abstand die beliebteste Station. Sie wurde von Andrea Dumbeck, Tanzsportlerin und Tanzlehrerin des BSNW, betreut. Sie musste von den Organisatoren nahezu gezwungen werden, eine Pause einzulegen, weil wir um ihre Gesundheit fürchteten. Unvergessen ist der Regenschirmtanz, den einige Betroffene sogar noch einmal spontan im Café Parkinson aufleben ließen.

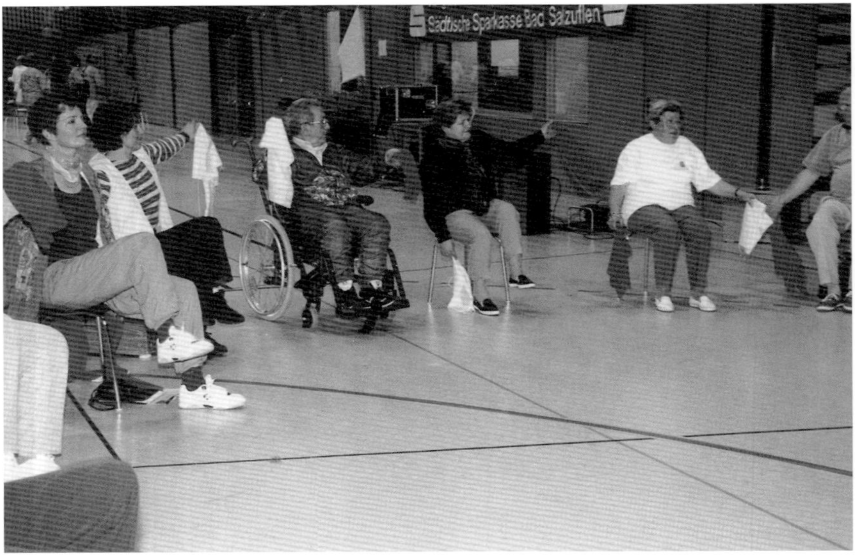

Abb. 72: Der Tüchertanz

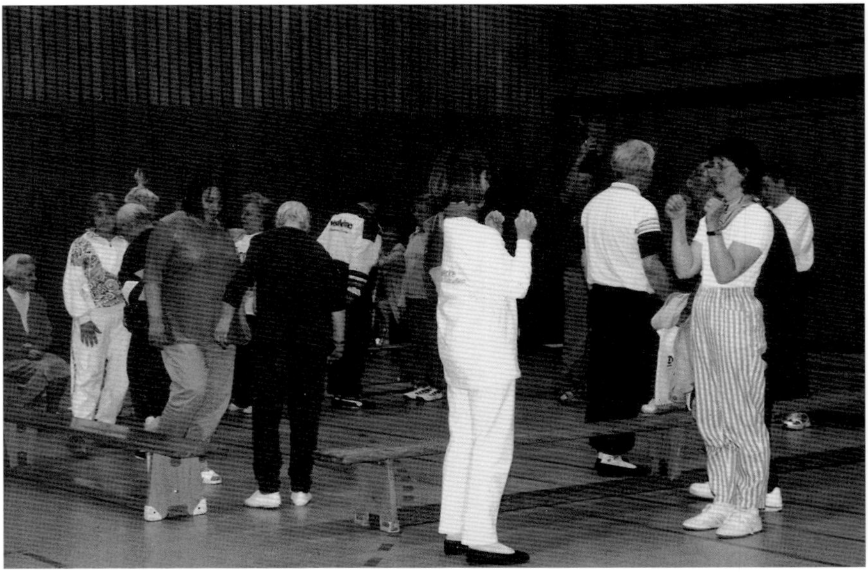

Abb. 73: Freude an der Bewegung

9.6.10 Stimmübungen

Auch dieses Angebot wurde zum Selbstläufer. Eigentlich war gedacht, dass die Besucher in beschaulicher und ruhiger Atmosphäre Gedichte oder kurze Geschichten vorlesen sollten. Hier hatten wir aber nicht an die Dynamik der Besucher gedacht. Spontan wurden Gedichte auswendig vorgetragen, sodass sich das Angebot durch die Teilnehmer selbst gestaltete.

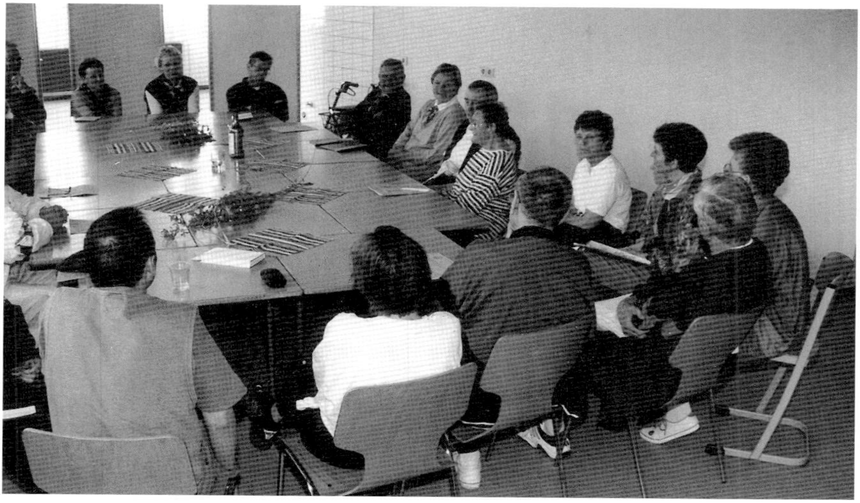

Abb. 74: Überall fröhliche Gesichter

9.6.11 Schulung der Feinmotorik

Dies war mit Abstand die größte und kreativste Station. Die Teilnehmer konnten aus einem großen Angebot auswählen. Hier sind einige der Möglichkeiten aufgezählt:

☺ Kneten mit Knetmasse

☺ Bemahlen von Tüchern und Stoffen

☺ Herstellen von Ketten aus bunten Glasperlen

☺ Herstellen von Kartoffelstempeln und Tücher bestempeln

☺ Fingermalfarben

☺ Malen und zeichnen mit Mal- und Zeichenschablonen

☺ Erstellen eines großen Wandgemäldes mit Fingermalfarbe

☺ Makramé

☺ Angeln von Gegenständen mit einer Magnetangel

☺ Geschicklichkeitsspiele

☺ Basteln

☺ Koordinationsübungen im Sitzkreis

... und vieles mehr

Die folgenden Bilder können nur einen kleinen Ausschnitt aus dem wirklich sehr kreativen Angebot wiedergeben.

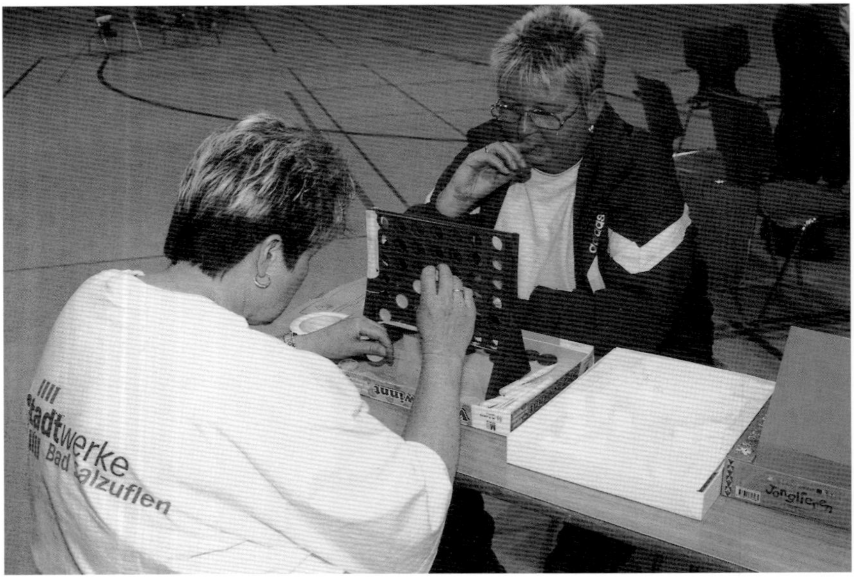

Abb. 75: „Vier gewinnt"

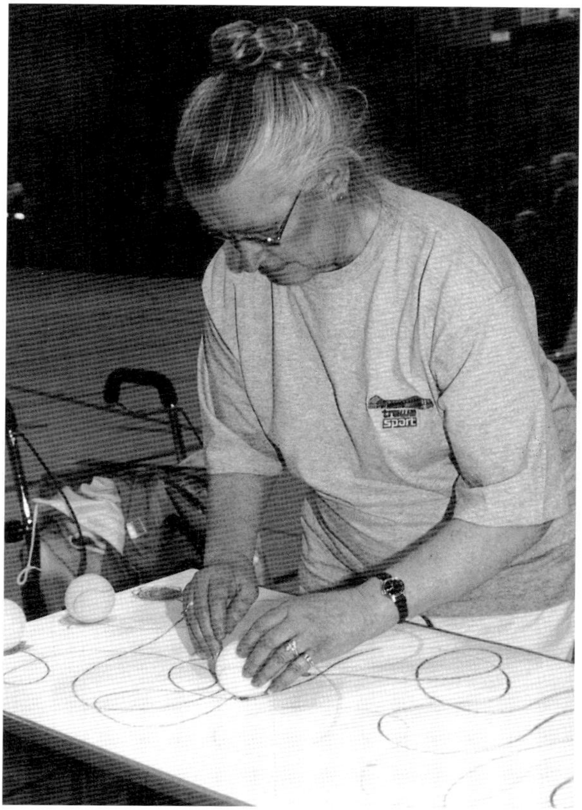

Abb. 76

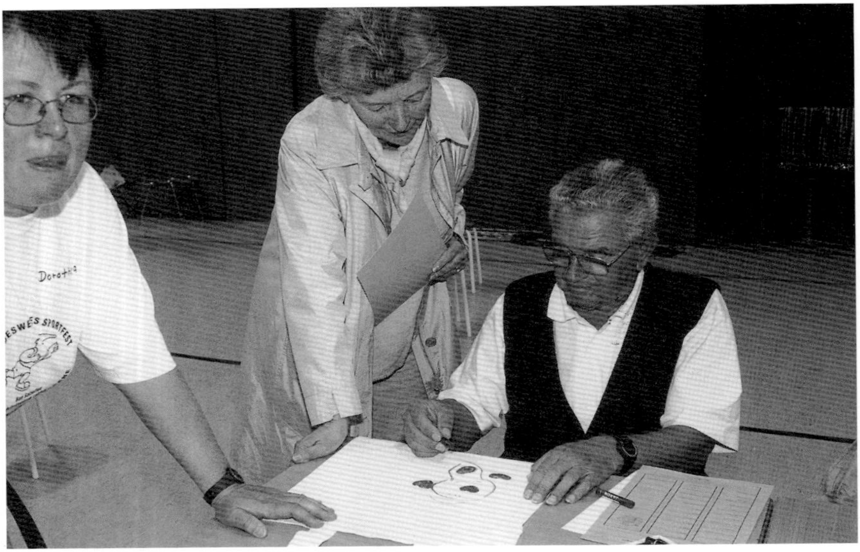

Abb. 77: Der Kreativität waren keine Grenzen gesetzt.

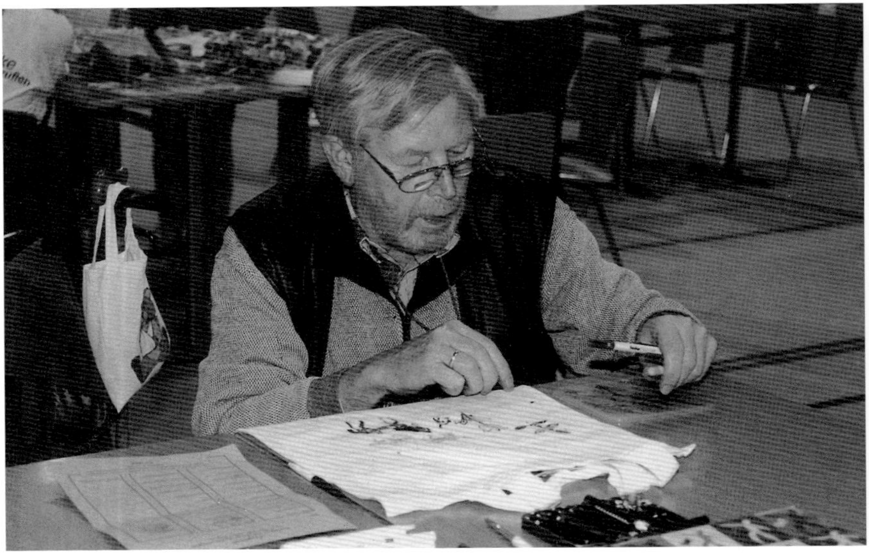

Abb. 78: Malen

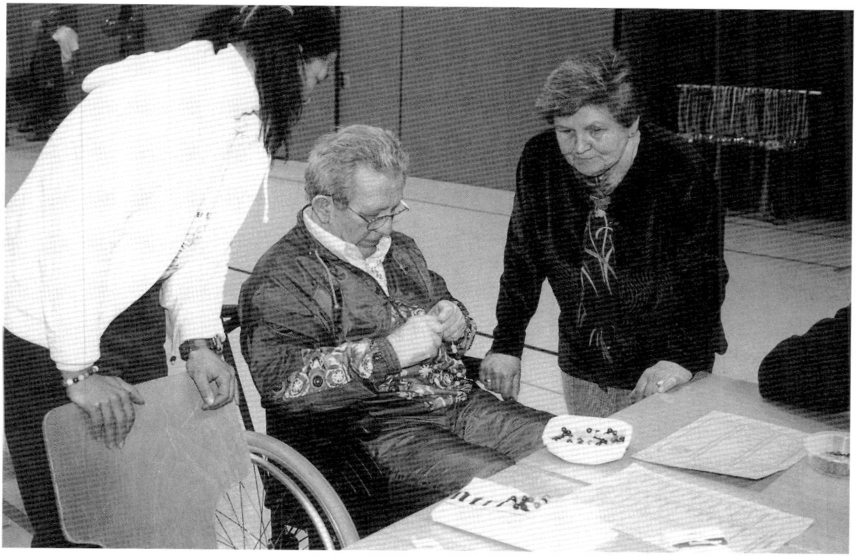

Abb. 79: Perlen zu einer Kette aufziehen

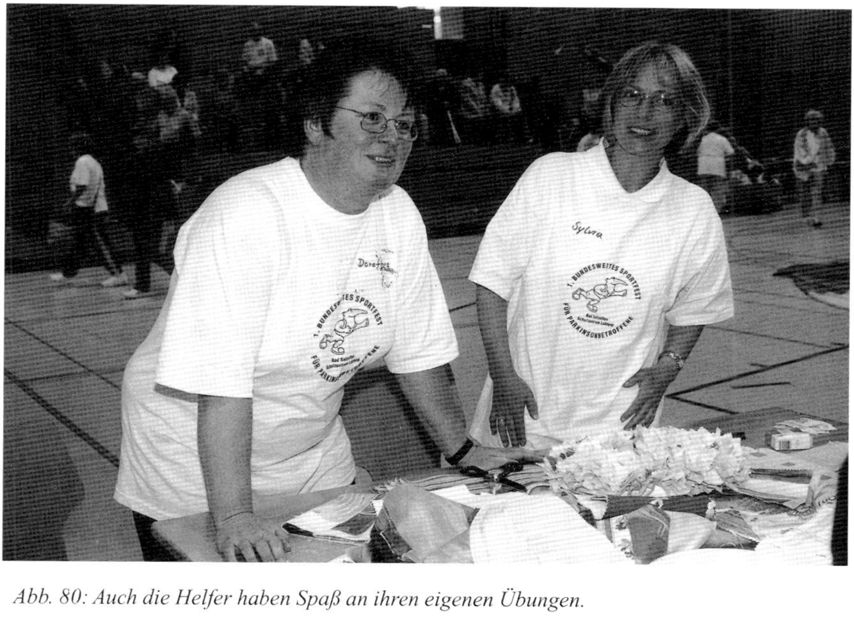

Abb. 80: Auch die Helfer haben Spaß an ihren eigenen Übungen.

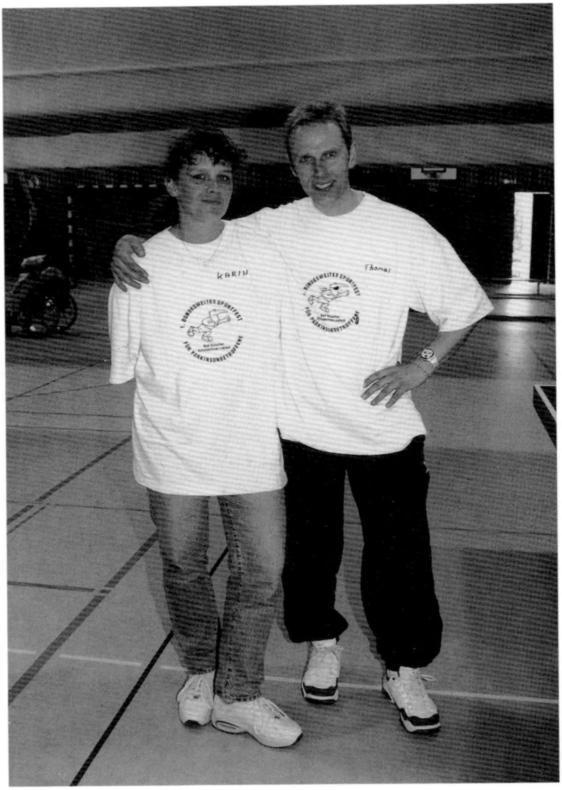

Abb. 81: Das hat Spaß gemacht.

9.6.12 Café Parkinson

Das Café, von den Teilnehmern selbst so benannt, sollte eigentlich nur die Versorgung mit Speisen und Getränken sicherstellen. Ruhezonen gab es ausreichend in der Sporthalle. Alle Stationen waren so beschaffen, dass man sich dort auch hinsetzen und zuschauen konnte. Nicht ganz zum Gefallen der Organisatoren entwickelte sich das Café Parkinson zum Kommunikationsmittelpunkt der Veranstaltung. Es war schwierig Besucher, die hier einmal saßen, dazu zu bewegen, wieder an den Sportangeboten teilzunehmen. Das Café war uns einfach zu gemütlich geraten. Dies konnte durch zusätzliche Ansagen und Werbung aber wieder ausgeglichen werden.

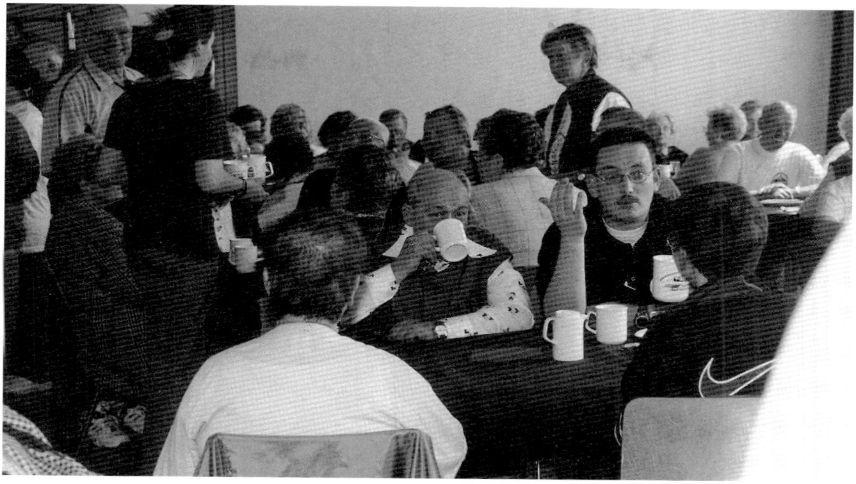

Abb. 82: Impressionen aus dem Café Parkinson

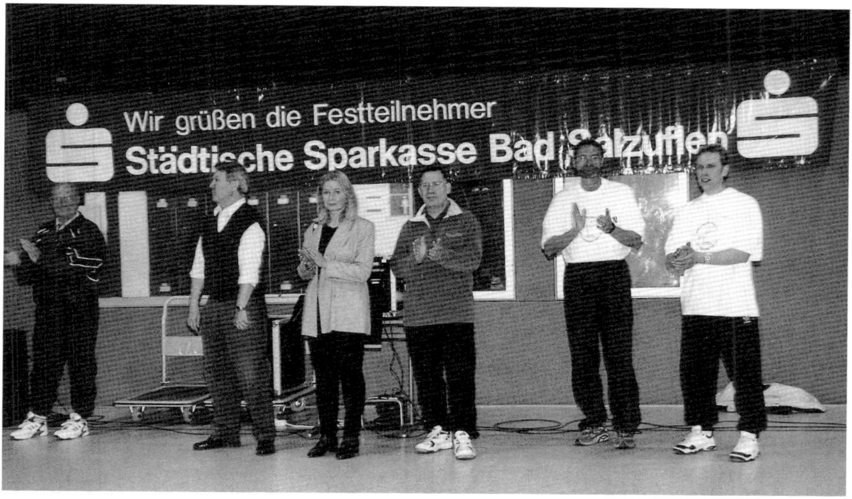

Abb. 83: Das Organisationsteam

Von links nach rechts: Wilfried Sasse, BSG Bad Salzuflen, Erich Terrey, Präventio, Eva Jendroszek, ESTA, Hans-Werner Neumann, Präventio, Arnd Köster, Präventio, Thomas Pietsch, BSG

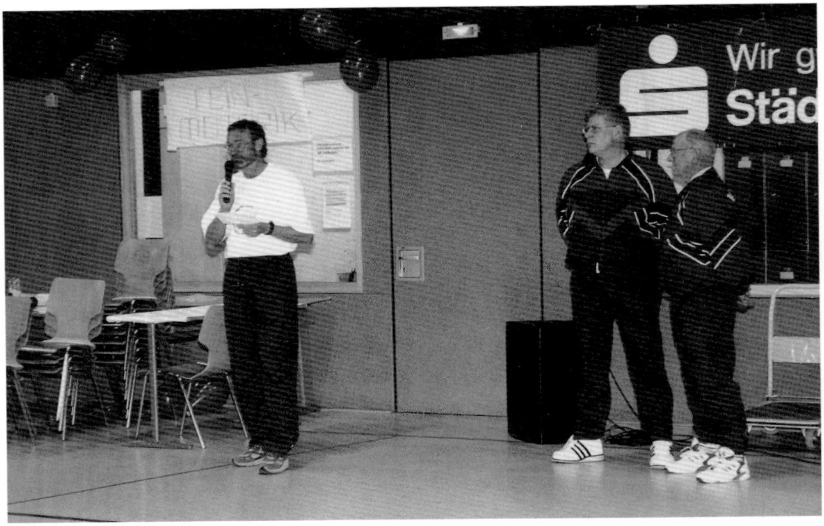

Abb. 84: Die Eröffnung durch das Organisationsteam, von links: Arnd Köster, Präventio, Ernst Wilhelm AnHuef, BSG, Wilfried Sasse, BSG

9.7 Die Abendgala

Da viele Teilnehmer wegen der weiten Anreise in Bad Salzuflen übernachten wollten, bot es sich an, eine Abendveranstaltung anzubieten. Außerdem sollte diese einen festlichen Abschluss der Veranstaltung darstellen. Nach längerer Suche, das Staatsbad Salzuflen verfügt erstaunlicherweise nicht über geeignete Räumlichkeiten bzw. wollte horrende Miete für die teilweise heruntergewirtschafteten Räumlichkeiten haben, konnte die Abendgala im Übernachtungshotel (Hotel Maritim) stattfinden. Wir hatten zunächst befürchtet, die Teilnehmer wären nach dem doch recht anstrengenden Nachmittag zu erschöpft, um abends noch zu feiern. Doch hier hatten wir uns gründlich getäuscht. Der Abend dauerte bei Tanz und Musik bis 2 Uhr morgens. Hervorzuheben ist hier die Kooperationsbereitschaft des Hotels, das uns bei der Gestaltung wie auch der Finanzierung der Veranstaltung sehr entgegengekommen ist.

Aufgelockert wurde der Abend durch eine faszinierende Tanzvorführung von Andrea Dumbeck mit ihrem Rollstuhlpartner René. Außerdem zeigte der Zauberer Lutz einige verblüffende Tricks.

Am Sonntag bestand dann noch die Möglichkeit an einer Stadtführung, dem Besuch des Bädermuseums oder dem Besuch des Thermalsolebades teilzunehmen. Auch diese Angebote wurden noch von vielen Besuchern wahrgenommen.

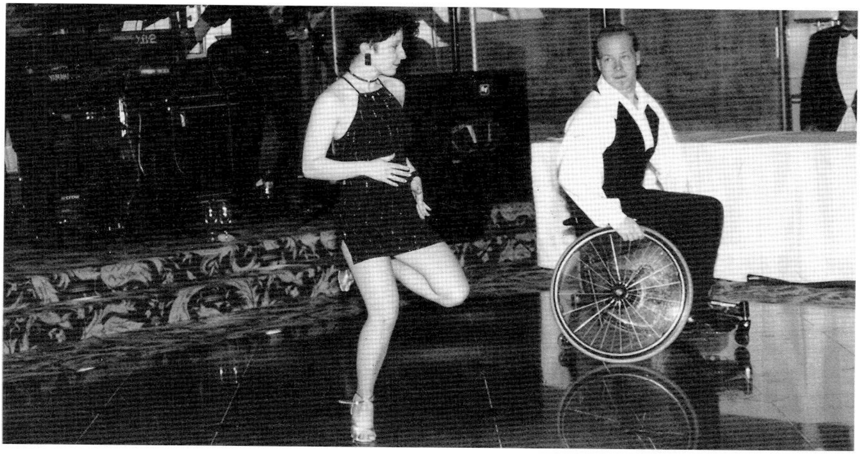

Abb. 85: Rollstuhltanz in Perfektion

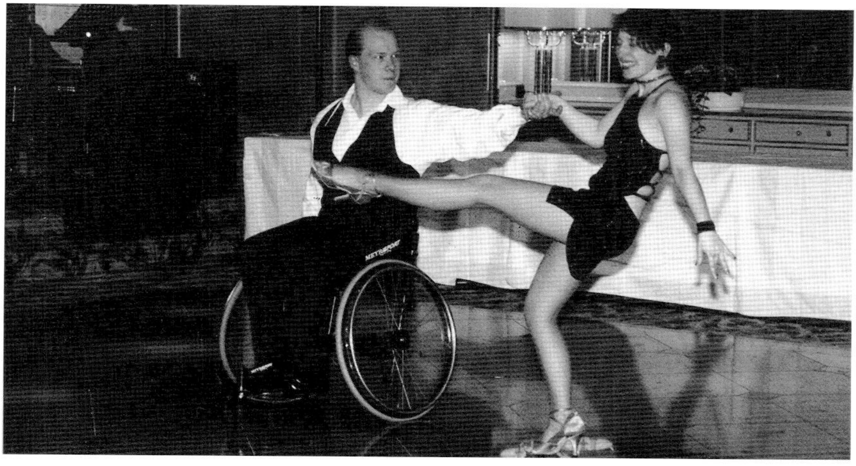

Abb. 86: Schwungvoll und elegant

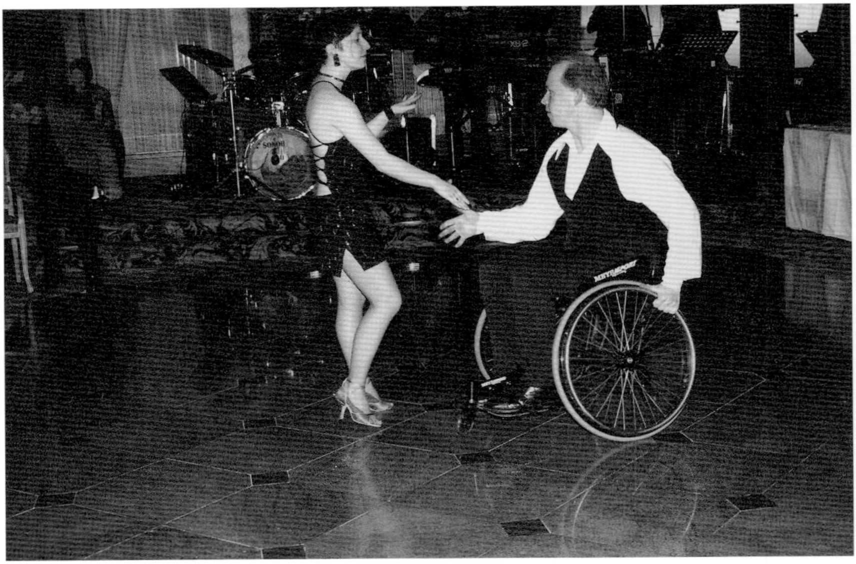

Abb. 87: Andrea Dumbeck und René Moetz

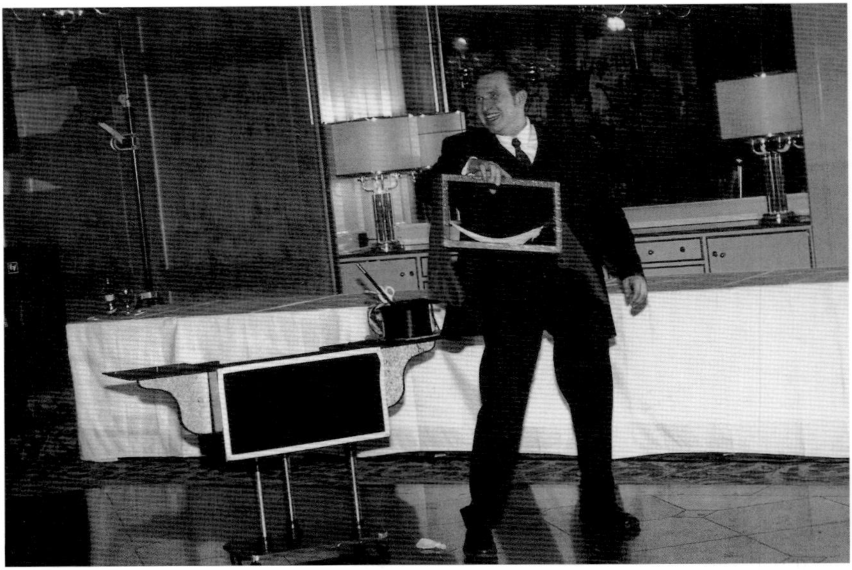

Abb. 88: Nicht David Copperfield, sondern Lutz, der Zauberer

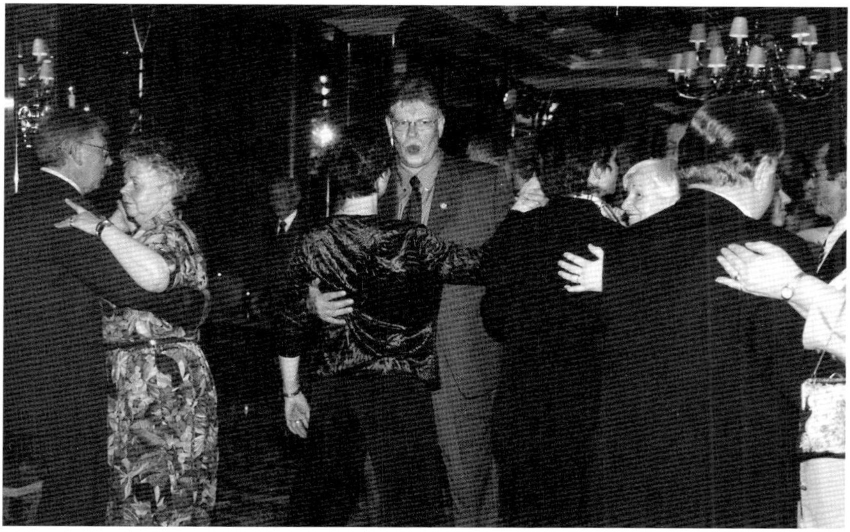

Abb. 89: Tanz bis in den frühen Morgen

9.8 Fazit und Ausblick

Die anfängliche Skepsis einiger Teilnehmer hatte sich am Ende in volle Begeisterung verwandelt. Mehrere Male wurden wir nach Kontaktadressen für private Besuche in Bad Salzuflen gefragt.

Auffallend war die fröhliche und heitere Stimmung des gesamten Wochenendes. Hier wurde nicht, wie teilweise zunächst befürchtet, ein Krankheitsbild mit seinen Einschränkungen vorgeführt, sondern vielmehr die vielen Möglichkeiten und Fähigkeiten gezeigt, über die Parkinsonbetroffene noch verfügen.

Auch medizinisch ist es zu keinerlei Vorfällen gekommen. Offensichtlich war die Dosierung der angebotenen Übungen genau richtig und auch die Gesamtbelastung nicht zu hoch. So ist uns kein Besucher bekannt, der das Sportfest am Nachmittag besucht hat und dann abends nicht mehr die Kraft hatte, an der Abendveranstaltung teilzunehmen.

Wir glauben, dass unsere Zielsetzung, den Rehabilitationssport für Parkinsonbetroffene bekannter zu machen, erfüllt worden ist. Dies wurde auch von unserem

Ehrengast, Heinz Haep, Ehrenvorsitzender des BSNW und Ehrenpräsident des DBS, bestätigt. Offensichtlich hat eine ganze Reihe niedergelassenener Ärzte die Veranstaltung als eigene Fortbildung genutzt. Wir wurden häufig angesprochen und es wurde das Erstaunen über die dargebotene Leistungsfähigkeit der Teilnehmer bekundet. Der Originalton war: „Das hätten wir nie für möglich gehalten.“

Viele Teilnehmer – besonders aus den neuen Bundesländern – berichteten, dass es dort solche oder ähnliche Angebote nicht geben würde. Angeregt durch das Sportfest wollten sie aber vor Ort die Gründung von Sportgruppen in Angriff nehmen.

Die Begeisterung ging so weit, dass die Besucher aus den Saarland spontan beschlossen, in 2002 eine eigene, regional begrenzte Veranstaltung zu organisieren.

Nachdem die Veranstaltung nun ca. ein halbes Jahr zurückliegt und wir abgerechnet und Rechenschaft abgelegt haben, haben alle Beteiligten, also auch die deutsche Parkinsonvereinigung und der Behindertensportverband Nordrhein Westfalen, beschlossen, die Veranstaltung im Jahr 2003 zu wiederholen.

Wir hoffen, dass wir dann zum 2. bundesoffenen Sportfest für Parkinsonbetroffene noch mehr Besucher begrüßen können und ein noch interessanteres Angebot auf die Beine stellen.

9.9 Bildimpressionen

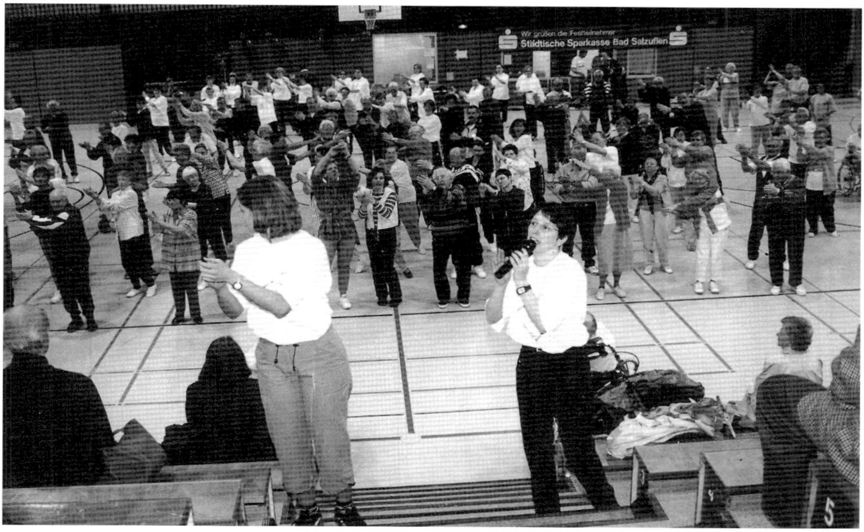

Abb. 90: Das Warm-up mit Andrea Dumbeck und den Schülerinnen des ESTA

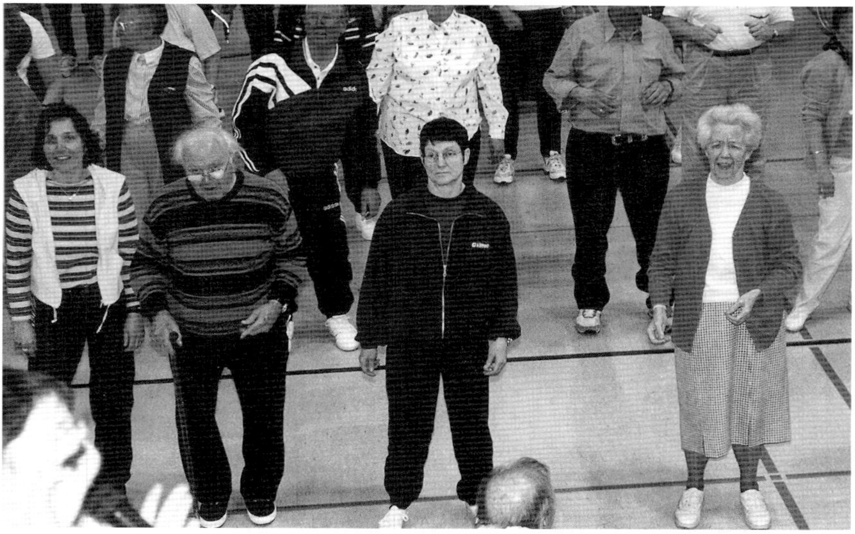

Abb. 91: Freude in allen Gesichtern

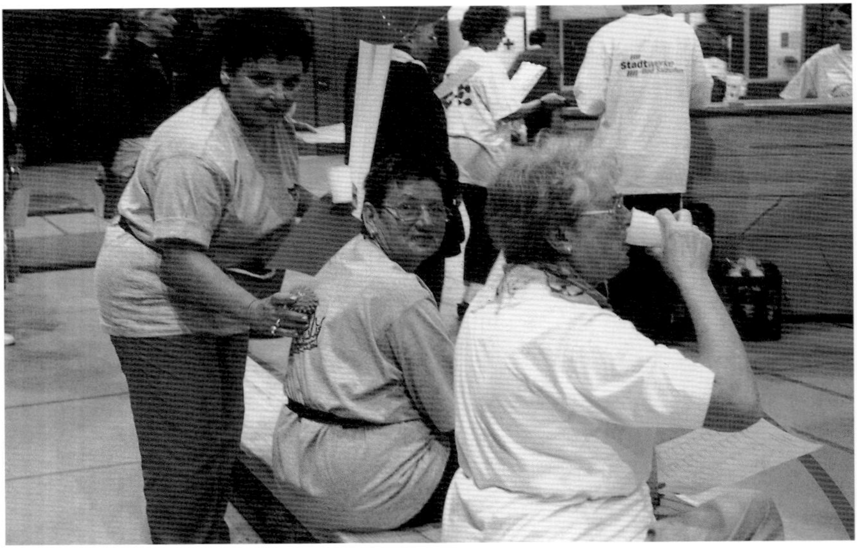

Abb. 92: Die entspannte Pause

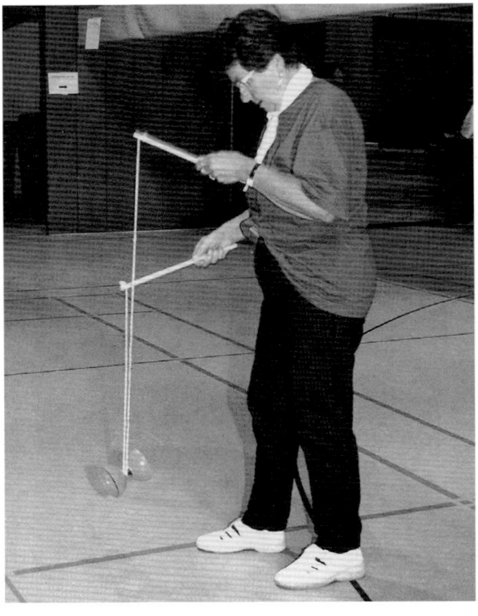

Abb. 93: Konzentration am Diabolo

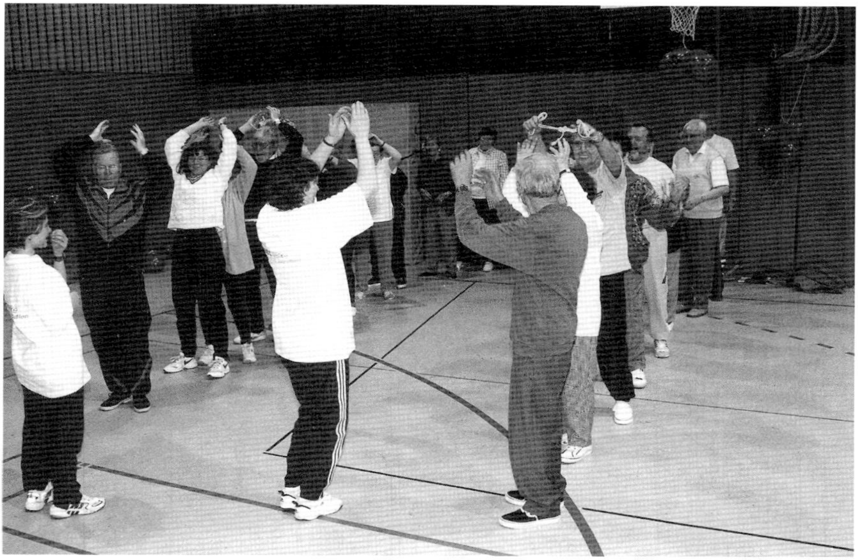

*Abb. 94: Tanzen ist **die** Übung für Parkinsonbetroffene.*

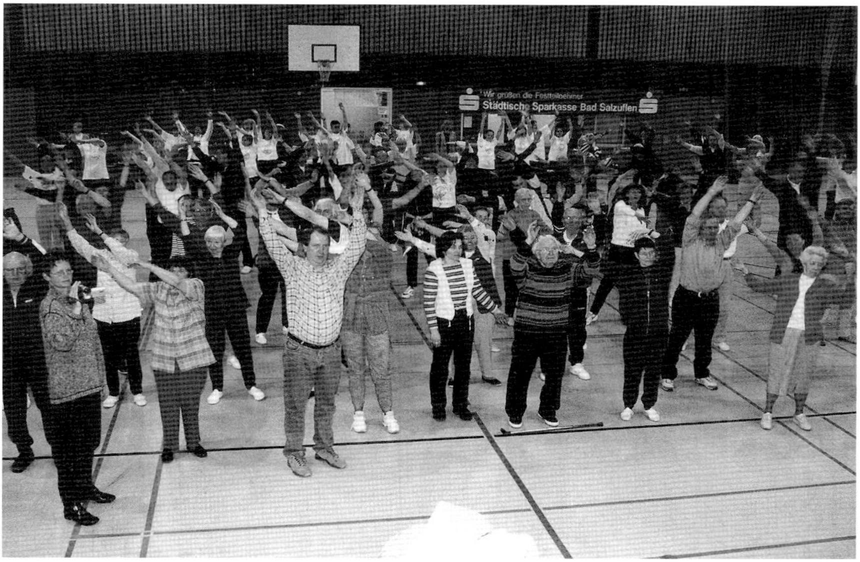

Abb. 95: Auf Wiedersehen in 2003 zum 2. bundesoffenen Sportfest für Parkinsonbetroffene in Bad Salzuflen

10 Literatur

ADAMS, J.A.: A Closed Loop Theory of Motor Learning. In: Journal of Motor Behaviour, 3, 1971, 111-149.

ARNS, W./JOCHHEIM, K.-A./REMSCHMIDT, H.: Neurologie und Psychiatrie für Krankenpflegeberufe. Stuttgart 1983 (5. Aufl.).

BANDURA, A.: Sozial-kognitive Lerntheorien. Stuttgart 1979.

BARBEAU, A.: L-Dopa Therapy in Parkinson`s Disease. A Critical Review of Nine Years Experience. In: Canadian Medical Ass. J. 1969, 101, 791-800.

BECKER, P. (Hrsg.): Sport und Sozialisation. Reinbek bei Hamburg 1982.

BEIGEL-GUHL, K./BRINCKMANN, A.: Wassergymnastik. Reinbek bei Hamburg 1994.

BERNSTEIN, N.A.: The Coordination and Regulation of Movements. Oxford 1967.

BIELEFELD, J. (Hrsg.): Körpererfahrung. Göttingen 1991 (2. Aufl.).

BIRKENBIHL, V. F.: Stroh im Kopf? Vom Gehirn-Besitzer zum Gehirn-Benutzer. Bergisch-Gladbach 1997.

BIRKMAYER, W./DANIELCZYK, W.: Die Parkinsonkrankheit. Stuttgart 1993 (6. Aufl.).

BLUMENTHAL, E.: Kooperative Bewegungsspiele. Schorndorf 1993 (2. Aufl.).

BÖCK, G.: Krankengymnastische Gruppenarbeit bei Morbus Parkinson. In: Zeitschrift für Krankengymnastik 40 (1988) 11, 912-919.

BRENNER, H.: Entspannungstraining für alle. München 1982.

BRINCKMANN, A./TREES, U.: Bewegungsspiele. Reinbek bei Hamburg1980.

BRINCKMANN, A./RODER, A.: Freizeitsport mit Senioren. Reinbek bei Hamburg 1985.

BRUCH, H.: Bewegungsbehinderungen. Stuttgart 1994.

BRUSIS, O.A./WEBER-FALKENSAMMER, H.: Handbuch der Koronargruppenbetreuung. Erlangen 1986 (2. Aufl.).

BUCHER, W. (Hrsg.): 1010 Spiel- und Übungsformen für Behinderte (und Nichtbehinderte). Schorndorf 1993 (3. Aufl.).

BUCHER, W. (Hrsg.): 1001 Spiel- und Übungsformen im Schwimmen. Schorndorf 1994 (7. Aufl.).

CALNE, D. B.: Developments in the Treatment of Parkinsonism. In: New England Journal of Medicine 1976, 295, 1433-1434.

CLARENBACH, P.: Morbus Parkinson. Symptomatik, Diagnose, Therapie. MERZ Pharma, Frankfurt a. M. 1997.

DA SILVA, K./RYDL, D.-R.: Kinesiologie. München 1993.

DEUTSCHE PARKINSON VEREINIGUNG (Hrsg.): M. Parkinson. Leben mit einer Krankheit. Darmstadt 1996.

DEUTSCHL, G./RAETHEN, J.: Basalganglienerkrankungen – Übersicht 1994-1995. In: Aktuelle Neurologie 23 (1996), 227-238.

DÖBLER, H./DÖBLER, E.: Kleine Spiele. Berlin 1979.

DÜRRWÄCHTER, G.: Volleyball. Spielend lernen – Spielend üben. Schorndorf 1993 (10. Aufl.).

DUVOISIN, R.C.: Die Parkinsonkrankheit. Stuttgart 1989 (2. Aufl.).

DUIVOISIN, R.C.: The Cause of Parkinson`s Disease. In: MARSDEN, C.D. /FAHN, S. (ed.): Neurology, Vol. 2, Movement Disorders, London 1982, 8-24.

EBERSPÄCHER, H. (Hrsg.): Handlexikon Sportwissenschaft. Reinbek bei Hamburg 1992.

ERHARDT, H.: Das große Heinz Erhardt Buch. München 1970.

FAHN, S.: The History of Parkinsonism. In: Movement disorder, 4 (Supplement 1), 2-10.

FISCHER, P.-A.: Parkinson-Syndrom. Nürnberg 1981.

FISCHER, P.-A./FRIELING, B.: Morbus Parkinson – neue Möglichkeiten mit Lisurid. Berlin 1988.

FRINGS, W./SPAHN, M./SEILER, S./PERLETH, E./OERTEL, W. H./ELLGRNG, H.: Psychosoziale Belastungen beim Morbus Parkinson und ihre verhaltenstherapeutische Behandlung. Nervenarzt (in Vorbereitung).

HAHMANN, H. (Schriftleitung): Lehr- und Übungsbuch Sportförderunterricht. Bonn 1992.

HEYMEN, N./LEUE, W.: Planung von Sportunterricht. Baltmannsweiler 1985 (2. Aufl.).

HOEHN/YAHR: Parkinsonism: Onset, Progression and Mortality. In: Neurology 17 (1967), 427-442.

HOLLMANN, W./HETTINGER, Th.: Sportmedizin, Arbeits- und Trainingsgrundlagen. Stuttgart 1990.

JACOBSON, E.: Progressive Relaxation. Chicago 1961.

JACOBSON, E.: Entspannung als Therapie. Stuttgart 1990.

JANKOVIC, J./TOLOSA, E. (eds.): Parkinson`s Disease and Movement Disorders. Baltimore 1988.

JÖRG, J.: Basalganglienerkrankungen und Grenzgebiete, In: JÖRG, J. (Hrsg.): Neurologische Therapie, Berlin 1997, 180-221.

JÖRG, J.: Psychosoziale Betreuung der ParkinsonPatienten. In: Inform Arzt 15, 1983, 21-28.

JÖRG, J.: Das Parkinson-Syndrom. Diagnose – Prognose – Moderne Therapie. Frankfurt a. M. 1990.

KIPHARD, E.J.: Psychomotorik in Praxis und Theorie. Dortmund 1994 (2. Aufl.).

KIPHARD, E.J.: Motopädagogik. Dortmund 1995 (6. Aufl.).

KLEIN, M.: Sport und Körper. Reinbek bei Hamburg 1984.

KLEIN, S.: Zur Durchführung von Sporttherapie mit Parkinsonbetroffenen (unveröff. Diplomarbeit DSHS Köln), Köln 1986.

KÖPPE/DIECKMANN (Hrsg.): Multiple Sklerose und Sport. Grundlagen und Handlungsorientierungen. Aachen 1997.

KÖSTER, A.F.: GymnastikTherapie. Ratgeber-Reihe der Deutschen Parkinsonvereinigung. Frankfurt a. M. 1996.

KÖSTER, A.F./CLARENBACH, P.: Sport Therapy in Parkinsonism. Unveröffentlichter Kongressbericht des 8th International Symposium on Adapted Phy-sical Activity, Miami Florida 1991.

KÖSTER, A. F./CLARENBACH, P.: Spiel und Sport mit Morbus Parkinsonbetroffenen. In: Die Sportstunde, Anregungen für die Sportpraxis 96, Beilage zur Zeitschrift „Behinderung und Sport“ (1990) 11.

KÖSTER, A. F./CLARENBACH, P.: Gymnastik und Spiele im Wasser mit Morbus Parkinson-Betroffenen. In: Die Sportstunde, Anregungen für die Sportpraxis 97, Beilage zur Zeitschrift „Behinderung und Sport“ (1990) 11.

KÖSTER, A. F./CLARENBACH, P.: Sporttherapie und Rehabilitation bei Morbus Parkinson. In: Behinderung und Sport (1990) 11, 194-197.

KOSEL, A.: Schulung der Bewegungskoordination. Schorndorf 1994 (3. Aufl.).

KRÜSS, J.: Mein Urgroßvater, die Helden und ich. Hamburg 1967.

LARSEN, T. A./CALNE, S./CALNE, D. B.: Assessment of Parkinson`s Disease. In: Clinical Neuropharmacoly (1984) 7, 165-169.

LEWY, F. M.: Zur pathologischen Anatomie des Paralysis agitans. In: Deut-sche Zeitschrift für Nervenheilkunde 50 (1913), 50-55.

LORINCZ, A.: Epidemiologie der Parkinsonkrankheit. Budapest 1972.

LYLE, R. C.: A Performance Test for Assessment of Upper Limb Function in Physical Rehabilitation Treatment. In: International Journal of Rehabilitation Research (1981) 4, 483-492.

MARKWORTH, P.: Sportmedizin. Reinbek bei Hamburg 1983.

MARSDEN, C.D./FAHN, S. et al. (Hrsg.): Recent Developments in Parkinson`s Disease. Florham Park 1987.

MARSDEN, C.D./FAHN, S. (Hrsg.): The Assessment and Therapy of Parkinsonism. Carnforth 1990.

MASUR, K. F. (Hrsg.): Neurologie. Stuttgart 1992.

MASUR, H. (Hrsg.): Skalen und Scores in der Neurologie. Quantifizierung neurologischer Defizite in Forschung und Praxis. Stuttgart 1995.

MAURITZ, K.-H./HÖMBERG, V.: Neurologische Rehabilitation. Bern 1991.
MEINEL, H./SCHNABEL, G.: Bewegungslehre. Berlin 1987 (8. Aufl.), 1976 (1. Aufl.).
MEYER, O.G./ROTH, K.: Complex Movement Behavior. Amsterdam 1988.
MÜLLER, E.: Entspannungsmethoden in der Rehabilitation. Erlangen 1987.
MÜLLER, E.: Du spürst unter deinen Füßen das Gras. Frankfurt a. M. 1990.
MÜLLER, E.: Auf der Silberlichtstraße des Mondes. Frankfurt a. M. 1996.
MÜLLER, E.: Träumen auf der Mondschaukel. München 1997.
MUTCH, W.J. et al.: Parkinson`s Disease in a Scottish City. In: British Medical Journal, 292 (1986), 534-6.
OHM, D.: Stressfrei durch Progressive Relaxation. Stuttgart 1999.
ORLICK, T.: Neue kooperative Spiele. Weinheim 1993 (3. Aufl.).
PARKINSON, J.: An Essay on the Shaking Palsy. London 1817 (Nachdruck 1990).
POHLMANN, R.: Motorisches Lernen. Reinbek bei Hamburg 1994.
PORTMANN, R./SCHNEIDER, E.: Spiele zur Entspannung und Konzentration. München 1986.
QUINN, N./OLANOW, C.W.: Neue Behandlungsstrategien im Frühstadium bei Morbus Parkinson. Oxford 1996.
RIEDERER, P./PRZUNTEK, H.: Morbus Parkinson. Wien 1988.
RIGAUER, B.: Sportsoziologie. Reinbek bei Hamburg 1982.
RÖSSLER, S.: Krankengymnastische Gruppenbehandlung – mit Pfiff. Stuttgart 1988.
RÖTHIG, P./GRÖSSING, S.: Bewegungslehre. Wiesbaden 1990.
SANDOZ Pharma (Hrsg.): Morbus Parkinson. Basel 1982.
SCHIFFTER, R.: Diagnose und Therapie bei Morbus Parkinson. Frankfurt a. M. 1993.
SCHMIDT, R.A.: Motor Control and Learning. Illinois 1987.
SCHMIDT, R. A.: A Schema Theory of Descrete Motor Skill Learning. In: Psychological Review, 82 (1975), 225-260.
SCHÖNBERGER, F.: Bewegungsbereitschaft und Handlungsentwurf. In: Zeitschrift für Krankengymnastik 39 (1987) 12, 865-869.
STEINBACH, M.: Alter und Sport. In: Zeitschrift für Allgemeinmedizin/ Landarzt 48 (1972), 13, 638-641.
STÖHR, M.: Das Parkinson-Syndrom. In: Zeitschrift für Krankengymnastik 40, (1988) 11, 911-912.
THÜMLER, R. (Hrsg.): Parkinson-Syndrom, Grundlagen. München 1989.
THÜMLER, R.: Die Parkinsonkrankheit, Informationen und Ratschläge. Weinheim 1994.

TRETRIAKOFF, C.: Contribution à l ètude de l`anatomie pathologique du locus niger de Soemmering avec quelques déduction relatives à la pathologie des troubles du tonus musculaire et de la maladie de Parkinson. Paris 1919.

TREUTLEIN, G./FUNKE, J./SPERLE, N. (Hrsg.): Körpererfahrung im Sport. Aachen 1992 (2. Aufl.).

TURVEY, M.T.: Coordination. In: American Psychologist 45 (1990), 938-953.

WALDHAUSEN, P./KÖSTER, A. F./RÖSEL, S./HOLLENSTEIN, U.: Sport bei peripherer arterieller Verschlusskrankheit. Ein Leitfaden für das Gefäßtraining. Aachen 1996.

WEBSTER: Critical Analysis of the Disability in Parkinson`s Disease. In: Modern Treatment (1968) 5, 257-282.

WEINECK, J.: Optimales Training. Erlangen 1994 (8. Aufl.).

WILLIMCZIK, K./ROTH, K.: Bewegungslehre. Reinbek bei Hamburg 1983.

WOLLNY, R.: Stabilität und Variabilität im motorischen Verhalten. Aachen 1993.

ZIMMER, R./CICURS, H.: Psychomotorik. Neue Ansätze im Sportförderunterricht und Sonderturnen. Schorndorf 1995 (4. Aufl.).

11 Nachweis der Abbildungen

Abbildung 1, 17, 18, 19, 20, 21, 28, 29, 30, 31, 32, 44:	HORMOSAN-KWIZDA Frankfurt a. Main
Abbildung 2, 12:	SANDOZ 1982
Abbildung 3, 6, 8, 14, 15, 23, 45:	KÖSTER
Abbildung 4, 11:	CLARENBACH 1997
Abbildung 5:	JÖRG 1990
Abbildung 7:	LÖRINCZ 1972
Abbildung 9:	MASUR 1995
Abbildung 10:	HOEHN/YAHR 1967
Abbildungen 13, 33-38, 47, 49-95:	VIOLETTA MEYER, Bad Salzuflen
Abbildung 16:	KÖSTER nach SCHMIDT 1987
Abbildung 22:	SCHIFFTER 1993
Abbildungen 24, 25:	HEYMEN/LEUE 1985
Abbildungen 26, 27:	JÖRG 1983
Abbildungen 39, 40, 41:	HORMOSAN-KWIZDA, Frankfurt a. Main
Abbildungen 42, 43, 46:	KOSEL 1994
Abbildung 48:	DEUTSCHE PARKINSON VEREINIGUNG 1996
Titelfoto:	VIOLETTA MEYER, Bad Salzuflen
Entwurf Titelseite:	Tacke – Neumann & Partner